Zheng'sTheory and Clinical

SPORTS TRAUMATOLOGY

郑氏伤科理论与临床

主编 侯乐荣 解 勇

U0254707

四川科学技术出版社

图书在版编目（CIP）数据

郑氏伤科理论与临床 / 侯乐荣，解勇主编. —成都：
四川科学技术出版社，2010.2（2025.2重印）
ISBN 978-7-5364-6976-1

Ⅰ.①郑… Ⅱ.①侯… ②解… Ⅲ.①中医伤科学－诊疗
Ⅳ.①R274

中国版本图书馆CIP数据核字（2010）第009984号

郑氏伤科理论与临床
ZHENGSHI SHANGKE LILUN YU LINGCHUANG

主　　编　侯乐荣　解　勇

出 品 人　程佳月
选题策划　陈敦和
责任编辑　郑　尧　肖　伊
封面设计　韩建勇
版面设计　杨璐璐
责任校对　尧汝英
责任出版　欧晓春
出版发行　四川科学技术出版社
　　　　　成都市锦江区三色路238号　邮政编码 610023
　　　　　官方微博 http://weibo.com/sckjcbs
　　　　　官方微信公众号 sckjcbs
　　　　　传真 028-86361756
成品尺寸　185mm×260mm
印　　张　15.25　字数370千
印　　刷　成都市新都华兴印务有限公司
版　　次　2010年2月第1版
印　　次　2025年2月第3次印刷
定　　价　38.00元

ISBN 978-7-5364-6976-1

邮　　购：成都市锦江区三色路238号新华之星A座25层　邮政编码：610023
电　　话：028-86361770

内容简介

郑怀贤教授是我国杰出的骨伤科专家，他一生师从多门，博采群芳，独树一帜，形成了自己独特的学术思想和医疗体系。郑氏伤科以中医传统理论为基础，广泛汲取各家之长，融会中西医为一体。特别是近年来积极嫁接大量国内新成果，理论上有所创新，疗法有所突破，疗效更加提高，在全国具有一定的影响。

《郑氏伤科理论与临床》的主要内容为骨伤理论和临床诊治技能。前者遵循传统，与中医基础理论一致，并表现一定流派性的伤科特色；后者则有其体系特点，如四诊合参，以治伤为主，重内外用药，独特有效的按摩疗法，武医结合（强调练功在伤科治疗的作用和应用，医者练功等）。全书分为上中下三编共12章，分别介绍郑氏生平及贡献、郑氏伤科理论和郑氏伤科临床治疗体系。

主编在对郑怀贤教授诸多相关临床著述的整理基础上，结合多年学习、临床和教学工作的经验体会，并诚征有关方面的专家、教授的意见，汇集成书。全书以"医术"与"医理"相互促进、相互依存为主线，对郑怀贤教授所开创的郑氏伤科的理论及临床技能作了较为系统的介绍，特别对郑氏伤科的学术思想、正骨及按摩手法的合理使用及技巧、疗效显著并独具特色的郑氏伤科方药体系、郑氏伤科辨证论治、郑氏伤科经验穴和伤科四诊要点作了详细介绍。

全书不是简单地介绍郑老的临床诊治过程，而是通过分析郑老及其后来学者的临床诊治经验，总结归纳他们认识疾病和构思治法方药的思维规律、技巧，把握中医伤科学的实质，并从现代科学中获取营养，从而发扬光大祖国传统医学。

序

中医伤科是一门具有优良古代传统的学科,历代医辑和名老中医的经验总结,给我们留下了浩如烟海的医学文献。

不可否认的是,由于历史和人为的原因,目前中医的精粹有逐渐减少的趋势,对中医的医疗价值及社会地位出现了激烈的争议。中医伤科的改革和发展,需要正视历史和现状,坚持"古为今用,洋为中用",但关键在于保持什么、吸收什么、如何结合?对临床学科而言,我们学习、研究和继承的目的和途径不是考古学家和历史学家,不是为历史作注解,而是发掘和整理其正确的、合乎实际的、具有现实使用价值的技艺,将其运用于自己的临床诊疗实践中,并在实践中检验和修正。

郑怀贤教授是我国著名的骨伤科专家、武术家。他生前在贺龙元帅关怀下,在成都体院党委的领导下,创办了我国第一所体育医院和第一个运动医学系(原成都体育学院运动保健系)。50余年来,他开创的事业兴旺发达,蒸蒸日上,培养的学生和弟子达数千人之多,分布在全国和世界各地,其中不少已成为专家学者,为我国及至世界的医疗卫生和体育事业作出了不可磨灭的贡献。

郑怀贤教授一生师从多门,博采群芳,独树一帜,形成了自己独特的学术思想和医疗体系。郑氏伤科以中医传统理论为基础,广泛吸取各家之长,融会中西医为一体。特别是近年来积极嫁接大量国内新成果,理论上有所创新,疗法有所突破,疗效更加提高,在全国具有很大的影响。

郑氏伤科在学术方面主张辨证与辨病相结合,骨伤与筋伤并重,外伤与内损同治;在整复与固定方面,主张固定与运动相结合;在诊断方面提出了"望、问、摸、认"四诊合参原则;在治疗方法上,郑氏将手法整复、夹板固定、中药治疗、按摩和功能锻炼等有机地结合起来,综合施治于患者,大大提高了疗效,缩短了病程。郑氏的方药、整复手法和按摩疗法都有独特特点。尤其是药物方面,他有一套完整的理论和用药方法,提出了分期施治、辨证用药、随证加减,常用的中药和独创的方剂达数百种,大大丰富和完善了中医骨伤科的内容。

另一方面,随着工程事故、交通意外等的增多,高能损伤增加,伤情变得复杂,同时人们对治疗的要求也有很大提高。面对这些变化,传统医学显出了一定的局限性,使后学者对传统医学有所误解,但常见病、多发病的诊治亦是中医的传统优势所在,因此,学习前辈医家的诊疗理论与临床经验,对后学者应是大有裨益的。

诚如朱丹溪所言:"和剂局方之为书也,可以据证检方,即方用药,不必求医,不必修制,寻牍见成丸散,病痛可安痊……官府守之以为法,医门传之以为业,病者恃之以立命,世人习之以为俗。""集前人已效之方,应今人无限之病,何异刻舟求剑,按图索骥,冀其偶然中,难矣!"编写本书的目的,不是简单地介绍郑老的临床诊治过程,而是通过分析郑老及其后来学者的临床诊治经验,总结归纳他们认识疾病和构思治法方药的思维规律、技巧,把握中医伤科学的实质,并从现代科学中获取营养,以发扬光大祖国传统医学。

编者

2007 年 1 月于成都

目　　录

上编　郑怀贤——武医结合的典范

中编　郑氏伤科理论

下编　郑氏伤科临床治疗体系

上编　郑怀贤——武医结合的典范

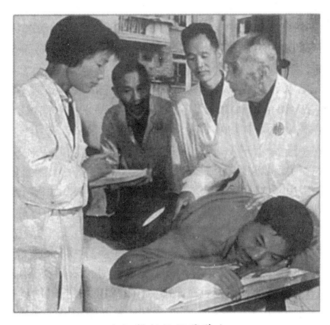

郑怀贤教授指导学生

　　郑氏伤科的创始人和奠基人郑怀贤（1897—1981）又名郑德顺，河北省安新县北辛村人，著名的中医骨伤和运动创伤专家、武术家、教授。历任中华全国体育总会常务委员、第三届中国武术协会主席、中国体育科学学会理事、全国运动医学会主席、四川省政协常委、中华医学会四川分会副理事长、成都运动医学会主席、成都体育学院党委委员、成都体育学院运动医学系主任、体育医院院长等职。

　　郑怀贤教授习武行医一生，不仅是一位著名的骨伤科专家和武术家，同时也是一位德高望重的教育家，他的一生是光辉的一生。

第一章 武医人生

第一节 生平概述

郑怀贤（1897—1981），又名郑德顺，河北省安新县北辛村人，著名的中医骨伤和运动创伤专家、武术家、教授，郑氏伤科的创始人和奠基人。历任中华全国体育总会常务委员、第三届中国武术协会主席、中国体育科学学会理事、全国运动医学会常委、四川省政协常委、中华医学会四川分会副理事长、成都运动医学会主席、成都体育学院党委委员、成都体育学院运动医学系主任、体育医院院长等职。

郑怀贤 14 岁在老家河北省安新县读私塾，1911—1927 年，先后拜李尔青、孙禄堂（孙氏太极拳创始人）、魏金山（清末著名镖师）等为师，学习武术、伤科诊疗技术和伤科方药等。1928 年考入南京中央国术馆，为该馆首届学员。次年任上海体育总会武术教员。

1931—1936 年，在上海永安公司演义飞叉技艺，同时先后兼任上海交通大学和上海两江师范学校武术教员，并为高兴宝、边瑞新（上海滩杜月笙的助手）做保安工作一年。

1936 年 6 月，被国民政府中央行政院选拔为第 11 届奥运会中国武术队 6 名成员之一，8 月郑怀贤在柏林第 11 届奥运会上表演飞叉绝技，震惊了德国体育官员。

1937—1948 年，任国民政府中央陆军军官学校（前身为黄埔军校）军荐二阶国术教官，授少校军衔。1938 年中央陆军军官学校迁址成都时，郑怀贤亦随同入川，在成都期间，郑怀贤除担任国术教官外，还先后在成都槐树街和东华门开设骨伤科诊所。1949 年诊所迁址光华街，并于 1948 年兼任成都体专（成都体育学院前身）武术教员。

自 1950 年起，郑怀贤任成都体育学院武术教研室主任。1952 年晋升副教授，国家级武术裁判。1960 年始任中国武术协会主席。1962 年晋升为教授。

为整理、继承和发挥郑怀贤的医术，在贺龙、蔡树藩（原国家体委副主任）和四川省委、成都体育学院党委的支持关怀下，于 1958 年在成都体育学院创建了我国第一所体育医院，在此基础上又于 1960 年创办了我国第一个运动保健系（运动医学系前身）。郑怀贤教授于 1958 年开始先后任体育医院院长和运动保健系主任。

此后，郑怀贤教授一直在成都体育学院进行武术、医学的教学、科研与临床工作。自1958 年开办了以中医骨伤科为特点的运动保健系，郑怀贤教授的工作重点就逐渐转向了医学实践与教学。为了教学的需要，郑怀贤教授的经验迫切需要整理，他除做好领导工作、临床工作、教学工作外，还和他的同事们、学生们一道潜心整理临床经验，从未间断过。由单科讲义，逐渐编撰为系统的讲义，由编著经验总结，逐渐上升为理论专著，先后出版了《按摩学讲义》（1959 年）、《正骨学》（1960 年）、《伤科诊疗》上下册（1962 年初版，1975 年再版）、《正骨成药与方剂》（1960 年内部版）、《伤科推拿术》（1964 年出版，1980 年修订）、《骨科常见疾病》（1979 年版）。其中列入《中国骨科技术史》两部。郑老夫妇的中医骨伤科技术及其影响，在成都可以说是家喻户晓，并成为当时我国屈指可数的著名骨伤科专家之一。

郑怀贤教授的一生，是习武行医的一生。40岁以前主要以武术为主，有稳定的职业和固定收入，而非江湖艺人，40～60岁期间武医兼行，60岁以后则专攻伤科临床与教学，由此奠定了郑氏伤科的基石，引领了中国运动创伤研究领域的新纪元。郑怀贤教授堪称武医结合的典范。

第二节 武医结合的典范

中国骨伤科有数千年辉煌的历史，在西周时期就已成为医学四大分科之一，其系统性、完整性及成就都远远超过当时的西方。到了近代，由于西医药基本取代了中医伤科的诊疗和药剂，昔日的辉煌变得暗淡，中国骨伤科的技艺只得存在于民间，只得在习武者中发展。正是因为如此，许多武术名家同时也是治伤高手，中国骨伤科在武林中艰难顽强地发展着。郑怀贤教授就生活在这样的年代。这个时代使他必须走"武医结合"的道路，使他成为武术家兼治伤专家中的高手，也为他后来发展中国运动创伤学打下了坚实的基础。中国近现代史上的一大批武术家既是有名的武术家，又是著名的治伤专家，郑怀贤教授就是其中的佼佼者。

郑怀贤教授除师承孙禄堂外，青年时代随一位长于骨伤治疗的武术家魏金山学艺。由于先天禀赋好，记性好，聪明，刻苦好学，甚至偷学了不少秘方，经过几十年临床实践和不断总结，终于使他集武学与医技于一体，并形成了独具风格的武理与医理体系，是我国中医骨伤科的一枝奇葩。特别是他很好地继承和发扬了武医结合的传统，博采各家之长，深得武术和骨伤科之妙，创造性地发展了中国骨伤科学，这些武医结合的特点都能从他具有显著特点的正骨术、按摩术（伤科按摩和经穴按摩）、练功术中找到两者千丝万缕的联系，即使在他的伤科方药体系中也有武医结合的踪迹。

郑怀贤教授不仅练功习武一生，而且成年以后即开始了疗伤诊病，授人以医技的医学活动，故其兼具医学与武学一身，几十年的武医讲习经历自当使其具有区别于一般骨伤科医生或武术教官的学术体系与体验。

郑怀贤教授的弟子及后来学者在继承和发扬郑氏伤科传统医药学遗产的同时，积极吸收和结合现代医学的新成就，不仅保持和突出了中医骨伤科的特色，还补充了新的学术成分，成为中西医结合的产物，使古老医术焕发出新的生命力。

（侯乐荣　王　煜　解　勇）

第二章　一位无私奉献的中医骨伤科专家

　　郑怀贤教授不仅身怀武术绝技，同时也是治伤高手，他是我国武医结合的杰出代表。经他治愈的成千上万伤病员中，上至周恩来总理、下至普通百姓，无不称赞他的医术高明，医德高尚。1957 年，原国家体委主任贺龙元帅因打乒乓球，右手拇指受伤，在北京等地多家大医院久治无效，后经郑怀贤教授治疗，很快痊愈，深得贺龙元帅赞赏。

　　1964 年初，周总理出访亚非 14 国，回京时途径成都，因疲劳过度，右手旧伤复发，经四川省委领导推荐，郑怀贤教授专程从自贡赶回成都金牛坝为总理治伤，效果很好，深受总理称赞。

　　郑怀贤教授一生所医治过的患者中，不仅有许多中央首长、省市党政军领导，而且还有许多著名的运动员和文艺工作者，不计其数的工人、农民、知识分子、战士。他对待病人不论职位高低，不论贫富，都一视同仁，精心治疗，体现了一个医务工作者无私奉献的优秀品质和高尚的医德医风。

　　处于当时发展中国体育事业的迫切要求时局下，郑怀贤教授精湛独特的医术引起了国家有关部门的高度重视。在党和政府的热情支持下，在贺龙同志的"一定要把体育医院办起来"的指示下，开始了发掘整理郑怀贤的武医结合经验的进程。经有关部门批准，于1958 年成立成都体育学院附属医院，即全国第一所体育医院。1960 年医院被卫生行政主管部门正式批准设骨伤专科病床 60 张，并纳入国家正式床位，在当时的中医骨伤专科医院中为全国之最。随着体育医院的不断壮大，1900 年被列为国家体育总局成都运动创伤研究所暨国家体育总局成都体育医院。目前体育医院已成为成都市乃至西南地区重要的中医骨伤科专科医院，2000 年被评为三等甲级中医专科医院。

　　国家教育部、国家体委于 1960 年联合发文四川省高教局，在成都体育学院增设运动保健系，招收四年制中医骨伤科学专业学生。1978 年恢复高考后更名为运动医学系，毕业生授医学学士，1984 年改为 5 年制本科。

　　在党的教育培养下，郑怀贤教授于 1957 年光荣地加入中国共产党，1958 年当选为全国群英会代表。他把自己的一生献给了体育事业和医疗卫生事业，不遗余力地传授武术和骨伤科技艺。他是我国武医结合的开拓者，是中医骨伤科郑氏学派的创始人和奠基人，为我国体育事业、教育事业和医疗事业作出了不可磨灭的贡献。

　　郑怀贤一生勤奋好学，善于博采众家之长，并自成一派，逐渐形成了郑氏伤科医疗体系和学术思想，他生前主持和编著出版了《正骨学》、《伤科诊疗》、《实用伤科中药与方剂》、《运动创伤学》等骨伤科专著 10 余部，约 200 万字。这些著作都具有很高的学术水平和临床实践指导意义，深受广大医务工作者的好评。值得一提的是，他与同事和弟子主编的《运动创伤学》、《实用伤科中药与方剂》等都是我国第一部具有系统理论和丰富实践内容的专著，对于运动创伤临床和伤科中药的运用具有理论和临床实践指导意义。

　　郑怀贤医术高明，医德高尚，武艺精湛，执教严谨，为人师表，诲人不倦，言传身教，倾囊相授。凡是接受过他教育的人，无不受益匪浅，感恩不尽。郑怀贤不仅是骨伤科专家、武术家，而且是德高望重的教育家。他从事武医方面教学工作 20 余年，为国家培养了一大批骨伤、运动创伤、运动医学和武术的专门人才，弟子满天下、声誉海内外。不少学生和弟子现已成为科研、教学和临床方面的专家教授，并继承和发扬着他开创的事业。

可惜的是，由于十年动乱，耽误了不少宝贵的时间，使很多宝贵经验还来不及整理出来，很多在临床上行之有效的治疗手段和方药还来不及整理升华，他夫妇二人就先后离开了我们。如今，传播和发展郑怀贤教授的学术思想和伤科理论的任务便历史地落到了他的同事和学生们身上。

（侯乐荣　王　煜）

第三章　奠定郑氏伤科体系的基石

郑氏伤科自成一家。新中国成立前的成都骨伤科，杜、郑、扬三氏鼎立，郑家独占鳌头，家喻户晓。解放后的几十年，由于党和政府的高度重视，有了很多优越条件，在郑氏夫妇和同事们、学生们的集体创造下，由成都而全川，由全川而全国，并逐渐走向世界，弟子满天下，声誉海内外。

郑氏伤科体系的形成有着历史的契机和一个必不可少的发展过程。1957 年以前，郑怀贤的骨伤科技术仅仅是一种很有发展和开发价值的个人经验或是一技之长，如果没有体育医院和运动保健系的开办，也就只有名医郑怀贤，而不会有今之郑氏伤科之说。这并不是说只是历史的偶然而成，如果没有郑怀贤精湛的医术，如何能引起贺龙元帅的重视和有关部门的批准。由此可见，郑氏伤科体系的创立与形成有着历史的必然性。

在随后几十年里，郑老及其学生、弟子做了大量的工作，使得郑氏伤科脉络渐显，条理渐清。前人所铺设的道路需要后来者继续拓宽和延伸，后学者责任重大。

在国内众多西医院校和中医院校的强大压力下，秉承郑氏伤科特点的成都体育学院中医骨伤科学专业独树一帜，在国家多次专业调整、规范中不断发展壮大，并受到专家们的充分肯定，招生规模是 20 世纪 90 年代初的 4 倍，达 300 余人。1997 年国家教委全面修订普通高等学校本科专业目录，中医骨伤科学专业纳入中医学专业。体育院校开设医学专业，由郑怀贤教授开创了由习武行医而办学授业之先河，除此外，绝无仅有，这使他的武医结合经验和中医骨伤科理论正式走向大学殿堂，中医骨伤科郑氏学派得以发扬光大。这是全国高校中率先开设的中医骨伤科本科专业，也是最早形成并重点针对骨伤科疾患和运动损伤防治的综合学科，是迄今我国唯一能同时授予医学学士和硕士学位的体育院校，通过国际互联网查询国外相关体育院校，亦未见有开设同类专业。2008 年，成都体育学院的中医学专业被教育部指定为特色本科专业，并享受倾斜政策。

多年来成都体育学院对骨与关节系统的损伤机制、预防措施及治疗方法等进行了系统而广泛的研究，取得了显著的成绩，在国内中医骨伤界和运动医学领域具有较大的影响，尤其是对运动性损伤治疗的研究成果在国内享有较高的声誉，在国际运动损伤防治中亦占有一席之地；有 10 余人分别担任中国体育科学学会理事、中国体育科学学会运动医学专委会副主任委员和委员、中国体育科学学会运动生物力学分会常委、中国运动生物力学教材小组成员、四川省体育科学学会理事、四川省生物医学工程学会常务理事、四川中医骨科学专委会委员、四川省运动生理专委会主任委员、四川省体育局技术职务评审委员会委员等；拥有国家体育总局学术技术带头人、四川省学术技术带头人和四川省有突出贡献专家等。

在长期的中医骨伤、运动医学临床、教学和科研工作中，成都体育学院以中医理论体系为主，中西医结合、医体结合，运用郑氏伤科流派独特的理法方药，取得了卓著成效。业已成为全国知名的中医骨伤科临床医疗机构和向全国输送具有中国传统医学特色的中西医结合医学人才的重要基地。近 10 年为国家和社会培养了近 400 名运动医学本专科专业人才和 30 余名医学硕士，毕业生分布全国各级医疗机构，国家体育总局科研所、国家体育总局运动医学研究所、北京大学运动医学研究所、国家体育总局运动创伤研究所、部分体育学院、其他高校、中国男女足、国家自行车队、四川全兴足球队、陕西国力足球队等高水平运动队及美国、俄罗斯、英国、加拿大、芬兰、瑞士等国。此外，受国家体委和地方体委的委托，成都体育学院举办了两期全国性中医骨伤科队医培训班和二期省级运动队队医培训班，在国家体育总局举办的援外教练员培训班，手球、足球、击剑等运动项目教练员岗位培训班中，开设了运动保健、运动创伤及运动医学等医学课程。目前在校本科生近 700 人，运动医学、中西医结合临床及运动人体科学研究生 100 余人。

（侯乐荣　解　勇　王　煜）

第四章　开创了中国运动创伤学的新纪元

在发展中国体育事业的迫切要求下，在党和政府的热情支持下，郑怀贤和他的同事们经过一番艰苦努力，筹建了新中国第一家运用传统医学治疗运动创伤的教学和创研基地——成都体育学院附属医院。从此，郑怀贤便专门从事运动创伤的教育和研究工作，精心培育这支"独秀"，使之成为参天大树，并且开花结果，使之传遍全国。附属医院建立后，相继开办了培养运动创伤医师和教学骨干的骨训班，在此基础上发展成为以祖国医学为特点，突出运动创伤的运动保健系、运动医学系。郑老逝世后又发展成为国家体委运动创伤研究所。这个基地集临床、教学、科研为一体，充分发挥集体的创造力，成功地治疗了成千上万名运动员、工人、农民、知识分子、解放军战士和干部；总结了数十年治疗运动创伤的经验和研究成果，使以郑老为主的中医骨伤和运动创伤临床经验上升为系统的理论，编著《运动创伤学》、《实用伤科中药与方剂》、《中国骨伤科学》等近10部专著；培养了一批又一批从事运动医学临床、科研、教学的中高级知识分子和伤科医师，为新中国的体育事业和中国骨伤学、中国运动医学的发展作出了不朽的贡献。

之所以把以郑老为主的伤科学术体系主体叫作"中国运动创伤学"，这是因为它渊源于中国武术和传统医学的结合，并且在传统医学思想指导下，由单一的与武术结合发展成为与所有运动项目结合，成为中国运动医学的一个完整分支和重要组成部分。它研究的是体育运动中各项运动产生创伤的一般规律和特殊规律，研究有效的治疗和预防措施，尽量避免伤害事故，为广泛开展体育活动，增强人民体质，为提高专项运动竞技水平提供了有效的保障。它不同于"武医结合"，尽管它是在"武医结合"的基础上发展起来的；它不同于"体育医疗"，因为"体育医疗"只研究通过体育活动来防病治疗；它不同于西方的运动创伤学，因为那是在微观理论下产生的医学，郑老的"中国运动创伤学"是在中医辨证论治理论指导下，以中医理论为主，并吸收西方医学的优点而创立的新型医学。

他的弟子及学生在随后的工作中，把握现代竞技体育的发展动向，结合传统医学优势，发扬郑氏伤科在防治骨伤和运动创伤的特点，在骨伤科伤病、运动创伤的防治及提高运动能力的中医中药研究方面取得了长足发展，形成了在国内有较大优势和影响的学科特色。

郑老的弟子及学生运用针灸、按摩等中医手段辨证治疗运动性损伤在国内运动医学领域有着较高的地位，除毕业学生直接被选拔到各级运动队外，体育医院的临床医师和学院的骨伤专家亦常被国家队等高水平运动队聘请为队医或科技服务人员。近年来，其学生先后多人多次作为队医随国家队参加了篮球、足球、手球、举重、击剑、垒球、曲棍球等许多项目的重大国际比赛，如奥运会、世界杯、世界锦标赛及亚运会、亚洲杯等州际比赛。

1997年，在郑怀贤诞辰百周年之际，由其弟子冉德洲教授主编的《郑怀贤医著集粹》一书，"汇集了郑教授伤科医学经验的全部精髓，凡是郑教授科伤医学中的精金粹玉囊括无遗……使郑氏骨伤医学的结晶更加集中，更便于后学者吸取郑教授骨伤医学的精华，它的出版发行，必将培育出无数的中医骨伤科的杰出人才，使郑怀贤教授开创的光辉事业不乏后继有人"（尚天裕：《郑怀贤医著集粹·序》）。

（侯乐荣　黎万友）

中编 郑氏伤科理论

郑怀贤教授是我国杰出的骨伤科专家，他一生师从多门，博采群芳，独树一帜，形成了自己独特的学术思想和医疗体系。郑怀贤教授也是一个德高望重的教育家，他走完了自己光辉的一生，给我们留下了一个较为完整的学术体系，他的学术思想以及诊疗技术值得后世永远学习。由于历史发展和他自身条件的限制，他的学术体系在理论上没有达到至臻的境地，就是他已经完成的工作，也是集体的创造，其弟子、学生的大量工作对形成郑氏伤科体系功不可灭。

郑氏伤科学术思想方面主张病证合参、筋骨并重、内外同治；在诊断方面重视"望问摸认"四诊合参；建立辨病因、辨病位、辨病势、辨病机和辨治法方药等的辨证与辨病相结合辨证论治体系；在整复与固定方面，主张固定与运动结合；在治疗方法上，郑氏将手法整复、夹板固定、中药治疗、按摩和功能锻炼等有机地结合起来，综合施治于患者，大大提高了疗效，缩短了疗程。在临床诊疗过程中表现出体医结合、武医渗透的特色。

讨论中医学术理论与思想，不得不面对质疑中医科学性的问题。有人认为中医是建立在经验积累基础上，是落后的、不科学的，而西医建立在现代解剖、生理与病理的科学基础上，并且不断在分子生物学、基因水平深入研究，是先进的、科学的。然而，仔细审查端视，不难发现在最终的疾病治疗方面，中西医仍都非常重视临床经验的总结；国外医学在 20 世纪末，已经从经验医学完成了到循证医学的转换，而国内在 21 世纪初才刚开始起步。仔细研究循证医学的内容及其核心"医学证据"（evidence based medicine，EBM），其并不排斥经验，而是强调个体经验和临床外部最佳证据的结合。循证医学最重要的就是科研方法论。在宏观的社会学层面，伤病的防治指南及卫生政策应基于 EBM 的科学决策。具体到临床医疗中，单凭实验室研究结果或病理生理学理论来指导临床行为不是完全可靠的。在理论上认为有效的方法，不一定在临床实践中能产生真正效果。历经数千年，中医始终以临床疗效而非实验室等指标来验证和发展中医理论与方法，唯其对"医学证据"的评价方法缺乏被认可性，但"医学证据"的科研方法论不能代表和代替临床诊疗手段。据此就认为中医是不科学、落后的观点本身就是以点概全，甚或是偷梁换柱，不足为信。由此可见，中医所面临的问题，不是内容的正确与否的问题，或者说不是属于什么伪科学的性质问题，而是在形态上如何进一步发展的问题，也就是说属于科学方法论的性质。获取正确科研方法论，循证医学为重建中医的自信和科学化建设指明了一条光明道路。中医骨伤科学研究的对象是各类以急性或慢性损伤为主要病源的疾患，没有其他学科病源中所包含的复杂的、社会的或生物学的因素，因此相对更容易达到目标。

第五章 郑氏伤科的学术思想

学术思想在中医学科理论中占有特别重要的地位，植根于中国传统文化，对中医学的发展影响比较深远，对临床工作具有规范性指导作用。古有代表性的"伤寒论"、"温病学说"等，今有金鸿宾等推崇的中国接骨学（Chinese Osteosynthesis，CO）。

郑氏伤科学术思想可概括为"病证合参"、"筋骨并重"、"内外同治"、"功能为上"、"动静结合"、"中西结合"、"武医结合"、"人治为本"8个方面。这些观点及理论经过半个多世纪的实践与检验，已经证明了其合理性和实用性，并得到不断地丰富与发展，被越来越多的后学者所接受，是从哲学高度认识与指导中医伤科临床实践的典范之一。

临床医学，尤其在临床医疗方面，古今中外，仍然是经验医学。临床诊断和病情处理的方式，仍然具有高度的个人技能，是一种高度个体的和主观的过程，表现出具有个性的临床风格和经验。临床医疗有各种操作技术和规范，但多数情况下，没有一个唯一正确的方法。良好的伤病治疗效果源于正确的学术思想和理论指导。后学者的任务，在于从思维发展的过程寻找中医伤科学术思想萌发和发展的一般规律，分析其表现形式，讨论其在中医临床思维发展中的作用，为中医伤科的现代化发展寻求历史的经验。知晓先辈们诊伤疗病的思维过程，非以法应证，而以证检方，掌握认识疾病和构思治则治法的规律、技巧，并在实践中自觉运用和不断修正。

另一方面，郑老鼓励学术争鸣。学术争鸣常常可以激发人从不同的角度审视、探索，活跃和促进群体思维。发挥知识和经验优势，从各自熟悉或擅长的方面研究学术问题；质疑立论的严谨性，展开学术讨论；从事物内容的各个方面展开讨论。

学术思想是知识积累的理性觉悟，相对医疗技艺知识积累的非自觉过程，学术思想是一种自觉的过程。临床医学学术思想的形成主要来源于实践经验的总结升华，也包含了在观察和思考中诱发灵机，受经典理论的启发等途径。注释式、阐发式和独创式是学术思想的三种主要表现形式。

在实践经验基础上的思维升华是中医学术思想萌发的主要途径。根据经验在思维中的作用形式，主要表现为成功经验的总结和失败教训的反思两种情况。从经验的积累萌发学术思想的一般特点是：思想灵机的闪现，是在长期的医疗实践中萌发的；萌发和形成学术思想，需要长期积累的丰富临床经验，因而思想发展过程相当缓慢；成功经验的量的积累，是萌发学术思想的基础，表现出从量变到质变的发展过程。郑老及其后来者非常善于总结自我医疗经验，其中不少医家又在总结经验的基础上萌发了新的学术思想。郑氏结合伤科损伤的特点，在望、闻、问、切的基础上，确定了伤科诊察"望、问、摸、认"四诊合参的方法。现在常用于治疗坐骨神经痛的五灵二香丸（又名铁弹丸），原为郑老习武时的自卫利器兼自我疗伤之物，现已经扩展应用于坐骨神经痛、麻木不仁、风湿关节痛、肢节拘挛麻痹、四肢陈旧性损伤、经常肿痛发硬等症，疗效明确，此亦为来源于经验总结的成果之一。

实践中失败的教训，可以从反面激发思维的活力。纵观中医发展史，曾经出现过几次大的思维僵化，严重地影响了医疗效率的提高，人们从失败中反思，在实践中寻找克服困难、解决问题的办法，从而激发了新的学术思想的萌发，并促进了新思想的形成。在现代西医骨科的发展历程中，也同样出现过重大的学术思想和理念转变。在骨折治疗中，从AO/ASIF（Association for the Study of Internal Fixation）强调生物力学固定的观点逐渐演变转向到BO（Biological Osteosynthesis）强调的以生物学为主的观点转变，促成了BO骨折微创理念的核心形成。

在观察和思考中诱发思维灵机，是中医学术思想萌发的又一思维途径。中医发展史上不少有名的中医家非常善于观察大自然，并勤于思考，他们在对事物的观察和在问题的求解中，诱发了许多思想火花，如体医结合、武医渗透。另一方面，郑氏伤科学术思想不仅支撑骨折、脱位的临床诊治，而且更多地关注人体机能的总体平衡与协调。

受经典理论的启发，是中医家萌发学术思想的又一重要途径。"筋骨并重"是中国中西医结合治疗骨折所倡导和总结的四项原则之一，其实在软组织损伤治疗中也具有重要意义，郑老先生的学生及后学者将其扩展至软组织损伤的治疗指导中，现代康复医学也逐渐认识到肌肉力学系统对退变骨关节的支撑保护作用的重要性和实际意义。

传统伤科疾病治疗中，对部分医者而言，辨证论治似乎特指中药配伍应用，而少关注针灸选穴、按摩手法的扶正祛邪与虚实等问题，尤其在证之标本缓急与新旧伤的问题处置上表现突出。郑氏伤科提倡伤病辨证论治的立法组方，乃为广义的"最适宜病人的病情、能取得最佳疗效的方法"，而非单纯的中药方剂。

第一节 病证合参

病证合参，即指辨证和辨病相结合的辨证立法思想。

一、病、证的概念说明

关于病、证的观念，从《五十二病方》和《内经》的记载看，很少有关于病或证的含义的阐述，说明当时的人们对各种疾病区别的能力还很低，还不能对不同的病作出明确的规定。张仲景的《伤寒杂病论》是辨证论治形成的标志。其时，人们已经可以对许多病或证进行一定程度的规定，这些规定是以症状（形象）为内容的规定，而不是抽象的规定。《伤寒论》的六经纲领，就是对太阳病等六经病、证的原则规定。后世医家在仲景学说的基础上，经长期的实践，对《伤寒论》中的许多病、证进行了深入的研究，形成了更加完善的规定，特别是使中医对一部分外感病的把握，接近于概念的程度。

从历史学的角度说，中医的"证"和"病"，都是中医诊断思维的产物，它们都没有严格的病理实质的质和量的规定，都是对动态病机的概括。在中医理论中，"病"和"证"之间不是属种关系，也没有本质与现象的区别，也就是说没有原则的区别。中医的辨病论治与辨证论治，更没有认识上的原则区别。例如辨太阳病，是依据"脉浮，头项强痛而恶寒"所体现的邪在太阳之表的病机分辨实现的。同时，太阳病的症状，又可以运用八纲辨证法辨为表证。

病名多是用病因、病位、主症或特征等某一方面或几方面结合来表示的。病名不如证名概括得全面或多样性，但是病名的外延包括整个疾病全过程；而证名只是一个阶段或瞬间状态。故此，有人认为称其为病类，似更妥帖。在病之下有各种证候表现。例如早期骨折辨证多为气滞血瘀，随病情变化可出现血行不畅、瘀血积滞，甚或气血、津液、肝肾不足等多种病机变化。

中医的病机理论是中医临床理论的重要内容，它是疾病发生、发展及其转归的理论。在把握病机的思维中，中医家常把人体当作一个阴阳平衡的有机体，认为阴阳平衡是人体保持正气和抵抗外邪的根本，故《素问·刺法论》中说"正气存内，邪不可干"，人之所以发病，是"邪之所凑，其气必虚"（《素问·通评虚实论》）。中医对具体病理发展的把握，不是像西医那样依病灶发展的程度，判定疾病的发展，而是通过借助其他事物形象的类比进行把握的。如表证是邪袭肌表，卫气与之抗争；内湿停聚引寒阻滞经脉而致脊背强紧；血瘀外有肿形，刺痛有定处；气滞外无肿形，痛无定处……中医病机理论正是通过对病机的把握，实现对病证本质的把握，表现出三方面思维学特点。动态的病理发展形象观，借助想象完成思维构思，临床诊治的根本性依据是病证性质。

从思维学的角度看，疾病的整体统一性是多层次的统一。每一个层次都是上一个层次的组成部分，同时本身又包括更深的层次，每层次都有自己的特殊规律。从各个层次上认识疾病本质，使我们能够更细致、更深刻地认识疾病，把握其本质。可见，区别"病"、"证"有着实际意义。

综上所述，传统中医意义上，"病"、"证"无大的区别，都是基于症状规定和动态病机的概括，前者多应用于外感病，后者则如损伤的气滞血瘀病机。现在的临床要求是病、证分述，病在证上层，可一病多证。此处所谓的"辨证"的"证"主要指传统意义上的证（观念，形象思维）；"辨病"中的"病"则主要是指西医学的"病"（概念，抽象思维）。

二、跌打损伤的病机变化

1. 病机总特点

病机是疾病发生、发展与变化的机理。明代人薛己在《正体类要·序》中说："肢体损于外，则气血伤于内，营卫有所不贯，脏腑由之不和。"这明确指出了损伤病症总的病机特点。简言之，外不过局部伤损，内不过气血脏腑功能紊乱。

沈金鳌在《杂病源流犀烛》中说："忽然跌、忽然闪挫，气必为之震，震则激，激则壅，壅则气之周流一身者，忽然所壅而凝聚一处，是气失其所以为气矣。气运乎血，血本随气以周流，气凝则血亦凝矣。气凝在何处，则血亦凝在何处矣。"陈士铎在《洞天奥旨》中提到："跌打损伤疮，皆瘀血在内而不散也。血不活则瘀不能去，瘀不去则折不能续。"是故，跌打损伤的病机特点是"气滞血瘀"。气血运行不畅和瘀血积滞，是伤科疾病的一大特点，它几乎贯穿于整个病程，直接影响损伤修复与愈合。

把握外伤性伤病的总的病机特点主要有两方面：外不过局部伤损，内不过气血脏腑功能紊乱；气血运行不畅，瘀血积滞。

2. 病机的机转变化

气行则血行，气滞则血瘀。在伤科临床中，由于跌打损伤或外邪侵扰、情志不舒等原因，在患者身上气滞血瘀往往同时并存，甚至贯穿于整个病程的始终。气机不疏既可表现在损伤局部，又可表现在其他脏腑。如损伤局部瘀血积聚所致肿胀疼痛，风寒湿邪阻滞经络、肌肤所致麻木疼痛和关节拘挛，都可根据证候的属性和合并的症状，分别采用行气活血、行气通经、行气消滞等治疗原则。

出血是跌打损伤早期的主要症状之一，无论损伤轻重，皆有出血的可能。及时而有效地止血，可减少病人血液耗损，减轻体内瘀血凝结，防止因失血过多而造成循环衰竭，为损伤的治疗打下良好基础。

损伤中后期筋骨痿软，腰膝酸痛，步履乏力。肝主筋，肾主骨，无论何种损伤，都可以累及肝肾而使之虚损。腰为肾之府，膝为筋之府，故肝肾虚损，易出现腰膝酸痛，筋骨痿软，并引起骨折愈合缓慢。此外，损伤中后期，筋骨虽已基本愈合，但其功能尚未恢复，加之损伤后抵抗力骤减，风寒湿邪乘虚而入，并阻滞经络不通，遂致筋骨酸痛，挛缩拘急诸证相继发生。

在骨伤患者中，因为损伤而使气血、津液和肝肾亏损，表现在损伤中后期的气血两亏、肝肾虚损、津液不足所致的各种证候。一般来说，损伤重，病程长和年老体弱患者，可有气血两亏、津液不足或肝肾两虚。损伤后，除全身有虚证表现外，局部亦有创伤愈合缓慢，功能恢复不良等状况。这时，应根据局部和全身的证候，辨证施治，注意用适当的补益药内服或外用，使患者体内耗损的气血及时得到补充，以扶正祛邪，加快损伤的愈合，促进功能恢复。

跌打损伤中后期，往往由于气血亏损，局部或全身抵抗力降低，风寒湿邪容易乘虚而入而致各种痹证，影响损伤的愈合和功能恢复，治疗时应分清病情，标本兼治。

三、辨病机论治

中医施治，并不是依据病、证的名称所表示的证的抽象本质，经推理而形成治疗原则和治疗措施，而是依据病、证的具体病机特点，确定治疗措施。伤科辨证论治的灵魂就是辨病机论治。病同而病机不同，则治法不同；病不同而病机相同，可采用相同治法。辨病机论治，就是要求掌握疾病发生发展及其转化规律，预防或阻断疾病的因果向坏的方向转化，调动机体的代偿机能，及时采取正确的医疗措施，努力促使向好的方向发展，这是治疗疾病的基本原则。

1. 抓住损伤的总病机特点，辨证与辨病相结合

有了病的明确诊断，就能对病位、病情和疾病的发展阶段有一个较为清楚的了解，才能使辨证论治有的放矢，病的明确诊断能为辨证论治的准确性和合理性提供有效保障。骨伤和软组织损伤的施治，都是根据骨、软骨、肌肉、肌腱、韧带、关节囊、筋膜等具体组织损伤及损伤局部的临床症状结合，并考虑患者全身证候辨证施治。在明确诊断（辨病）的基础上，根据具体病人的具体病机特点（辨证）拟定治疗方法，才能切合辨证论治的精髓。

在骨折的辨证中，血行不畅、瘀血积滞的病机表现几乎贯穿骨折愈合的全过程，应是第一位的基础病机；而气滞血瘀的表现，则在骨折发生的早、中期局部反映明显或影响他处，但多不是整体性的。在行气活血的总治则下，指导着不同病机表现阶段的不同治法。

陈旧性损伤的病机特点常可表现为机体功能的虚弱与局部邪实相搏而显现各种痹证。损伤局部修复和功能恢复缓慢，是机体气血、津液、肝肾不足的表现；而局部伤损痛、肿等之邪实导致病程迁延日久，症状犹存；气血亏虚，卫外不固，与局部邪实相搏产生各种痹证（后遗功能障碍）。简言之，陈旧性损伤的病机特点可概括为整体虚证与局部实证混杂。与此相左，劳损病证则以全身及伤部虚损证候为主。可见，同样的慢性下腰痛患者，应分辨陈旧性损伤或是劳损，采用不同的治则治法。

又如补养肝肾法有几个基本方剂，当辨病结合辨证以用：①肝肾不足用六味地黄丸。

②阴虚火动用知柏地黄丸（六味地黄丸加黄柏），其滋阴降火之力更大。用于治阴虚火旺所致骨痿髓枯、骨蒸潮热、盗汗、咽痛烦渴等。③肾阳不足用金匮肾气丸（六味地黄丸加肉桂、熟附子）。因能温补肾阳，故治疗肾阳不足，腰膝冷痛，少腹拘急，小便不利或失禁，或夜间多尿以及痰饮喘咳、消渴、水肿、久泻等症。④真阴不足用左归丸（《景岳全书》）（六味地黄丸去泽泻、茯苓、丹皮，加菟丝子、枸杞子、淮牛膝、鹿角胶、龟板胶）。因有补肝肾、益精血之功，故治久病、大病后，或老年肝肾精血虚损，形体消瘦，腰膝痠软，眩晕，遗精等症。⑤元阳不足用右归丸（《景岳全书》）（金匮肾气丸去泽泻、茯苓、丹皮，加枸杞子、杜仲、当归、鹿角胶）。因有温补肾阳，填充精血之功。故治肾阳不足、命门火衰、年老、久病而出现气怯神疲、畏寒肢冷、滑精、腰膝痠软等症。

2. 辨证与辨病相结合，知常达变

在把握机转变化的伤病预后问题时，应努力获取伤病及其患者的各种相关信息，以认识事件的过去、现在和将来。也就是说对伤病发生、发展与转归的认识，总是在已有的条件下，努力收集关于病证的各种信息，并对各种信息加以分析，追溯病因病机，把握病证的现状，预测病证的发展趋势。

《内经》说的"上工治未病"并非单纯类似现代康复医学中的一级预防即预防疾病的发生，也包括了二级预防的理念，也就是预防疾病加重。要达至古人"治未病"目标，就要知其标本，识近能知远，识前能知后，知常达变。就是要求掌握疾病的来龙去脉、病证的机转变化，亦即明确伤病的损伤机制、发展规律和特点，抓住主要矛盾，顺应轻重缓急，判断预后，防止病情加重，促进损伤恢复。如膝、踝关节扭伤后的局部皮温升高，辨证损伤发热与瘀血发热的不同预后结果，前者为常见的损伤性炎症反应，可通过急救医学的 RICE 原则（冷敷、加压、包括、固定）处理，后者应重视感染的风险。

3. 不拘泥于损伤分期论治

疾病的发生发展是一个延续的过程，损伤分期是人为划分的，本身并没有什么明显的界限，但可能出现一些提示性标志变化，如关节扭伤早期的红肿热痛的程度变化。同样，治疗阶段的划分，也更多基于理论研究和语言描述的需要而划分，在实际临床活动中，并不清晰可分，而是模糊的、混合的和渐变的。结合患者实际，综合分析，不拘泥于日期和治法所限，灵活应用。郑氏治疗软组织损伤和骨伤疾患，虽有分期论治，但并不千篇一律的分为早、中、晚三期。

现在对骨折或退行性骨关节炎等的许多临床研究，常循着时间顺序开展分期论治研究，以显微镜下或试管中的微观或分子生物学的病理学变化为准绳，制定各种规范与标准，试图指导临床医疗工作。这种方法学研究有助于我们认识和了解疾病的发生与发展过程，但问题的关键显然在于病理改变与临床表现并非一一对应，医生面临着更具体的不一样的情况。骨折内固定术后病人的患肢渐进性负重如何测试和开展？退行性膝关节炎患者的 X 线摄片结论与临床表现的巨大差异，X 线摄片严重而临床表现无明显关节面症状和体征者，是否有必要进行玻璃酸钠腔内注射，理疗与体疗如何进行？不同临床表现特点的老年性腰痛患者如何开展功能锻炼，如何结合影像学改变注意方法的安全性，有无性别差异？这些问题不是单纯的分期论治能予以解答的。

将中医的辨证与西医的辨病相结合，既能体现全身气血阴阳的盛衰强弱，又能反映局部的病理变化。证候是由疾病所产生，一种疾病有其发生、发展到终结的过程。在这个过程中的每一个阶段，都可能出现多个不同证候类型。这些证候类型的形成，是由疾病的性质、患者的体质以及内外致病因素所决定的，因此必须透过现象看本质，进行严密地辨证，才能得出符合实际的证候类型诊断。辨证不辨病，则对于证候的出现，不知其来龙去脉。即使能辨证，也不能识近知远、识前知后，在治疗中则常处于被动状态。由于疾病的性质不同，故症状虽然相似，但其治法也各异。只有把辨证与辨病结合起来，既能治标，又能治本，在此基础上，按理、法、方、药的原则遣治组方，才能收到良好的效果。

第二节　筋骨并重

筋骨并重不仅是中医伤科、中西医结合骨科的基本思想，也为现代西医学和现代康复医学所重视。

现代中医教学中所谓之"筋"的含义，基本囊括了解剖学上的软组织范畴（相对骨组织而言）。在临床上常将人体运动系统（皮肤与骨骼之间）的肌肉、韧带、筋膜、肌腱、滑膜、脂肪、关节囊等组织以及周围神经、血管等，统称为软组织。这种中医学本科教材中的"筋"只能称其为运动损伤学范畴内的"软组织"，这不是传统意义上的"筋"之称谓，故其只是假中医之名，借壳买卖。

姑且不论概念的范畴，最大的问题是将"肉"与"筋"缩减为筋，则在辨证论治角度将理法方药局限于肝、肾，或骨与非骨，而忽略掉了脾胃与肌肉这一非常大的体系。李东垣在《脾胃论》中说："形体劳役则脾病"，而忽略了后天之本、精血生化之源的脾胃，精血何源、肝肾何源。看一看现代之伤科方药与成药，有多少从脾胃与肌肉着手考虑，或是仅仅考虑补益肝肾之药的滋腻太过，而佐之三仙之品以护脾胃。

《内经》早有对"筋"的描述，"诸筋者皆属于节"，大筋络节，小筋附骨。《素问·痿论》记载："宗筋主束骨而利关节。"《灵枢经》记载："骨为干，脉为营，筋为刚，肉为墙，皮为坚。"后世医家对筋的理解都是建立在《内经》基础上。考据文献，传统中医"筋"的概念应仅限于肌腱和韧带、关节囊等关节附属结构，而非现代广义的代表软组织称谓的"筋"。此狭义概念才能融入骨、脉、筋、肉、皮的传统人体结构认识；从中医辨证论治而言，更能切合筋骨并重的实际，因此，在此段文字以后称软组织与软组织损伤对应广义的"筋"，而筋伤对应狭义的传统"筋"的范畴。

正因为筋之概念有狭义与广义之分，因此"筋骨并重"在骨伤与软组织损伤的治疗中有着不同的表达方式。外伤性骨损伤治疗中的"筋"常在接骨操作中被理解为狭义概念，而在陈旧性或劳损性骨损伤以及软组织损伤治疗中，"筋"之范畴更为广泛和灵活，在治疗的理法方药中要区别对待筋（肝）、骨（肾）、肉（脾）、脉（心）的辨证施治，而不仅仅是肝肾二脏。后二者被许多人有意无意地忽视，其效可想而知。

一、筋骨互用

筋浅骨深，筋附于骨系于节；筋束骨、骨张筋，筋骨相互依赖、相互为用。骨为立身之主干，构成人体支架，提供筋的附着与支撑，筋有骨的支撑作用才能有效收缩，产生运动；筋使骨节相连，形成人体支架；"束骨而利关节"，为骨节的生理功能提供基础保障。

"骨为干，脉为营，筋为刚，肉为墙，皮为坚。"筋骨相互依赖、相互为用的功能发挥还必须有赖于肌肉的弛缩有度，屈伸自如。一方面，肌肉为纲，筋骨为目，纲举目张；另一方面，筋强肉厚，骨（节）干乃固。当然，由于人体功能结构的相互紧密联系，筋骨肌肉尚需要皮坚以护外，脉充以滋养。

与骨、筋、肌肉相对应的脏腑关系也是一致的，但在不同损伤证候有着不同的偏重，这将在第三节内外同治中进一步论述。

筋骨相连，骨折筋损常同时或先后发生。从临床实际出发，结合历史医家描述，筋骨病损者大体可概括为伤筋动骨（节）、筋伤动骨（节）、骨折及筋三类。骨居其里，筋附其外，跌扑闪挫，轻则伤筋，也称筋伤或软伤（软组织损伤）；重则过筋中骨入节，又名硬伤，合称为伤筋动骨。《素问·长刺节论》记载的"病在筋，筋挛节痛，不可以行，名曰筋痹"等，也就是筋伤之断、弛、纵、挛、拘，累及肢节不利，营脉不通而及骨，称为筋伤动骨。骨的损折可导致经筋断折扭转，筋伤而束骨不能、关节不利、脉道失畅，称为骨折及筋。故不管在骨伤或筋伤的治疗中，都应该强调筋骨并重，才能有效治愈伤病。

二、骨伤治疗中的筋骨并重思想

中西医结合治疗骨折的手法中有推拿按摩、顺骨捋筋。骨折早期的主、被动功能锻炼，也是治骨同时治筋。这对疾病的痊愈、功能的恢复有利。传统伤科在骨折整复中也理法相同。

吴谦在《医宗金鉴》论内治杂证之方法总论时载："今之正骨科，即古人跌打损伤之证也。""正骨"一语是泛指，不仅仅指骨折、脱位的整复，还包括对筋、骨、关节损伤的疏理整治，所以"正骨"只是"接骨续筋"的简称，包括骨折复位和理筋两方面，不只是单纯通过手法或器具将移位的骨关节恢复到正常解剖位置上。《正骨心法要旨》指出："夫手法者，谓以两手安置所伤之筋骨，使仍复于旧也。"说明用手法治疗骨折不仅要使断骨复旧，而且骨折后所伤之筋也要复旧。

骨关节的外损必然并发筋伤。筋的损伤除了撕伤、断裂之外，还有曲折、扭转等位移变化，因此对于筋的复位不仅是必要的，而且有利于肢体功能的恢复。《正骨心法要旨》论肘关节脱位时称，"其气血皆壅聚于肘，肘肿如椎，其肿不能过腕，两手筋反胀，瘀血凝滞，如肿处痛如针刺不移者，其血必化而为脓，则腕掌皆凉，或麻木"，因此宜将"突出之骨向后推入合缝，再将伤筋向内拨转"，"则肘臂腕皆得复其位矣"。

筋的复位更为广泛，有移位的骨折脱位需要筋骨同时复位，就是无移位的崩折、伤筋之候，也必须复位，此时复位的主要对象是筋。筋的复位不仅可使筋续而且脉通，也就是说，正筋骨与行气血又是统一的。对于有移位的筋骨损伤，只有将移位的筋骨接续端正，才能使气血复通，恢复肢体和机体的正常气血运行生理活动，无明显移位的损伤，亦因经络受损，脉道不利，而致肿痛发生，也需手法以舒通气血。基于此，需强调早期复位、复位技巧和争取一次成功。对于整复手法应用，《正骨心法要旨》称"视其虚实酌而用之"，"更察其所伤上下轻重浅深之异，经络气血多少之殊"。其论肱骨骨折时记载："或坠车跌碎、或打断、或斜裂、或截断、或碎断，打断者有碎骨，跌断者无碎骨，壅肿疼痛，心神忙乱，遍体麻冷，皆用手法，循其上下前后之筋，令得调顺，摩按其受伤骨髓，令得平正……"

当然，筋骨并重的理念不仅仅体现在接骨续筋的操作中，更重要的是在骨折治疗的全过程中，不仅要考虑骨折的生物力学稳定性，而且要以生物学观点综合考虑血供及软组织的相关影响。骨折内动于肾，肾生髓不足，难以养骨；筋伤内动于肝，肝血不充，血不养筋；筋病难愈，束骨无力，断骨不续，肢节不利。这些认识与 BO 理念趋同，将在后续相关章节中详述。

三、软组织损伤治疗中筋骨并重理念

筋骨关系及更广泛的筋、骨、肉、脉、皮的相互关系，不仅指导着骨折脱位的治疗，而且在软组织损伤治疗中也具有重要意义。因为肌肉动力源、骨与关节的杠杆支撑、肌腱的力的传递共同完成肢体的运动，肌肉组织的动力学稳定机制、韧带等的静力学稳定作用和关节的解剖结构力学性质共同构成肢体及脊柱动作的生物力学稳态基础，因此，筋、骨和肌肉在运动系统的损伤中占有举足轻重的作用。

"筋挛节痛，不可以行"（《素问·长刺节论》）既说明了软组织异常导致关节疼痛，也提示在关节伤痛中软组织的重要影响性。强大的肩关节周围肌群可减少复发性肩关节脱位患者的发病；平衡的股四头肌力可保障髌股关节的正常活动轨迹而改善或减轻髌骨软骨病的症状；有力的腹肌可控制或改善无神经症状的滑椎症患者腰痛程度，而错误地锻炼腰大肌可诱发腰痛或加重滑椎程度。

基于上述认识，在软组织损伤的治疗中，必须考虑和重视筋、骨（节）和肌肉的辩证关系，不仅是按摩、针灸和药物的内外应用，而且在开展功能锻炼方面，也必须强调孰轻孰重、孰先孰后。传统武术谚语"外练筋骨肉，内练精气神"可作为一个很好的注解。

下面以下腰痛的康复训练为例分析筋骨并重在软组织损伤治疗中的重要性。

《灵枢·刺节真邪》载："腰脊者，身之大关节也。"早在 20 世纪 90 年代初，郑怀贤的弟子陈耀福教授就形象地用老式电线杆的组成来描述下腰部筋骨关系。老式电线杆由两条或以上的斜拉钢索固定其于各种地面。陈教授形象地比喻脊柱骨关节为电线杆，腰骶部椎骨关节结构为地、杆交界处，腰背肌和腹肌构成两条固定钢索。认为即使脊柱"杆体"出现异常或不稳定导致杆地交界区域异常，但只要维护或调节两条"钢索"牵拉的平衡、稳定，整体系统可获得稳定。他非常强调慢性下腰痛患者的练功，最常推荐患者用的方法是"跨走左右甩臂"。陈耀福教授的这些观点和方法，与 10 年后的现代脊柱矫形疗法和康复医学神经生理治疗技术的相关认识与技术是一致的。

现代脊柱矫形疗法认为腰的脊柱支撑由一系列三角系统组成，其中腰—骨盆—髋复合体是所有运动及姿势动作的基础。许多现代康复医学者认为慢性下腰痛者往往伴有腰背肌肌力或耐力下降。不论其是原发性还是继发性改变，椎旁肌疲劳导致功能受影响，从而使腰椎失去动力性结构的保护，造成腰椎过度活动引起腰椎的损害、退变，压迫和刺激神经根，使该区域的椎旁肌神经萎缩，更加易于疲劳，而椎旁肌的易疲劳性促使下腰痛的发生发展。下腰部的疼痛造成椎旁肌的保护性痉挛，活动减少，这再次加重椎旁肌的易疲劳性，增加腰椎进一步损伤的机会，从而形成一种恶性循环。这种恶性循环的存在，可能是下腰痛拖延难愈和反复发作的原因之一。临床观察及康复实践提示，体操、射击、举重运动员的慢性下腰痛及脊柱变化可能与此密切相关。应用相关整脊疗法、神经生理治疗技术分阶段开展矫正异常、恢复功能和提高能力的整合模式及目标是解决许多慢性下腰痛的重要康复途径。

第三节　内外同治

任何疾病的发展变化都不是孤立的，而是整体机能的变化。处于疾病过程中的机体，

疾病发展中的每一个系统要素都互相联系、相互影响。疾病的发生、发展都是有因果联系的。

在人这个有机整体中，任何一个局部病变，都会影响到机体的整体机能系统；反之，任何一种疾病，都是整体机能系统的变化在每一病变局部中的表现。局部变化总是处于整体联系之中，必然为整体变化所制约。在疾病过程中，人体作为一个统一整体对致病因素和治疗因素的反应，既是多样的，又是协调的，如急性软组织的创伤与修复过程。急性软组织创伤后，受伤组织内都有一定数量的细胞受损和组织断裂出血，血小板凝集，释放各种致痛化学物质。短时间后出现反应性炎症，随后开始肉芽修复。一定程度的炎症反应是组织愈合所必需的一个过程，但强烈或广泛的炎症反应不利于创伤愈合。影响创伤修复的不利因素有感染、血循环障碍、局部制动不力、营养不良、免疫功能低下、使用皮质激素等抑制创伤性炎症和细胞增生的药物等。由此可见，疾病过程也是一个与致病因素相联系的整体变化过程。在致病因子的作用下，机体内各系统器官往往产生相互协调的作用，建立起损害和抗损害的斗争体系。

局部病变可以是整体变化的原因，又可以是整个变化的结果。它可以促成整体的变化，又可以是整体变化的继发性损害。疾病的变化，往往既有局部改变，又有全身反应。局部病变和整体反应不仅相互影响、互相制约，而且在一定条件下还可以相互转化。

中医骨伤科非常重视外伤与内损、局部与整体的关系，认为必须"更察其所伤上下轻重浅深之异，经络气血多少之殊"。郑氏伤科扩展了内外同治的思想，不仅包括了外伤肢节内伤气血的统一辨证观，而且也纳入了内外治法的统一施治观。

一、外伤与内损同治

1. 跌扑损伤内应气血、脏腑

《普济方·折伤门》记载："凡筋骨伤疼痛，人之一身，血荣气卫，循环无穷。或筋肉骨节误致伤折，则血气瘀滞疼痛。仓卒之间，失于条理，所伤不得完，所折不得续。"这是从系统器官水平上认识损伤局部与整体的关系。皮肉筋结的局部病变必然影响全身，两者有因果关节，并且相互影响。处理局部病变损伤的同时，强调全身气血阴阳的调整，并应辨证地处理好主次，有所侧重，全面兼顾。

气血是人体重要的营养物质，尤与筋骨皮肉等运动系统关系密切，更是筋骨肢节活动的营养物质。正如"跌仆闪挫，卒然身受，由外及内，气血俱病也"所论，外力作用于肢体，筋骨受累之外，必然引起气血不和。损伤所致疼痛的最基本病机为气滞、血瘀、神凝，不通则痛。《普济方·折伤门》记载："夫脉者血之府，血行脉中，贯于肉理，环周一身，因其机体外固，经隧内通，乃能流注不失其常。若因伤折，内动经络，血行之道不得宣通，瘀积不散，则为肿为痛，治宜除去恶瘀，使气血流通，则可复元也。"

郑怀贤教授在《伤科诊疗》一书中指出："各种组织损伤必定伤及经脉，轻者脉道不畅，气机不顺，血流受阻，伤部出现轻度肿痛；重者脉道破裂，气机受阻，血离经脉，或瘀体内或溢体外（皮破者），伤部有明显的肿胀、疼痛、瘀血等症状。因此，伤后的气血病象是各种组织器官损伤的必然现象，或共有症状，是否属于一种独特损伤，或属内伤范畴，尚待研究。"

筋骨与肝肾两脏密切相关。肝主筋、藏血，肝血充盈始能"淫气于筋"，筋获濡养而强，方"束骨而利关节"。肾主骨、生髓、藏精，精旺髓充而养骨。《正体类要·序》指出："肢体损于外，则气血伤于内，营卫有所不贯，脏腑由之不和。"

伤损之症，每因气为血滞或七情惊怒、忧郁而伤肝，正如《灵枢·邪气脏腑病形第四法时》说："有所堕坠，恶血留内，若有所大怒，气上而不下，积于胁下，则伤肝。"明代薛己在《正体类要》中指出："外伤于气血，则内动于肝。"清代吴谦在《医宗金鉴》论伤损内证时指出："凡跌打损伤、坠堕之证，恶血留内，则不分何经，皆以肝为主。盖肝主血也，故败血凝滞，从其所属必归于肝。"

人之五脏，唯肝易动而难静，气血的阻滞、气机的失调影响了肝气的条达、疏泄功能，当累及他脏时，乖脾则作痛、作胀或作泻；犯胃则气逆作呕、烦闷不食；上而冲心，致心跳不安，上而侮肺，不受金制，反来侮金，即所谓木击金鸣，则咳呛不已，胸膈不快；肺气受累，碍脉不调，肢体麻痹；肝气横逆，火化为风，则统晕，四肢抽搐，周身抽掣；上级巅顶，疼痛难忍；或疏泄失司，致肾不闭存，二便不调；或胀及背心，痛及胁肋，其变化不测。五脏之病，肝气居多，故前人或近代对肝的诊治极为重视，并作详述。

肝主筋的运动与脾胃之间功能有着不可分离的作用，肝转输的精华是脾胃消化水谷精微而产生的，"脾气旺，才能气血充"，血的运输必须依靠气的推动，气行血行，气滞血淤。若劳倦伤脾，中宫受遏，脾胃运化失司，势必导致精血生化乏源。脾的虚损必然累及气血的虚损。再则肾藏精，主骨生髓，肝肾同源，无论肝病殃肾，还是肾病及肝，同样影响精血转化，影响到肝主筋的功能，表现不同程度的乏力疲劳，运动能力降低，甚至卧床不起。郑氏伤科方药中拟加味补中益气汤，即补中益气汤加补骨脂、菟丝子而成，补中气、益脾胃、增强化源之本，元气得以充沛，并输布全身，用治骨折后期或习惯性脱位患者，而又证见气虚下陷、中气不足，如脱肛、子宫脱垂、气虚生热、动则气喘、不思饮食、四肢困倦者。

2．内病外应

脏腑功能失调，也可出里达表，引起气血筋骨肉病变，故筋骨损伤，应辨明伤病，外治筋骨，内理气血，调理肝肾，尽快消除损伤对人体的影响。凡外伤损折者，肝肾充足者，复元速，否则缓。年老体弱者，肝肾精血势衰，尤应重视。今人有用龙胆泻肝汤和四逆汤等加减变化而应用于伤科，盖取其疏肝行气之功，气行而血活，肝复条达疏泄，邪无留处。

3．疲劳性损伤与脏腑

《素问·上古天真论》说："形劳而不倦，气从以顺。"除跌打损伤外，疲劳也会引起形体、气血及脏腑功能的下降。《素问·宣明五气篇》载："五劳所伤，久视伤血，久卧伤肉，久立伤骨，久行伤筋，是谓五劳之伤。"《灵枢·百病始生篇》说："用力过度，则络脉伤。"《灵枢·邪气藏腑病形第四》说："有所用力举重……汗出浴水，则伤肾。"汉代张仲景在《金匮要略》中指出："重困，疲劳，汗出。"唐代孙思邈在《备急千急要方》中指出："养生之道，常欲小劳，但大劳及强所不能悦耳。"明代张介宾的《景岳全书》载："虚邪之至，害必归阴，五脏之伤，穷必及肾。"金元·李东垣在《内外伤辨惑论》中指出："喜怒忧恐，劳役过度，而损耗元气"，并强调温补，"劳者温之，损者温之"。

总之疲劳性损伤是内脏亏虚，元气虚弱所致，与肺、脾胃、肾关系密切，属"劳症"范畴。治不以乎外治形体虚损，内调脾胃，兼顾肺肾二脏。

人体是一个通过神经、体液把各器官、系统、组织和细胞有机地联系起来的整体，它们之间的活动是相互影响、相互协调、相互制约的。疾病过程中整体与局部是紧密联系的，任何疾病过程都是整体性的反应，它们受着整体的制约，反过来也影响整体，两者之间有着不可分割的联系。局部与整体的概念也是相对的，整体可以分出很多层次。我们可以从不同的层次去认识疾病，把握其本质。

二、内治法与外治法的统一

《普济方·折伤门》记载："凡从高坠下，伤损肿痛，轻者在外，涂敷可已。重者在内，当导瘀血，养肌肉，宜察浅深以治之。"这表明了伤损治疗应当建立内治与外治的统一施治观。

不管骨折或是软组织损伤处理，都应手法治疗、药物的内外使用与功能锻炼并重，强调骨折、脱位等的手法复位、推拿按摩、理筋治伤以及不同辨证性的外用药物，以消肿止痛、活血、通利关节等，同时也非常注重内服药物，活血祛瘀，调整脏腑经络气血，接骨续筋等内治法则的运用，只有这样才能更有利于伤病的愈合、康复。

需要指出的是，在传统中医伤科各种治疗方法中，功能锻炼与内、外治法并行而单列一类。综观功能锻炼的目的目标，应将其归入内治法范畴，唯此才能更好地理解和应用功能锻炼方法。从中医辨证施角度而言，功能锻炼也有补、泻、温、通之立法不同（详见第五章第六节和第十章内容）。

第四节　功能为上

强调功能为主，是郑氏伤科治疗的特点。不管是骨折的处理，还是软组织损伤的治疗，都以恢复功能为主要目标。采取综合措施，预防和（或）减轻伤病后遗功能障碍程度，使伤患者尽可能恢复正常的功能，重返社会生活，与现代康复医学理念一致。

骨折的整复目的，在于恢复其功能。功能恢复的快慢和好坏，既是检查骨折治疗效果的标准，也是骨折整复的重要标准。骨折复位标准能达到解剖复位最为理想。达到解剖对位，骨折的畸形、移位完全矫正，骨的解剖关系得到恢复，对位、对线良好，骨折端间接触面最大，有利于愈合。愈合后对上下关节没有影响，也不会发生创伤性关节炎。凡有可能者，都要努力达到解剖复位。

实际上，用手法复位多数病例难以达到上述要求。如果为了追求解剖学复位，三番五次地施以暴力整复，反而影响疗效，甚至造成恶果，因此最低功能复位要求是必需的。经复位后，两骨折段虽未恢复至正常的解剖关系，但在骨折愈合后对肢体功能无明显影响者，称为功能复位。不同部位的骨折，功能复位的要求有差异，但有一个公认的基本标准。骨折部位的旋转移位、分离移位必须完全矫正。缩短移位在成人下肢骨折不超过1 cm；儿童若无骨骺损伤，下肢缩短在 2 cm 以内（在生长发育过程中可自行矫正）。下肢骨折轻微的向前或向后成角，与关节活动方向一致，日后可在骨痂塑形期内自行矫正；向侧方成角移位，与关节活动方向垂直，日后不能矫正，必须完全复位，否则关节内外侧负重不平衡，易引起创伤性关节炎。肱骨干稍有畸形，对功能影响不大；前臂双骨折则要求对位、对线均好，否则影响前臂旋转功能。长骨干横形骨折，骨折端对位至少要求 1/3 以上，干骺端骨折至少对位 3/4 以上。

骨科医生都知道韧带松弛、断裂可引发关节不稳，但是否需要重建尚有着不同的看法。如果单从韧带及骨结构的静态稳定角度考虑，修补或重建失效韧带理论上是可行的。

关节的稳定与否，与骨骼的形状、韧带的松紧度和关节肌肉力量的大小密切相关。必须考虑的是，关节不稳是仅仅关节松弛，或是关节功能性不稳，还是真正的关节不稳。在讨论运动员外伤性关节不稳症时，曲绵域教授认为："临床工作中关节不稳的诊断，事实上大部分指的是韧带松弛，不一定是手术和韧带重建的指征。一般认为只有经使用膝的支具或粘膏支持带保护和有计划的肌力康复训练 3 个月无效，仍有功能性不稳者，才有手术指征。"不管针对运动员或是普通人群，支配关节肌肉的力量、动作安全指导、防护措施的采用等是维持关节正常功能的良好保障之一，而非单纯的手术。

普通人群的网球肘是骨科临床中常见软组织劳损性损伤，运用按摩、针灸、封闭和外用中药都能取得明显的疗效，但复发率很高。究其原因，不管是家务劳动、搂抱幼儿还是打羽毛球等活动，根本因素在于前臂伸肌群的力量和（或）耐力不足，肌肉功能的下降不足以耐受日常生活和运动中的负荷。除前述抗炎治疗外，增强前臂伸肌力量素质非常重要，是改善和维护网球肘患者在日常生活和运动中获得良好肘关节功能的基本条件。

第五节　动静结合

动静结合生动而充分地概括了骨伤科中总不可回避的固定与活动、治疗与功能恢复的关系，这在中医伤科治疗中具有重要的现实意义。固定与活动的一动一静，两者既对立又统一，片面强调一方都是不对的。该"动"则动，该"静"则静。以动为主，还是以静为主，或是动中有静，静中有动，动静结合，应视具体情况而定，才能收到好的疗效。

一、伤病治疗中的动静结合

外伤常使人们被迫制动或休息，这种制动或休息可使伤痛减轻，避免损伤进一步加重，但有可能使损伤所带来的功能障碍得不到恢复，甚至还可能使既有的健康功能减退，现代康复医学称这一现象为失健（deconditioning）。适宜的功能锻炼可影响和改变人体的各种机能，恢复或重建原有功能状态，甚至更好，康复医学称之为健化（conditioning）。

临床生理学研究表明，肢体固定可导致肌肉、骨与软骨、心血管系统的失健现象。由于肌横断面上的力负荷和收缩频率的减少，引起肌萎缩，表现为肌肉力量和耐力均下降，抗应激能力减退。骨的钙磷平衡破坏，局部骨骼脱钙，卧床 6 周以上即可使尿钙量增加 1 倍以上。由于缺乏"挤压"效应和关节液性质变化，关节软骨营养代谢障碍，软骨变薄甚至被破坏，最终使关节形态破坏，进而造成关节功能障碍。任何减少运动以及卧床休息超过 2～4 周以上，均不可避免地出现心血管系统的失健现象，具体表现为安静心率增快，心肌收缩做功效率降低。在心血管疾患中，这些现象更为明显。然而，心脏这些失健现象是完全可逆的，只要坚持进行合适的功能锻炼，有可能直接提高心脏功能，并对心肌生物电也产生稳定性效果。必须注意的是，过分剧烈的运动也可使关节软骨剥脱，骨、韧带、关节囊、软组织和血管都可能受到损伤。

1. 骨伤治疗以静为主，动静结合

骨折后的局部固定使伤肢恢复了结构的连续性，维持骨端的正常解剖关节，为骨折的愈合提供一个良好的内环境，但长时间固定，肢体关节得不到活动，后期可出现关节僵直、肌肉萎缩、骨质脱钙等"骨折病"的表现。即使骨折愈合后，这些后遗症会延长肢体功能恢复的速度和程度。另外有些部位的骨折需卧床休息，由于长期违反生理需求的休

息，常可导致一些全身并发症，严重者还会危及患者生命。

功能锻炼不仅可以预防"骨折病"和全身合并症，还可促进肢体的气血流通，使损伤局部血流量增加，骨折端获得生理应力的刺激，从而促进骨折的愈合。特别是由于功能锻炼，肢体关节的功能在损伤修复时就得到不同程度的恢复，使损伤和功能同期恢复。功能锻炼应以局部稳妥固定为基础，如果固定不牢固，骨折端产生不利于愈合的活动，就会出现骨折畸形愈合、延迟愈合、不愈合等后果。

骨折的固定应从肢体赖以活动的目标出发，有效的固定是保障伤肢早期活动的必要条件，而活动又应以不干扰骨折部的固定为限度。把固定作为功能锻炼的基础，固定和功能锻炼高度统一，动静结合，寓动于静。根据每个人的情况，一定要尽可能的进行和坚持有利于气血通顺的各种活动，把必要的暂时制动限制在最小范围和最短时间内。这就要根据不同时期的病情，采用不同的活动和制动。只有这样，功能锻炼才能起到促进愈合和恢复功能的作用。

2. 软组织损伤治疗以动为主，动静结合

动静结合的伤科思想不仅体现在骨折的治疗中，在软组织损伤的治疗中也意义重大。临床医疗不能只是简单地止痛消肿或（和）停止活动，而更重要的是恢复患者的活动能力，尤其对运动员而言，伤后功能锻炼和康复训练较一般人更具有特殊的意义和要求。消除和尽早尽量减轻创伤的功能障碍，弥补和重建功能缺失，设法改善和提高运动人体的诸方面功能。

功能锻炼不仅可以帮助创伤部渗出液的吸收，而且还可以保护机体神经及肌肉的紧张度。很久以来大家都公认，活动能使深筋膜腔中的血流及淋巴液的回流加速，还能保持肌肉紧张度与力量。功能锻炼能加强关节稳定性，改善伤部组织的代谢与营养，促进功能及形态结构的统一。另外，某些体重限制类运动项目，如体操、舞蹈人员应利用体育锻炼防止体重增加，以减少影响恢复专项活动的时间。

局部合理训练对软组织损伤的治疗作用是明显的。除了避免固定带来的负面影响之外，可以改善伤部的血液、淋巴循环及组织的弥散吸收作用（如软骨或肌腱），并在一定程度上消除粘连，刺激受伤组织的增生，因而也加速了组织修复、肿胀吸收与瘢痕软化，防止损伤或手术后肌肉及肌腱的粘连。

早期活动产生在肌肉、肌腱和韧带中负荷的张力可刺激胶原纤维的生长和韧带的连接，促进组织修复和损伤韧带结构正常化，同时还可防止因固定带来的各种其他病理改变。韧带损伤后早期活动是康复训练的原则之一。例如断裂的跟腱修补后，只有辅以适当的踝关节活动，才能使新生的连接断端的Ⅲ型胶原变成抗拉的Ⅰ型胶原。活动也会促进肌肉和连接组织之间的重建，还使本体感觉恢复得更快。对损伤软骨而言，早期活动可以改善关节软骨的营养，改善软骨的力学结构以适应力学的需要，促进关节软骨损伤后的修复和预防各种因固定或牵引而产生的软骨变性。关节软骨深达骨髓的缺损，其新生的肉芽组织，只有通过关节活动的摩擦刺激，才能使之化生成新生的软骨。

关节活动可以促进组织代谢，防止肌肉萎缩及关节软骨变性。还能增强关节的稳定性、适应性，并改善伤部组织的营养代谢。否则，由于肌肉的废用性萎缩及受伤组织本身的松弛，关节稳定性下降，再次受伤机率加大。不少急性损伤转变成陈旧性损伤的原因多在于此，增加了治疗的困难。如肩袖损伤治疗时应同时加强三角肌及肩袖肌的小范围、不引起疼痛的负荷锻炼。

二、动静相宜，形神共养

阴阳平衡、形与神俱是中医对健康的认识基础，阴阳和则生，不合则病。形在外属阳，动则养形养生，神主内属阴，静则养心调神。能将动和静、劳和逸、紧与松等处理得当则有利于健康和恢复，动静相宜，形神共养。

"流水不腐，户枢不蠹"强调动，一发而牵全身，动则气动，气血条达，阴平阳秘，精神乃至。然过动则耗气伤阴，亦能伤神，形神失养则病。《素问·痹论》载"阴气者，静则神藏，躁则消亡"，故中医对健康认识是以养形为先，调神为重。

三、不同层次，一静一动的治则与治法关系

治则属于医生对治疗行动的原则规定，规定和支配着治疗措施的实施和治疗方法的选择，治法则是为了治疗目的的实现，而采取的灵活性方法。对治则的制定，应是针对病机（证）而成，而非对症。

不应当，也无必要把治则与治法硬性规定出具体的内容，它们应是一对具有相互关联的思想方法。它们的具体内容反映在不同专科、不同层次的中医治疗学思想中。如治病求本是整个中医治疗学思想中的总原则，而中医各科的治疗规定，就不能并列为治则范畴。例如，在中医内科的治疗中，《素问·至真要大论》的"寒者热之，热者寒之……"应当属于治则的范畴；而中医伤科在骨折的治疗中，行气活血是为治则之一，"寒者热之"等只是在不同病机表现阶段的相应治法；相反，在局部虚弱与邪实相搏而显现各种痹证的陈旧性软组织损伤治疗中，"虚则补之"、"实则泻之"等则上升为治则，而"行气活血"等为治法范畴。

总之，治则与治法的关系在不同损伤或解剖层次上，表现灵活，这也是中医辨证论治的特点。相对而言，治则是在疾病层次上，相对稳定，而治法面对病证，随病机而宜。

第六节　中西结合

中西结合即是指中西医结合，这不仅是历史的现实要求，更是继承与发扬、发展的重要途径之一。

一、历史交流与冲突

中医骨伤科学是我国骨伤科医家在长期医疗实践中临床经验的结晶，其中蕴藏着许多宝贵的经验和学术思想。同时也应看到，由于近现代历史条件的限制，特别是科学技术水平的制约，传统正骨技术的发展受到局限，一些好的学术思想没有先进的手段去实现。

自西方医学传入我国后，传统医学的地位陷入了前所未有的困境。中医外科在华佗时代应该是高度发达的，从"麻沸散"和"刮骨疗伤"的传说中可见一斑，但后来却日渐萎缩，终为西医外科所独步天下。我们必须承认西医学与中医学的现实地位的巨大差距，而现代的中医骨伤科其实已经是中西医亲密接触的产物。

如何面对西方医学对国学的冲击，如何接纳吸收西学进而发展中医，从古至今就是涉及中医发展和生存的重要议题。1840年鸦片战争至1911年辛亥革命，中西汇通派是中国医学界的主流。李鸿章提出"师夷长技以制夷"、"合中西之说而会其通"，张之洞提出

"中学为体，西学为用"，医学界人士指出"人同此心而心同此量，固不得异其人而并异其理也"，都肯定中西医的内在统一性，认识到汇通的客观可能性。"各有是非，不能偏主"，"西医以生理以解剖，《内经》之生理以气化"，中医"精于穷理，而拙于格物"，西医"专于格物，而短于穷理"，指出中西医存在巨大差异，力图取长补短以求尽善尽美，进而提出"不分界限，择善而从"、"衷中参西"的"中西汇通"思想。当代，尚天裕倡导的中西医结合治疗骨折的"动静结合，筋骨并重，内外兼治，医患合作"四项原则就是汲取了中西医两者之长，既具有源远流长的中国特色，又融合现代气息的国际潮流，顺乎自然，符合生物力学，适应骨组织生物性能，为祖国医学赢得了国际声誉。

二、现实矛盾中的部分融合点

中医、西医是由两种思路产生的不同结果。虽然有利用现代医学基础知识来解释传统疗法，临床中也包括诊疗两方面不同手段的结合与互补，已经取得了中西医结合治疗骨折、针刺镇痛、血瘀理论等有世界影响的临床医学成就，但至今为止，中西医结合离实现"汇通"或"结合"的目标仍相当遥远，远未达到两种医学体系的紧密结合。

在防治骨伤疾病方面，中医、西医各有所长。中医作为中国人民长期和疾病作斗争的经验总结，具有其独特的理论和临床体系，西医对疾病、人体均有着客观、细致而深入的认识。

中医主张"天人合一"，强调"上工治未病"，但在常人眼中，中医更注意一种经验，手摸心会，重于全身所谓"气血"变化，多依赖于临床经验的总结而上升为理论，而西医则认可科学地、直接的依据，以实验和理化检测结果为准绳。在医疗实践中，许多西医学家一再强调"任何有效的治疗都不过是为痊愈创造了有利条件，或者缓解了病情，为机体自愈争得了时间。疾病的痊愈终归还得依靠人体本身的自愈能力，包括免疫、防御、代偿、修复、适应等机能"，这也是对中医扶助正气作用的有利佐证。

针对网球肘、髌腱末端病等一些顽固性疼痛的治疗，中医常用掐、刮等重手法刺激，对损伤疼痛引起的肌肉紧张，中医亦常采用重手法按摩，临床效果良好，并都可以得到现代西医学理论的支持。《坎贝尔骨科手术学》（第9版）作者认为缺乏炎症反应修复是网球肘的重要因素，因此我们可以认为重手法刺激可能诱发了局部的炎症反应过程。现代康复医学的神经发育疗法认为肌肉的松弛程度与之前的紧张程度是一致的，即肌肉有多大程度的紧张就有多大程度的放松，因此重按摩刺激肌肉紧张，可达到放松肌肉的目的。近20年来，日益发展的西方脊柱矫正术的许多手法操作，其实与传统中医推拿中的"扳法"大同小异。

在骨折治疗方面，"骨折的复位和固定以恢复正常的解剖关系；根据骨折及损伤的个人差异，采用固定或夹板来稳定；通过轻柔的手法和恰当的复位技术来保存骨和软组织的血供；局部和全身早期和安全的活动"的四点AO新原则与中医骨伤科及中西医结合骨科所强调的动静结合、筋骨并重等思想是一致的。BO的生物学内固定原则充分重视局部软组织的血运，固定坚强而无加压："1. 远离骨折部位进行复位，以保护骨折局部软组织的附着；2. 不以牺牲骨折部的血运来强求粉碎骨折块的解剖复位，如必须复位的较大骨折块，也应尽力保存其供血的软组织蒂部；3. 使用低弹性模量，生物相容性好的内固定器材；4. 减少内固定物与所固定骨之间的接触面（皮质外及髓内）；5. 尽可能减少手术暴露时间。"

由于对事物的基本认识方法论和思维模式的巨大差异，骨伤科目前的中西医结合尚只是更多地表现在治疗方法学意义上的互参共用，离"融会贯通"的理想距离遥远。

三、化解矛盾

中医是中国传统文化的重要组成部分，在溶入现代科学文明的进程中所面临的问题实质是科学方法论。中西医冲突的本质是思维方式，但不管是形象思维还是逻辑思维，它们都并不在内容上相互排斥。中医许多有价值的重要性思想内容，都完全可以与不同的思维方式相结合，需要的只是时间和方法论。

中西医的矛盾冲突，也正是两者互补之处，是两者在不同方面上的突出点，它们可以取长补短，共同发展。如西医的手术可满足骨折后解剖对位，中医则可在恢复、促进骨折愈合上发挥其巨大潜力，尤其是从全面考虑疾病上重视软组织等也正是西医难以独善其身的。

在伤病的治疗中，更应重视两者的结合，充分利用现代医学的成果和检测手段，诸如影像学检查、实验室检查等方法提供客观的依据，借用先进手段实施"制器以正之"的学术思想。以中医的"筋骨并重"思想为指导，在整个治疗过程中，注重"整体观"，"辨证论治"，权衡手术与非手术治疗的利弊。充分发挥中医药在康复中起到的作用不可低估，对于防治组织粘连、恢复组织功能有独到之处。传统的体育康复方法不仅对损伤局部有效，对整体机体皆有益。

从预防着手，以中医的思想、方法等进行锻炼，用西医的手段测量和监测锻炼的效果，对疾病的预防和保证健康有着现实意义。

四、坚持中西医结合

中医有着其自身产生、存在和发展的历史理由，但也有着进一步按照科学和理性的精神加以改造和提升的必要。对待中国传统医学，我们所需要做的，就是以现代科学文明的眼光来重新审视它，并引入科学和理性的方法来改造它、提升它，使之更加符合人类文明进步的大趋势，并更好地为人类健康和医学的进步发挥其应有的价值和作出应有的贡献。

正确认识中医学的思路和方法、特点与价值，坚定不移地走自己的路至关重要。继承是发扬的基础，没有认真的继承，中西医结合、发挥祖国医药学就只是一句空话。

中医骨伤科有着悠久的历史和丰富的经验，它所研究的对象是各类以急性或慢性损伤为主要病源的疾患，没有其他学科病源中所包含的复杂的社会或生物学因素。中医骨伤科的另一特点是它的客观性较强，绝大多数疾病的诊断和治疗都可以形态和功能为基础，因此，在继承中能比较容易地与现代先进的科学技术相结合，更直接地从循证医学角度对传统经验的疗效作明确的判断，并加以不断改进和完善。中医骨伤科以其独特的优势，必将取得继承和发扬的新成就。我们的一个学生提出的"让中医成为骨架，西医成为肌肉，有血有肉，有情有理"，应该是对张之洞"中学为体，西学为用"思想的继承与延续，也应该是我们为之思考的问题之一。

第七节　武医结合

自古习武之人多谙医术，至少在有史可查的近现代史上，不管是人物纪事还是历代著述，都体现出武术与医学的互参共荣。郑怀贤教授无疑是其中的近现代史上的代表性人物之一。郑老不仅很好地继承和发扬了武医结合的传统，而且博采各家之长，兼收并蓄，独树一帜，奠定了郑氏伤科方药体系、正骨手法、经穴按摩、伤科按摩和练功法的基础。中华武术与中医学都是中华传统文化的代表性产物，从传统中医骨伤科和传统武术的临床手法和练功行为中寻找和总结共性，无疑对双方的继承与发扬、发展都具有重要价值。

一、武医同根同理

中华武术与中医学同根于中华传统文化，有着共同的哲学方法论基础。道家思想、阴阳五行共为中华武术和中医学的立身之本，武医同根同理。

道家的代表人物朱熹在《周易本义》中述："立天之道，曰阴与阳；立地之道，曰柔与刚；立人之道，曰仁与义。"他阐释周易"是故易有太极，是生两仪，两仪生四象，四象生八卦，八卦生万物"。象形会意，虽有太极拳、形意拳、八卦掌、八极拳等拳术形势名称之异，而理则一。拳道即天道，天道即人道，《周易》称"一阴一阳之谓道"，中医由阴阳统辖寒热、虚实、表里，武术由阴阳派生刚柔、动静、进退。

《素问·三部九候论篇第二十》将人体分为上、中、下三部，再分天、地、人的三部九候之位，"故人有三部，部有三候，以决死生，以处百病，以调虚实，而除邪疾"。相似的，武术中有三根九节之别，分上肢、腰、下肢三根，三根又各分根、中、梢三节，合为九节。

陈鑫著的《陈氏太极拳图说·太极拳经谱》载："拳虽武艺，得其正道，中庸之首，不偏不倚，无过无不及，无往不宜。""习武德为先"，时人常以"侠"称武术大师。《史记·太史公自序》论侠："救人于厄，振人不赡，仁者有乎！不既信，不倍言，义者有取焉。""侠"是一种宅心仁厚的利他主义；医者以"悬壶济世"立宗，与侠同源；文人学者趋势，"不为良相，即为良医"。孟子的"富贵不能淫，贫贱不能移，威武不能屈"是许多武家、医家立身授业的共同理念。

二、功与力的共性共识

当我们评价一个练武者的技艺水平时常说功夫好坏，而不是力量大小；同样地，评价一个医生按摩手法或整复骨位的水平时亦常说是否到位，而从不以力量大小衡量。不管是"半步崩拳打天下的"形意拳或是"四两拨千斤"的太极拳以及正骨理筋之伤科手法，都不单纯是力量大小的问题，而是劲道，也就是发力和使力的技巧，轻重权衡的收放自如是达成目的的基本条件。

武术讲究"刚、柔、虚、实、巧、拙"六字诀的行功要领；外家拳讲气与劲，内家拳重内力，其实质都是力量的使用技巧。

手与脚合、肘与膝合、心意相合等九节相合的"手、眼、身法、步"要求就是一种武术发力的共性特点。手为梢节，其力根于足，宰于腰，动于肩，传以肘，形于手，三根九节一气贯通，圆转自如，混元一体。要使力聚于手端，必守中立正，"不偏不倚，无过无不及"。"中庸"的动作姿势是聚合全身之力，形于手指的要旨，则得开胸顺气，掌虚实之源，得轻重之本，无往不宜。武禹襄著的《太极拳论》载："其根在脚，发于腿，主宰于腰，形成手指。由脚而腿而腰，总须完整一气，向前退后，仍能得机得势。有不得机得势处，身便散乱，其病必于腰腿求之。"形意拳谚讲"头打落意随脚走，起而未起占中央；

脚批中门抢他位，就是神仙也难防"。

力的收放自如，尚需要轻重权衡。陈鑫著的《陈氏太极拳图说·太极拳经谱》载："手中有权，宜轻则轻，斟酌无偏；宜重则重，如虎下山……动静缓急，运转随心。"

正骨手法、按摩手法是中医伤科常用治法。吴谦在《医宗金鉴·正骨心法要旨》中指出："一旦临证，机触于外，巧生于内，手随心转，法从手出……法之所施，使患者不知其苦，方称为手法也……诚以手本血肉之体，其宛转运用之妙，可以一己之卷舒，高下疾徐，轻重开合，能达病者之血气凝滞，皮肉肿痛，筋骨挛折，与情志之苦欲也。较之以器具从事于拘制者，相去甚远矣。是则手法者，诚正骨之首务哉。"现代的手法操作要求有力、均匀、柔和、持久、深透。

不管伤科手法或是武术动作，都要求掌握力的收放自如，也就是力的运用技巧。武术"手、眼、身法、步"的要求对中医伤科各种手法的运用具有指导和提示作用。换言之，医者练功，能提供良好的力量控制训练，使各种各型手法操作得心应手，而不至于拙力蛮干，或空有一身力气无处使。阴阳调和，刚柔相济是练武行医的共同行为准则。

三、修身养性，法于自然

中国传统武术都包含着"体"、"用"两部分，亦即健身和技击。武术各门各派的各式功法、套路为"体"，为技击之"用"的基本功。随着冷兵器时代的结束，传统武术的"体"、"用"两部分发展并不平衡，武术散手（非指现代竞技体育的"对练"表演、"武术散手"、"散打"）、抢手等徒手或持器格斗的技击已经逐渐淡出人们的视线。现在论武术，基本上围绕武术的"体"而论，而广为熟悉、流传至今的许多武术套路实为古之习武者的基础练功方法。

《内经·阴阳应象大论篇第五》载："阴阳者天地之道也，万物之纲纪也，变化之父母，生杀之本始，神明之府也。"中医强调人禀天地之气以生，形与神俱，不可分离。《灵枢·本神第八》载："生之来谓之精，两精相搏谓之神。"《灵枢·本藏第四十七》载："人之血气精神者，所以奉生而周于性命者也……是故血和则经脉流行，营覆阴阳，筋骨劲强，关节清利矣。卫气和则分肉解利，皮肤调柔，腠理织密矣。志意和则精神专直，魂魄不散，悔怒不起，五藏不受邪矣。"人体的精、气、神三者之间存在着相互依存、相互促进、相互影响的关系，后世将其概括为人之"三宝"，先天之本借助后天的充养与调摄十分重要，即"后天生先天"。此外，若要无犯贼风虚邪，则应重视适度运动。《灵枢·本神第八》认为，"节阴阳而调刚柔"，使"五脏坚固，血脉和调，肌肉解利，皮肤织密，营卫之行，不失其常，呼吸微徐，气以度行，六府分谷，津液布扬，各如其常，故能长久"，"百岁乃得终"。

中医学的"精、气、神"观点，形神合一、内外兼修，亦为武术修习的真谛。"练武不练功，到老一场空。"习武强调"外练筋骨皮，内练精气神"。《拳经》云："练气而能壮，练神而能飞。"神者身之本，气者神之主，气壮神足，则身强体健。各派武术的健身方法中，尤其是桩功练习中都重视运气调神，"去物欲以养形，致虚静以养神"，强调"无为自然"、"法于自然"。练武的宗旨是强健身体，防身护体。

武术谚语"宁长一分筋，不长一寸肉"是指肢体的柔韧性相对于肌肉力量而言更重要，不仅适用于病患者的康复指导，而且对于普通人的健身锻炼也具有适用性。现代康复医学也强调损伤肢体的功能恢复以关节活动度为先导，而后肌肉力量的恢复。

"不偏不倚，无过无不及"的中庸之道不仅指身体姿态的运动轨迹，也是一种理性、包容的性情修养，是对待生活与理想的客观述求。内养性情、外练筋骨的养身思想和健身之道在当代也具有积极意义。

上面提到的"外练筋骨皮，内练精气神"的另一种说法是"外练筋骨肉，内练精气神"，而"外练筋骨肉"的肢体功能训练目的也正合乎于中医伤科所强调的"筋骨并重"理念。可以选择性地直接将武术套路转为防病健体、修身养性的康复训练及功能锻炼方法。诚如清代对太极拳理的发展作出较大贡献的武禹襄，在注解《太极拳论》时称："欲天下豪杰延年益寿，不徒作武艺之末也。"引申而言，现代骨科所倡导的功能锻炼应归入内治法范畴。

四、互参共荣的武医大家

自古习武之人，多谙医术。至少有史可查的近现代史上，不管是人物纪事或是历代著述，都体现出两者的互参共荣，也就是相互融合、渗透，又共同丰富、发展。

中国近现代涌现出的许多武术大家同时也是疗伤高手或是救死扶伤的名医。与郑怀贤教授同时代的万籁声、王子平、吕紫剑、杨天鹏等不仅是名扬天下的武术家，也是各具特色的跌打损伤专家。郑怀贤的师父孙振堂、万籁声的师父"关东大侠"杜心武、"长江大侠"吕紫剑也都习武行医一生。曾任第一届中国武术协会副主席的王子平，有"神力千斤王"之称，不仅是近代弹腿名家，而且是一个著名的伤科医生，撰《拳术二十法》、创编"祛病延年二十势"。万籁声也著有《武术汇宗》和《中国伤科》等。近代的黄飞鸿不仅是岭南武术的代表人物之一，其生平及"宝芝林"医药馆也是最为人津津乐道的影视主题故事之一。

武医结合是近现代中国许多武术家的人生历程。武医一家者，除常用验方各具特点外，其正骨理筋手法都与其武功技法密切相关，常是融擒拿、点穴与正骨理筋于一体，故而有今日的"一指禅推拿"、"经穴按摩"等。他们提倡治疗与练功的有机结合，创编和发展了许多养生功法，如五禽戏、八段锦、易筋经、木兰拳、简化太极拳等。

基于历史的客观现实出发，"武医结合、体医渗透"能更好地发展身体素质、开展康复指导，在全民健身、运动创伤防治中具有积极的指导作用。

第八节　人治为本

郑氏伤科的"人治为本"学术思想，不是简单地因人、因时、因地制宜地诊疗疾病，而是指以人为中心，强调伤病过程中医患双方人的活动。

一、临床医学，首先是人与人的关系问题

临床工作的对象不是单纯的疾病，而是具体的病人，病人是临床医疗服务的中心。不把病人作为一个人来理解就很难理解病人的疾病。医生的中心任务具有理解疾病和理解病人的双重性质。只有在患者的前后左右关系中，才能充分理解疾病，而且医生只有理解自己，才能充分理解疾病。如果排除医学中的主观性，就会把关心也排除掉，因为没有感情就不会有关心。

应用医学的客观方法可以使我们在某种水平上认识理解疾病，但它不能使我们把病人

作为一个有独特生活目的的人来理解，也不能帮助我们理解疾病对病人可能具有的深刻意义。在生物—心理—社会医学模式下，了解病人的疾病，就要求具有艺术家的知识，要求具有来自感情作用的主观知识，要求了解经常用来表达感情的那些符号语言。和其他艺术家一样，要求医生有深刻的自我认识。由于艺术不仅仅是对感情的体验，而且也是感情的表达，作为艺术家的医生还必须知道怎样传达感情。理解病人和他的疾病需要把客观知识和主观知识结合起来。医生在临床诊疗过程中，应体现出人治观念，其重点在于掌握医学技术的同时，把握医学艺术。

人的生理病理现象属自然事物，但是人是有思想的，人的思想、情绪又与健康和疾病有着直接的联系。从心理因素方面看，精神不振、心情忧郁等对疾病的发生、转归也有着极大的影响。心身医学认为："人有病，不仅是发生在细胞和器官上，而且是发生在人心上。"《黄帝内经》也说："心者，五脏六腑之大主也……故悲哀忧愁则心动，心动则五脏皆摇。"心理因素能作为一种影响人体内脏器官的因子，是通过情绪活动中枢作用而实现的。情绪活动和人脑边缘系统及植物神经有紧密的联系，而人体的各种器官和内分泌都受边缘系统和植物神经系统的直接支配。在人的各种不良情绪影响下，可以出现异常的生理反应。相反，良好的精神状态则有利于疾病的治愈和病体的康复。在临床上某些疾病可通过心理治疗、安慰剂或病人对医学的信赖来达到治疗的目的，有时甚至比药物还见效。

对病员来说，一切治疗方法都不过是一个外部条件或外因，外因通过内因而起作用。病员身体受伤，会产生许多思想问题。思想指导行动，心理对生理有重要影响，治疗身体损伤必须先做思想工作。临床实践表明，注意思想工作，病员解除了思想顾虑，树立了战胜伤病的坚强信心，积极与医生配合，各种疗法就能顺利施行，疗效就会提高。

医患配合，医疗措施须通过患者的主观能动性才能发挥。医生对待疾病和病人的态度、患者心理因素对健康和病变转归的正负反馈都影响着临床治疗的最终结果。喻嘉言《医门法律·问病论》载："医，仁术也。仁人君子，必笃于情；笃于情，则视人犹己，问其所苦，自无不到之处。"

人是医学活动的中心和主体，如果离开了"人"，只剩下"病"，视病人为一架损坏了的机器，那么医疗活动将变成冰冷无情的机械修复过程，医学职业的人性、情感、良知、思想将消失殆尽。我们必须重视医疗艺术和诊疗中的人性化，注意感情的体验与表达，体现人治观念。

二、医疗的个体风格

临床医疗有各种常规、技术和规范，但多数情况下，没有一个唯一正确的方法。临床诊断和病情处理的方式，仍然具有高度的个人技能，表现出具有个性的临床风格。同病异治、异病同治，不管中医或是西医都是不同医生的个性化选择。

虽然技术大大增加了临床工作者可能得到的信息数量和准确性，诊断过程仍然是具有高度个体的和主观的过程。提出和了解病人的伤病这个最基本的、最初的步骤，主要决定于病人和医生之间建立起来的关系的质量。医生对一些提示的反应和提出推论是高度主观的过程，这种过程中难以用理性解释。病人的问题如此独特，临床的风格又如此具有个性，以至于虽然医生可按一般规律办事，但没有两个临床工作者会用完全相同的方法来解决问题。同为骨伤科医生，但个体医生可能表现出正骨、理筋不同的专长，或是擅长用药、运针、手法之差异。

即使在临床过程的某些阶段，确实按常规、规范行动，如常规的系统检查和一般的体格检查。就是这些常规检查，专家之间、个别医生之间的做法也是很不同的。如冈上肌、半月板的检查，不同医生偏好采用不同的检查方法。

三、医疗技艺是医疗技术的人性化恰当选择

不管是客观还是主观因素，医生和病人都面临着临床技术的机械化问题。不恰当的常规、不必要的精确性、虚假的客观性、多余的检查、信息的选择性疏忽、不适当的标准化等多方面困扰着医生和病人的选择。如在中医骨伤科，这些问题总是需要面对的——已经确定不手术的腰椎间盘突出症、颈椎病患者是否还需要 CT、MRI 检查；急性软组织损伤的 RICE 处理如何与外敷中药散剂配合；常规关节腔内封闭有无腔内使用局麻药的必要；采用手法和按摩为主治疗腰间盘突出有无确定 $L_{4,5}$ 或 L_5S_1 突出节段的临床价值；临床诊断、疗效标准与病人要求的差异，实验检查结果对临床症状的否定性错误，体征与症状的不对应性；老年人膝关节退行性骨关节炎的影像学资料对非介入性治法选择的指导价值；X 片、CT 和 MRI 的重复使用和不恰当使用；是否必须以大量的各种实验室检查代替详细的病史检查；行政主导的中医传统疗法的标准化制定趋势以及经络腧穴的主治与刺法的规定趋势对中医学发展的可能干扰或影响。

医学是一种不确定的科学和什么都可能的艺术。医学质量更依赖于主观因素，而非单纯寻求准确而客观的标准，是一个人性范畴的问题。试图单纯地作出技术上的回答，只能是对某种幻想的追求。

临床病例讨论对医学技术教学来说是极好的工具，甚至可以起到把科学用于医学的范例作用。我们在临床讨论病人的症状、体征、检查结果、病程和临床治疗时，对患者的个性、感情、生活史或他的价值我们讨论了多少？与对疾病的治疗相对比，我们对人的治疗或医生治疗行为所固有的价值判断，讨论了多少？

临床医疗不只是技术的问题，还涉及自然科学、社会科学、人文、风俗等多方面，需要多学科的支撑和支持，因此，在临床工作中，把握医疗艺术，使自己的工作在科学性的基础上，体现出技艺与人性化，方显高明之举。

当然，艺术与人性化的前提是否定不切实际地排斥技术。技术是基础，没有技术的艺术与人性化是不可想象的。我们应设法保持医学的主观和客观方面之间的平衡、感情和思维之间的平衡、技术价值与其他人类价值之间的平衡。诚如朱熹在《周易本义》中述："是故形而上者谓之道，形而下者谓之器，化而载之谓之变，推而行之谓之通，举而错之天下之民谓之事业。"

本章小结

郑氏伤科的学术指导思想来源于实践经验的提炼，融会了其他流派的精华，汲取了同时代的科技成果作为其理论基础。对骨伤科临床有普遍的现实指导意义。

伤科疾病的辨病与辨证论治的核心是辨病机论治。

不仅在骨折、脱位治疗中，而且也包括软组织损伤治疗中都应筋骨并重、动静结合。

内外同治不仅是辩证关系的描述，还是内外治法的统一。

由于对事物的基本认识方法论和思维模式的巨大差异，骨伤科目前的中西医结合尚只

是治疗方法学意义上的互参共用，离融会贯通的理想距离遥远。

武医结合或医体结合的历史实际仍具有深远的现实意义和作用。

临床工作必须重视医疗艺术和诊疗中的人性化，注意感情的体验与表达，体现人治观念。

学习者应掌握学术思想的精神实质，自觉应用于临床工作，并形成为一种下意识的思维方法和理论指导。

通过文献回顾，总结自我经验教训，吸收他人优点，不断扩展和充实自己的临床学术思想。

（解 勇 王 煜 侯乐荣）

第六章 郑氏伤科"望问摸认"四诊方法

诊断疾病的过程，就是认识疾病的过程，正确地认识疾病是有效治疗疾病的前提。对患者的各方面探问、观察和查明损伤的部位与程度以及了解患者的健康状况等等，这一过程称为临床检查。而后结合辅助检查加以辨认，来揭示或发现患者的整个临床表现，最后作出臆断，即称为诊断，如分辨出骨折的类型或者哪些软组织结构损伤等。西医在诊断方面有"视、触、叩、听"的检查方法，中医内科有"望、闻、问、切"的检查法，郑氏伤科则有"望、问、摸、认"四诊合参。

人体是一个有机的整体，局部病变可以影响全身和内脏的功能活动，并显现于四肢百骸。《丹溪心法》载："欲知其内者，当以观乎外；诊于外者，斯以知其内。盖有诸内者形诸外。"通过四诊，诊察伤病显现在各个方面的证候表现，推导病因病机。四诊方法，是达成诊断和实施辨证论治的基本手段。通过四诊，收集病史，明确症状和体征，结合必要的实验室检查和辅助检查，完成诊断过程。

伤科疾病的诊断首先要明确主要症状及其部位和发病时间，以疼痛和压痛、功能障碍、畸形等伤科疾病的常见基本问题作为中心内容。四诊各有所长，不能相互代替，临证必须四诊合参。骨科医生必须重视临床检查，熟练掌握其技能，充分发挥和应用人类特有的技能和敏感性。临床检查是个连续过程，不应忽视连续观察对鉴别诊断和评价治疗效果的重要性。

四诊的目的在于收集资料，以供正确诊断。其基本思路在于同已知的东西连贯起来，组合所有片段，再现未知的东西。

第一节 四诊方法

一、望诊

患者进入（或者抬进）诊疗室时，医生还未与患者全面接触的这段时间内，观察病人的一切现象，如对患者的表情、健康状况、体态与步态的全身情况，局部伤损以及舌象等方面的观察，就叫作望诊。《灵枢·本脏篇》载："视其外应，以知其内藏，则知所病矣。"

望诊居四诊之首，是医生获得对病人初步印象的首先方法，是了解病势轻重的第一步，是通过观察形成理论认识的基础，为历代医家所重视。望诊所需要的观察能力需要注意敏感性、准确性、全面性等几方面，在局部检查中注意和摸诊的配合。伤科望诊主要在全身、局部和舌象等几方面。

1. 全身征象

全身征象重在神、色、体、形四方面。神气是指精神和气色而言，提示病人的损伤程度及体质状况。《素问·移精变气论》载："得神者昌，失神者亡。"临证可据病人的面目表情、言语气息、形态动作等几方面来判断得神、失神、假神、神气不足或神志异常等状态。正常人神志清楚，面色滋润，语言清晰，反应灵敏，动作灵活，体态自然，这表明精力充沛，正气未伤。而精神萎靡，面色暗晦，为正气已伤。

有些患者精神敏感，虽受伤不重，但表情极痛苦，甚至哭喊烦躁不安；也有一种患者，受伤很重，但其忍受力很强，表情并不严重。对这两种患者要很好地区别，正确地进行处理。

气色的虚实变化在面色中表现显著。面色苍白、额出汗显为疼痛显著或失血过多的虚脱证候。面色萎黄、唇淡者为脾血虚弱。两颧潮红为阴虚，面色赤红为实证。

体位姿态的异常可提示伤病部位及程度。急性扭伤而致躯体侧弯避痛者多为腰椎关节源性或急性椎间盘源性损伤。晨起颈僵，转侧不利多为落枕所致，但若伴外伤同时表情痛苦，应小心颈椎骨关节的骨折、脱位危险。

2. 局部

局部情况是伤科检查中的重点，包括局部畸形、肤色、肿胀与瘀血、伤口情况等方面。局部望诊可以初步判断伤势轻重，也可以初步判断受伤部位和类别。骨折、脱位、软组织伤等，伤部除有显著变化外，伤肢或局部还有各种特殊畸形。骨折有重叠、成角移位，伤肢则相应出现缩短、角度畸形；关节脱位若骨干有旋转，伤肢也随之发生翻转畸形；真假性长短腿可导致高低步态；桡神经损伤引起腕下垂；距腓韧带撕裂伤出现典型"鹅蛋形"局限肿胀。

3. 舌象

舌象与舌诊是中医的特色检查，也是中医伤科临床检查的重要内容。脏腑通过经络和经筋的循行与舌相系，舌为心之苗、脾之外候，胃气熏蒸而成苔。脏腑的病变也必然影响精气的变化而反映于舌象。舌质与舌苔，如影随形，对立统一。舌质可反映脏腑气血的盛衰，舌苔可辨别邪气的浅深与胃气的存亡，正如曹炳章在《辨舌指南》中指出："辨舌质，可诀五脏之虚实。视舌苔，可察六淫之浅深。"气病察苔，血病观质。舌淡主虚寒，舌红主热证，青紫为寒（润）、为热（燥）。白苔主表证、寒证，亦主里，黄苔主里证、热证，黑苔则为寒（润）、为热（燥），此都为舌诊常理。观察舌苔要注意有无食物或药物染色之假象，并与先天性异常相鉴别，应在光线充足的情况下观看。舌诊也必须四诊合参，全面分析，才能作出正确的诊断。

4. 急救

望诊不仅与进一步的检查有关，而且更重要的是与能否立刻施行手法和使用药物以及迅速急救等有密切关系。望诊可以初步确定患者受伤的部位、类型和程度，如发生疑难症状或危急情况，必须请相关专科医生会诊并迅速处理。例如，患者身体衰弱，发生大出血、休克、虚脱或严重的脑震荡时，就必须进行急救。

综上所述，望诊的过程就是观察的过程。观察是思维主体有目的、有准备、有组织的知觉活动。观察常与注意密切配合，共同完成感知任务。引申而言，观察是中医思维获得感性材料的主要途径，是中医思维活动赖以进行的源泉，也是形成中医理论的智力基础，当然也是中医诊治疾病的首要手段。从辨证论治角度而言，望诊是中医四诊中最重要的检查方法。

二、问诊

问诊在诊病过程中是必不可少的，在四诊中占有重要地位，其核心就是了解病史。

病史是病人求医的直接原因，它是诊断过程的一个重要环节，同时也是诊断的重要根据。采集病史不是机械地询问病人，提出问题，而是要有分析判断的内容。病人的陈述可能琐碎凌乱，缺乏条理，只有经过医生权衡轻重整理加工，才能把问诊得到的许多混沌资料有机地联系起来，使之成为层次清楚、连贯系统的材料。这里不仅有科学性，还有艺术性。一份全面、系统、翔实而简练的病史，要能够生动、形象地描绘出疾病发生发展的全过程。通过症状分析和症状组合的病理生理机制，可以大致领会它们之间的内在联系，从中推测出病变的部位、性质及程度，从而获得明确的诊断线索。事实上，大约50%以上的病例应当从病史得出诊断或诊断线索。有些疾病只有病史没有体征，或体征不明显，则主要靠病史作出诊断，例如肩周炎早期的诊断。有些疾病要靠病史得到诊断的线索，这对于以后的医疗工作有很大的指导意义。有人估计，单纯通过体征得到诊断的病例有30%，单纯通过化验检查（包括现代一些很完备的检查）得到诊断的病例也不过20%。

病史采集，应力求客观，避免主观。切忌用医生主观印象影响病人的陈述，如有意的暗示、主观愿望的诱导等都会使病史失去客观性，这样的病史当然也就失去意义，亦即说询问的方法要妥当。询问病史的检查应包括三个阶段——病人说，医生问，然后再补充问。

通过询问病人或陪伴，了解受伤或发病的发生、发展全过程，了解现在症状、治疗经过及与伤病有关的其他情况，以审察伤病。《四诊抉微·问诊》载："问为审察病机之关键……使其受病本末，胸中洞然，而后或攻或补，何愁不中乎。"张景岳在《景岳全书·传忠录上》中提出问诊是"诊治之要领、临证之首务"，更提出了"十问歌"，即"一问寒热二问汗，三问头身四问便，五问饮食六问胸，七聋八渴俱当辨，九因脉色查阴阳，十从气味章神见"。后人又略有修改，其言简意赅，可作伤科辨证检查参考，但不能千篇一律地机械套用。

1. 重点突出，全面了解

问诊时要首先明确病人的主要病痛，围绕其进行有目的、有步骤的询问，既要突出重点，又要全面了解。问诊要有次序，注意避免重复和遗漏，有条不紊地进行。在问患者时，为使患者毫无顾虑地告诉医生一切，医生就必须首先做到态度亲切，关心病人，体贴病人，尽量采用通俗易懂的语言而非专业医学术语交流。只有这样，才能获得更多的详细材料来进行分析研究，作出符合病情的正确诊断。如出现病人叙述不清或思路混乱时，可进行必要的提示和启发，但切不可用自己的主观意愿套问或暗示病人，以免产生谬误。同时，问诊亦应注意分析患者所述的真伪。

2. 重视症状的发生过程和发作特点

伤科问诊的主要内容及步骤通常包括自觉症状、是否外伤及受伤过程、发病时间、功能影响、治疗经过、既往史、家庭史、生活环境及职业性质等。如果从病例记载角度而言，主诉、现病史是表现伤病全过程的重要内容，其次是相关既往史、家庭史、生活环境、职业性质等。主诉是患者就诊时最主要陈述的症状及其原因和时间特点，是促使患者就诊的主要原因，也是患者最需要解决的问题。它可以提示病变的部位、性质和病程，为进一步的检查提供方向。

从辨证角度而言，伤科问诊尤其重视症状的发生过程和发作特点。结合系统查体，常能明确损伤部位，作出初步诊断，对治疗方案的确定非常重要。

急性损伤，多有明确的受伤史，损伤的机制分析对判断损伤具有指导意义。急性损伤尤其重视受伤的全过程回述；重视外力性质是直接外力、间接外力还是复合暴力，外力的大小、方式及作用部位等。对关节部位的损伤尤其要仔细分析损伤时的肢体位置、重心位置以及损伤肢的位置。感觉到或听到的响声或撕裂声对某些结构的损伤有提示意义。

3. 伤后表现及处理情况

结合局部检查，详细询问伤后疼痛、肿胀、功能受限等症状和体征表现及出现时间、演变情况、经过何种治疗及处理、效果如何。关节损伤是否有撕裂、不稳或在负重时变形的感觉。下肢损伤者能否行走或进行其他活动等。

4. 重视职业性质、生活习惯和生活环境因素

由于现代生活、工作的快节奏和高强度化，许多运动系统的伤病表现出了职业特点。如长时间站、坐工作引起的颈、腰部劳损及小关节紊乱；患颈部劳损或颈椎病的青年女性越来越多；不同运动项目的运动创伤有其项目性特点等。另一方面，慢性伤痛也影响职业技能的发挥。了解职业状况也是问诊的重要内容。生活习惯与环境也与伤病的发生发展关系密切。

综上所述，问诊的核心和目的是收集病史，翔实而全面的病史能帮助了解伤病的发生、发展和治疗经过，对掌握病因及诱因、疾病的机转变化以及既往疗效作出明确的评判。根据病人的主诉及其他三诊的资料进行有系统、有重点、有目的的问诊，应避免诱导、暗示病人，以免得到不符合客观现实的病史资料。

问诊的重要性还在于医生的耐心细致。关心和理解病人，对建立良好医患沟通和合作关系极为重要。正确的方法和良好的问诊技巧，使患者感到医生的亲切和可信，有信心与医生合作，这对诊治伤病也十分重要。

5. 疼痛的测定与评估

疼痛是骨伤科伤病最重要、最常见的症状，是检查的重点内容。

急性疼痛有明确的伤害性刺激，如疾病或损伤所致的生物学症状。这种疼痛可高度局限，亦可呈放射状。其性质常为锐痛，并伴随组织的病理过程而存在。急性疼痛一般不超过 3 个月，如未接受正确治疗，则可转变为慢性疼痛。慢性疼痛是一种持续的病理过程，通常持续超过急性疾病期或损伤病程，即疾病痊愈后而疼痛仍继续存在，也可仍伴随有病理过程。慢性疼痛的部位常难以明确指出，其性质常为持续性钝痛，病人植物神经系统相关应答反应常常消失，可出现压抑、怠倦和退缩等精神症状。

关节痛应注意间歇性或持续性痛，发作诱因有否与天气变化及饮食有关，与有无同时或先后的关节局部红、肿、热、运动障碍及形态异常有关，与有否伴肌肉痛、麻木等有关，与有无感染性病史、结核病、心脏病、肾脏病史等有关，与有无长期服用皮质激素史有关，与有无长途驾驶、经常登高或居住潮湿环境等有关。对腰背痛者应重视有无牵涉痛或放射痛，激发或缓解因素。应重视患者的年龄、性别、职业特性。对女子不应忽略有无盆腔炎、妇科炎症、生育相关影响因素等。

痛觉是一种本体感觉，但痛觉经常伴有一种或多种感觉，组成了一种复合感觉。疼痛是生理和心理的混合物，是一个难以明确作出定义的感觉。疼痛是一种主观感觉，要客观判定疼痛的轻重程度比较困难，临床常用口诉言词评分法（verbal rating scales，VRS）和视觉模拟评分法（verbal analogue scales，VAS）两种方法。

口诉言词评分法：病人描述自身感受的疼痛状态，一般将疼痛分为无痛、轻微疼痛、中度疼痛和剧烈疼痛四级。每级 1 分递增，剧烈疼痛为 4 分。此法简单但不精确。

视觉模拟评分法：在纸上画一条直线，长度为 10 cm，两端分别标有"0"和"10"的字样。"0"代表无痛，"10"代表剧烈的疼痛。让病人根据自己所感受的疼痛程度，在直线上标出相应位置，然后用尺量出起点至记号点的距离长度，即为评分值。评分值越高，表示疼痛程度越重。此法是目前临床疼痛治疗时最常用的疼痛定量方法，也是比较敏感和可靠的方法。

三、摸诊

摸诊亦可称为扪诊，是骨伤科临床检查的主要手段。摸诊就是医生用手直接触摸、按压或活动病人的局部或肢体以审察病情。摸诊可提供重要的诊断依据，也就是临床常说的查体或体检。吴谦在《医宗金鉴·正骨心法要旨》载："以手扪之，自悉其情……摸者，用手细细摸其所伤之处，或骨断、骨碎、骨歪、骨整、骨软、骨硬，筋强、筋歪、筋正、筋断、筋走、筋粗、筋翻、筋寒、筋热，以及表里虚实，并所患之新旧也。先摸其或为跌扑，或为错闪，或为打撞，然后依法治之。"在骨伤科的检查中，摸诊占有很重要的地位，特别强调以摸诊来探明损伤局部的性质，并分析伤情。即使在影像学高速发展的今天，摸诊之临床查体内容仍处于主导地位，是骨科医生的基本功。

1. 指导思想

摸诊检查是病史问诊的继续，受病史的指导。医生从问诊中形成初步印象之后，便着手对与之有关的部位进行重点检查。通过查体的某些发现，又可回过头来补充遗漏了的病史。两个方面互相交织，不可截然分开。查体的细致性、全面性是没有限度的，但在一定程度上人们只能看到自己所要求的东西。若没有正确的思想指导（包括病史的指导），头脑中无准备，不敏感、不认真细致，对于一些体征发现就可能视而不见，听而不闻，以致漏掉重要的体征。摸诊也可能有意外发现，这时千万不要轻易放过，对它到底与本病有无关系要进行探讨，提高认识。有时这种偶然发现可以得到正确的诊断，甚至重大的科学进展。摸诊里面也有一个临床思维问题。摸诊的系统、准确，不遗漏有意义的体征，是正确诊断的必要条件。

2. 方法和内容

摸诊的方法大体可分为触按、挤压和动诊三类。触按以查病位之深浅，查畸形、肿胀与包块、皮温、压痛程度、肌筋膜张力的异常以及骨擦感等。手背察皮温变化最敏感。挤压主要应用于闭合腔隙和骨关节的检查，如胸腔、骨盆、膝踝肘关节等，或是纵向挤压或叩击肢体以鉴别骨关节与软组织损伤，在腰背则常分别叩击肾区、脊柱和椎旁以资鉴别病变所在。动诊则指对肌肉和关节的运动功能检查，以判断功能活动状况，如肢体的长短和围度、关节活动度、动作性疼痛、韧带与关节的稳定程度等。

临证时，上述所有检查均需左右对比，以作出正确判断。治疗前后的客观对比检查更是确定和调整治疗方案的重要依据。

3. 要求

摸诊时，要有次序地进行，以免发生遗漏。检查痛点和压痛点时，先外周后中心地检查，用力大小视所查深浅而定。不仅要检查受伤的局部，还要检查有关部位的周围各组织。如在急性踝关节扭伤的摸诊中应包括内外踝及其附丽韧带、胫腓下联合的前后间隙以及第五跖骨基底部。轻柔仔细地进行摸诊，避免加重损伤，尤其在急性外伤可能导致骨折发生时。怀疑骨折时，应减少对肢体的活动性检查，禁止刻意引出骨擦感，避免造成骨折断端的再移动、二次损伤或人为加重神经血管的损伤。

对骨折、脱位的摸诊检查主要以静态进行，即不要对局部作不必要的活动检查。对伤筋的检查则需静态和动态检查结合起来，亦即需要配合关节的主动活动和被动活动检查。

4. 影响因素

手下感觉和技术操作熟练程度对摸诊的准确性影响很大。经验的积累非常重要，但应避免经验误导。临证时还要注意尽量全面检查，轻柔而仔细。如骨伤科常见的关节摩擦音，肌筋膜或和肌腱、腱鞘间的捻发音等，患者能"听"到而医生听不到，其实是来自机体的本体传导感而非听觉声音，对此摸诊的目的在于确认异响发出的部位和是否伴有疼痛的同时出现。通常，明显的肌萎缩能看见，而类似于单独的股四头肌的股直肌部分、腓骨长短肌或是腰背部深层的多裂肌肌张力非显著性增高，就需要仔细的对比摸诊而觉察。腰腿痛者伴直腿抬高试验阳性不一定就是腰椎间盘突出症，仔细的检查可以发现腰椎及骨盆紊乱征或是腰骶肌筋膜炎所诱发的牵涉性疼痛。类似的问题如儿少跟后痛者的病位可能远在骶髂关节，甚至在对侧。仔细分辨髌骨上缘的肌筋膜性压痛可以区别出病位是在皮下滑囊或是股四头肌腱筋膜。

四、认诊

对望诊、问诊和摸诊的结果进行综合分析即为认诊。通过望、问、摸诊获得各种症状及体征以后，就要辨认症状，寻找病因，分析病情，概括病机，作出诊断，构思治则，选择治法，构思药物配伍，组拟处方。在郑老的临床工作中，认诊内容包含狭义和广义两层意义，即"手摸心会"和"望问摸认"四诊合参。

1. 手摸心会

"手摸心会"，亦即《医宗金鉴·正骨心法要旨》所论："盖一身之骨体，即非一致，而十二经筋之罗列序属，又各不同，故必素知其体相，识其部位，一旦临证，机触于外，巧生于内，手随心转，法从手出……"《灵枢·本脏篇》说："视其外应，以知其内脏，则知其所疾矣。"强调运动系统检查动作和思维的统一性，也即是常说的"手感"，肌筋膜张力异常、皮温变化、深浅压痛的区别、施行骨折闭合手法复位前后以及复位过程中对骨位的判断等都依赖"手感"。

2. "望问摸认"四诊合参

"望问摸认"四诊合参，是指鉴别诊断和确诊的过程，明确是否需要辅助检查和再次检查。

伤科疾病主要靠医生的感官，以望、问、摸诊等来收集病人的症状，不一定要等化验、辅助检查结果出来后，才能进行诊断。从中医的辨证思维角度而言，是一边诊察就一边思考分析疾病，一边辨证又反过来进一步考虑诊察不足或模糊不清的地方。因诊察和辨证阶段，在时间和空间上都难以截然划分，故认诊是在前述诊察手段中同时进行的。

检查进行到一定阶段，就需要迅速转移到辨证思考阶段。认诊是诊断和鉴别诊断的重要一环，更明显的是一个从收集资料向辨证思考阶段移行的交叉阶段，是达成最终诊断的重要步骤。

认诊过程中，应注意避免引起误诊的四大因素，即生理因素、知识结构因素、僵化的思维定势以及病人自觉症状描述的影响，如对畸形、肿胀或包块的错误观察，对病人描述的疼痛、针刺感、麻木感的错误认同，不加区别地对待跛行、无力、不稳、僵硬等功能受限，以及对刺痛、胀痛、酸痛、发作性痛、夜痛、活动性痛、姿势性痛等各种疼痛表现不详加考究等。

第二节 临床检查要点

通过四诊，收集病史，明确症状和体征，结合必要的实验室检查和辅助检查，完成诊断过程。伤科疾病的诊断首先要明确主要症状及其部位和发病时间，以疼痛和压痛、功能障碍、畸形等伤科疾病的常见基本问题作为中心内容。骨科医生必须重视临床检查，熟练掌握其技能，充分发挥和应用人类特有的技能和敏感性。

一、掌握全面详实的临床体检资料

1. 急性损伤

急性损伤需要掌握全面而详细的受伤过程，包括受伤部位、受伤的性质、着力的部位、受伤时的体位、致伤外力的大小方向和性质，或者跌仆、扭曲时的姿势以及受伤时间，正确地判断受伤后第一时间所出现的疼痛部位和其后的病情变化，因为损伤后往往最早发生疼痛的部位常为原发病灶。

必须突出对局部损伤处的反复而详细的观察、检查。所有解剖结构的疼痛和肿胀均能触及，特别是在损伤早期，仔细地摸诊能够帮助确定损伤的位置。

疼痛点和压痛点一般不难明确，但力求作出正确的解剖诊断，只有这样才能做到合理治疗。为此，在受伤后医生应尽早检查，以明确诊断。在创伤发生的即刻或早期，创伤部尚未肿胀，更由于反射性的肌肉松弛及感觉神经的传导暂停，疼痛较轻，所以检查较易。一旦肿胀、疼痛或肌肉发生痉挛，则检查困难，常常需在麻醉后才能取得满意的检查效果。

发生四肢骨折，除局部疼痛、压痛、肿胀和功能障碍外，可在检查中发现畸形、异常活动和骨擦感等特有体征，发生脱位，可出现畸形、弹性固定和关节盂空虚感的脱位特有体征。脊柱骨折较复杂，因此，当怀疑骨折时应进行 X 线照片检查，以确诊。

2. 慢性劳损

对慢性积累性损伤，患者常只能指出区域性的疼痛或不适感，因此，寻找和判断分析原发病灶是准确诊断的基本要求。这需要建立在一定经验基础上的反复观察，认真分析。

二、确定是否需要进一步辅助检查

对急性损伤中一些损伤较重或怀疑有其他并发损伤者可考虑采用实验室检查、影像学检查等辅助手段，以便进一步明确诊断或鉴别诊断。

由于慢性损伤病程较长，需作各种实验室检查、影像学检查，以便排除风湿、肿瘤、神经科、内科、妇科等疾病致痛的因素，加强诊断与鉴别诊断。

第三节 四诊方法应用

骨伤科的处理主要在于骨损伤与软组织损伤两大类（脊柱伤较特殊）。两者在病变性质、病变程度等诸方面都对四诊方法的应用提出了不同的要求和侧重点。

一、骨折检查

骨折的处理重点在于分型基础上的整复固定，因此从诊断的角度来说，重点在于暴力因素的分析和阅片分析。临证时应注意以下三方面：肘膝踝部关节内外骨折的区别，儿少涉及骨骺的关节附近骨折，预后（考虑治疗方法对此的影响）。另外，检查病人时，应动作轻柔，争取在尽量不增加病人痛苦的情况下作出正确诊断。

1. 外伤史

即使是病理骨折，骨折的发生都有明确的外伤史，因此，了解确切的受伤史，对进一步的检查、判断预后和治疗都非常关键。首先应了解暴力的方式和性质，如坠落、碰撞、打击、跌仆、扭转、挤压、车祸、自然灾害或是机器绞轧等，是暴力直接打击或是传递受伤、牵拉或劳损所致。明确暴力的方向、大小、作用部位、受伤姿势、受伤时间等，以初步确定受伤部位和骨折类型。其次应了解受伤前后局部和全身表现，考虑有无如神经、血管、内脏器官等危及生命的严重并发症。

2. 疼痛与压痛

骨折发生后均有不同程度的疼痛与压痛，要仔细询问疼痛的部位，小心检查压痛点和局部摸诊。疑有多发损伤者，检查时尤其要仔细全面，避免遗漏。如高处跌落的跟骨骨折，应检查是否伴有骨盆和脊柱的骨折。检查压痛时动作不应粗暴，避免增加疼痛和加重损伤。不全或嵌插骨折时疼痛可能较轻或不明显，但往往有明显的压痛，压痛在指骨、掌骨、趾骨、髌骨、锁骨等短小骨时更易检查。长骨骨折无移位者，除局部压痛外，不能触及断端突出；骨折断端重叠者，则多能发现。斜形及横形骨折有错位时，可触到斜形边缘和横形突起，压痛的范围较广，无移位时摸诊比较困难。螺旋形骨折时，要注意与肌肉损伤区别。避开伤处的胸廓挤压引起伤处疼痛应考虑肋骨骨折。骨盆的分离试验及挤压试验引起疼痛应考虑骨盆骨折的可能性。纵向挤压或牵拉对帮助诊断下肢骨折有重要意义。

3. 畸形

急性外伤导致的肢体明显畸形，如肢体短缩、旋转、成角或是一些典型姿势，常提示有骨折、脱位发生。如桡骨远端骨折会出现"银叉"畸形，成人的移位的单纯桡骨骨折会出现前臂侧凸畸形，股骨颈骨折在卧位时表现出典型的髋关节轻微外展外旋姿势，肩关节脱位会出现方肩畸形等。

4. 功能障碍

骨折多伴有明显的功能障碍，检查时确定导致功能障碍的主要原因，如疼痛、肌肉痉挛、骨杆杠失效、肌肉失神经支配等。在检查或移动骨折病人肢体时，会出现异常活动及骨断端的骨擦感，而且畸形会更明显，但注意不要刻意引出。

在骨折的检查中，必要的影像学检查是重要的辅助手段，有时甚至必不可少。X线检查是确定骨折部位、移位程度及骨折类型的可靠手段。对脊柱骨折的分型诊断以及明确有否伴发椎管、脊髓及神经根的损伤，CT、MRI 更具优势。

二、软组织损伤检查

相对于骨折来说，在软组织损伤的诊断和鉴别诊断中，后者更重要。压痛和疼痛检查，是软组织损伤检查的重点内容。

1. 病史采集

病史的收集主要在于了解症状的发生过程和发作特点。许多伤病经过详细的病史采集，结合系统的查体，即可提出初步诊断。对非初诊病人，应重视既往治疗史的总结性回顾，这可为医生提供疗效评价或选择治疗手段的参考。慢性劳损者，要重视职业性质、生活习惯和生活环境因素与伤病的相互影响。如肩袖损伤严重影响体操等项目的运动员专项技能发挥，但对普通人群而言，只在某些生活过程中出现症状；颈椎病与长期伏案工作交恶并相互影响，乒乓球运动员、射击运动员也是高发人群，但颈椎病通常不影响其训练和比赛。

2. 疼痛检查与评估

疼痛是软组织损伤的最重要且常见的症状，是检查的重点内容。疼痛检查与评定对各种急慢性软组织损伤的诊断、定位、鉴别诊断、制订治疗方案、康复评定都具有十分重要的临床意义。检查及评定时要了解疼痛的起始时间、部位、性质、程度，可估量损伤的性质、轻重和判断损伤的部位。

新近损伤者痛势急，多剧烈，组织撕裂伤可表现为锐痛或刺痛，疼痛多发生在肿胀出现之前。慢性劳损痛势缓，酸胀痛，隐痛或与天气变化有关。炎性疼痛则多肿痛同时出现，如急性膝关节创伤性滑膜炎；而慢性关节滑膜炎的疼痛多为胀痛。挫伤者，多钝痛，胀痛。增生压迫或炎性刺激神经者，多有放射性疼痛或麻木感。伤部感染炎症，局部皮肤发热，跳痛。与负重、局部供血有关的病变可有间歇性疼痛。慢性疼痛往往伴有交感神经调节失调，如血管运动、出汗、竖毛等异常情况。

疼痛的临证问诊还必须注意疼痛与活动方式的关系，有否加重或减缓的因素。许多慢性运动创伤身体活动时疼痛加重，休息后可减轻，而增生性关节炎与此相反。

患膝关节退行性关节炎的病人常有上下楼梯痛的病史，但上楼痛明显、下楼痛明显或是上下楼都痛的不同表现提示不同病损主要结构及其程度。上楼痛更明显，加上90°抗阻伸膝痛阳性、磨髌试验阳性，可考虑致痛的病位在髌股关节软骨面，增加关节内润滑度是治疗原则；下楼痛更明显时，90°抗阻伸膝痛阴性，而0°抗阻伸膝痛阳性，即使磨髌试验阳性，也应重点考虑病变部位在髌股关节面以外，应进一步检查伸膝装置拟或交叉韧带，此时增加关节内润滑度就不是治疗的主要原则了，而增加关节的稳定力量则应上升为主要手段。

卧位活动痛也是慢性下腰痛患者急性发作或急性腰肌扭伤的主要表现之一，应区别仰卧—俯卧、俯卧—仰卧时不同的翻身痛性质，前者提示躯干屈肌群的问题更突出，而后者为伸肌群。如不清楚翻身痛的表现，在康复锻炼中会出现方向性错误。

疼痛检查应结合中医辨证。一般认为，胀痛多为气滞，刺痛多为血瘀，游走性疼痛多为风邪袭扰或肝郁气滞所致，痛有定处、局部发凉、遇冷加重、遇热则缓多为寒邪留驻，酸痛沉重多为湿困，痛有定处、局部青紫或伴有低热多为瘀血化热作痛。

疼痛夕加夜甚者避免牵强于风寒湿，可能只是增生性关节炎患者卧床休息导致的静脉回流不畅、骨内压升高的表现。根性疼痛的病人可能在咳嗽、大小便用力时因脑脊液压力增高而疼痛。肩痛与体位、姿势、活动方式的相关性提示肱二头肌长头腱、肩袖、肩峰下滑囊、肩锁关节的不同损伤。

3. 压痛检查

检查压痛，必须注意压痛的部位、深浅、轻重以及相关表现。压痛检查要与自述痛点对应检查，注意检查的步骤。临证时，在腰背、膝尤其要注意区别深浅压痛。

急性伤多重，拒按；慢性伤轻且喜按。叩击痛、牵拉痛、呼吸痛、伴发放射痛及牵涉痛在不同的伤病可有不同的表现。髋膝痛者伴跛行，沿下肢长轴的叩击或和牵拉诱发髋痛者，应考虑髋关节病变为原发病位（相对膝部而言）。腰腿痛者，椎旁深压痛同时伴臀或和下肢串痛为神经根性刺激征；但只是浅表轻压痛即诱发臀、下肢痛者为肌筋膜的牵涉性疼痛。急性扭腰者的压痛部位常和自述痛点一致，多为损伤处。急性扭伤性下背痛的中老年妇女，伤后即痛、单侧，压痛主要表现为同侧胸椎旁的深压痛，急性腰椎小关节紊乱的可能性最大；伤后数日渐痛甚，双侧，压痛主要表现为胸椎棘突的深按痛、叩痛（多数伴轻微或明显的后凸），则应高度怀疑压缩骨折。髌骨下方结构较多也是膝部伤痛好发部位，压痛检查时应仔细区别髌骨、关节滑膜、腱围及皮下滑囊、腱止处、腱下滑囊、脂肪垫和半月板前角的不同压痛表现；如常用的滑膜挤压试验、髌腱紧张压痛试验、摩髌试验、髌周指压痛试验、过伸试验、推髌抗阻伸膝试验等方法可资利用。

4. 肿胀

软组织损伤肿胀，应区别包括水肿、囊肿、结节、瘀血、增生、肥厚等改变的性质，需要明确其起始时间、部位、程度、硬度、皮温及其与周围组织的关系。一般来说，积液性的肿胀，包括一般性积液、血肿和脓肿，摸诊时可有波动感，其中脓肿皮温更有灼热感，压痛尤甚；而实质性的肿胀，质地坚实坚硬，动脉瘤有搏动感。

损伤初起，肿胀迅速，质软或有波动感，呈局限性肿胀。陈旧性伤，肿胀多不明显，但易发现组织增生肥厚、粘连变性的痛性硬结、硬块或条索状硬物以及肌筋膜张力的异常变化等改变，通常需要左右对比检查。

急性肌肉撕裂伤可因肌肉血肿或断裂肌纤维的挛缩出现硬性包块，形象地称为驼峰畸形，重者表现明显，而且压痛浅表非常敏感。陈旧伤可表现为局部组织粘连，肌肉伸展性下降。

关节附近的肿胀，注意区别关节内外的不同。通常，关节外的肿胀较局限，而关节内的肿胀较广泛，后者对关节功能的影响较明显。要查明关节部肿胀的性质是血性的、脓性的、一般性的或是关节部位的肿瘤，查体应结合必要的实验室检查和影像学检查。损伤后2 h内出现关节内肿胀提示关节积血，第二天发生的肿胀多为急性创伤性滑膜炎。

5. 物理检查

物理检查也称功能检查，是运动系统损伤的重要检查方法，是判断损伤结构的主要鉴别诊断依据之一。急性骨折与脱位能发现特有阳性体征。不同结构的损伤可造成关节的主、被动活动不同程度受限。肌肉的主动收缩痛常作为鉴别韧带损伤和肌肉损伤的重要依据之一。必要时进行相关的神经血管功能检查。

软组织损伤中的功能检查重点在于肌肉、关节功能检查。这在临床中具有重大意义。

肌肉运动功能的检查包括肌肉的丰满程度（肌容积）、肌张力等静态检查，也包括肌肉的主动收缩和抗阻活动的动态检查。通常，在软组织损伤中的肌肉异常体征多为肌张力下降（肌肉松弛）、肌张力增高或肌萎缩等静态改变。肌肉拉伤、断裂等可出现动态异常体征。

废用性肌萎缩、神经源性肌萎缩和肌张力异常增高以及关节源性肌肉抑制在临床中常见，表现典型，不易误诊和漏诊。疲劳、疼痛、姿势和韧带牵拉反射等都可引起一些非典型的肌张力异常，易被忽略，而其可能就是诊断和确定正确治疗方案的关键所在。

肌肉痉挛可引起关节功能紊乱，这在脊柱小关节表现明显并逐渐取得了共识，但在诊治四肢关节伤痛时，却只注意肌力而常忽略肌张力异常对关节功能的影响。在慢性膝部伤痛中，医生都能发现股内侧肌的松弛或萎缩，但很少有人关心股直肌或和股外侧肌张力变化情况，后者常在胫骨结节部骨骺、半月板、髌股关节、膝内斜韧带、脂肪垫、股四头肌腱和髌腱等结构的非外伤性疼痛中影响明显。

腰肌筋膜炎患者如述左下腰痛明显，而临床体征显示同侧骶棘肌明显比对侧紧张（肌张力较高），治疗和康复训练的重点就在放松肌肉和增强柔韧性训练；相反，若疼痛侧骶棘肌松弛，则增强肌肉力量和耐力就是主要治疗目标。冈上肌、冈下肌、肩胛下肌的功能检查在肩部伤病的功能训练中非常重要，三者分别是肩关节起动、外旋、内旋的重要动力源。

另一方面，在涉及关节的牵拉性损伤中，肌肉的抗阻检查是鉴别肌肉、韧带拉伤的重要方法之一。

关节运动功能依靠关节及周围肌肉互相协同完成，关节运动功能检查主要是检查关节活动度，也称关节活动范围，分为主动运动和被动运动。正常情况下，关节被动活动范围大于主动活动范围。

正常各关节运动的方式和范围因部位而各异，一般有屈、伸、内收、外展以及旋转等，可因年龄、性别、职业、运动锻炼而不同，相邻关节运动可相互影响和补偿。决定关节活动范围的因素有关节的解剖结构情况、原动肌肌力和拮抗肌伸展性三方面。故常见影响关节活动度的原因也与上述三方面有关，如结构异常、关节内外的肿胀、肌无力或瘫痪、运动控制障碍、关节及其周围粘连或疤痕、损伤性疼痛与肌肉痉挛等。

临床上以关节活动不全和受限较多见。被动运动活动而主动运动不能者，是关节的动力源或传导丧失，如关节骨折或肌肉肌腱断裂、肌肉神经麻痹，被动运动良好甚至超过正常活动范围。关节僵直则主动运动、被动运动均有障碍。各个方向活动都受限时，多提示某种类型关节炎，运动范围仅选择性受限，其他方向运动正常则说明关节机械性紊乱。当关节有被动活动范围受限时，主动活动范围受限的程度更大。

除注意单一关节功能检查外，也要重视整体肢体功能的评价。从完成肢体活动功能而言，上肢功能以手的精细和复杂活动功能为中心，下肢以步行能力为主要内容，因此肢体功能评价各有侧重，要结合日常生活和工作能力进行评估。检查关节功能时还要注意以下几点：先检查主动运动，后检查被动运动；采用正确的和可重复的可对比定量方法；左右对比检查，不要忽视相邻关节活动范围的检查。

5. 其他

局部皮温高者，多提示新近损伤或有急性炎症。

慢性伤痛者，注意日常生活及工作中的影响及表现，根据上下肢及腰背部功能的不同有重点地了解。

非特异性关节炎病变者，要重视对相关肌肉情况的检查。

本章小结

四诊方法，是达成诊断和实施辨证论治的基本手段。四诊各有所长，不能相互代替，临证必须四诊合参。

伤科问诊的核心是了解病史，尤其是受伤史。

认诊是诊断和鉴别诊断的重要一环，是一个从收集资料向辨证思考阶段移行的交叉阶段，是达成最终诊断的重要步骤。

不同结构损伤的检查各有侧重点。骨折重点在于暴力因素的分析和阅片分析；压痛和疼痛检查，是软组织损伤检查的重点内容。

四诊的目的在于收集资料，以供正确诊断。其基本路线在于组合所有片段，再现未知的东西，同已知的东西连贯起来。

（解　勇　侯乐荣）

第七章 郑氏伤科"辨证论治"体系

辨证论治，是中医的临床理论核心和中医施治的特点，也是中医的精华所在。汉代张仲景著的《伤寒杂病论》是辨证论治理论形成的标志。郑氏伤科辨证论治包括辨病因、辨病位、辨病势、辨病机和辨治法方药等的辨证与辨病相结合的内容。

辨证论治，是从诊断到治疗一个疾病的全过程，亦是处理疾病的程序和方法，必须与四诊密切结合，也就是理法方药的过程。在伤科治疗中，理、法、方、药是一个完整的过程，它们之间相互联系而又相互影响，层次井然，环环相扣，不能割裂。骨伤科运用四诊收集症状、体征等资料，以阴阳、虚实、经络、脏腑为纲，辨明病因病机，同时辨明证候主次、缓急、主症与兼症，预见伤病发展的动态病机，然后立法，拟方，遣治。

必须明确的是，伤科治疗的辨证、理法方药不仅针对药物使用，更重要的对拟采用的所有治疗均应遵循辨证论治。我们必须了解前辈们的辨证论治思维过程，以便指导我们的临床诊疗工作，保持辨证论治的完整性和连续性。我们必须明白"治"非单指方药的使用，应包括所有治疗手段。

第一节 伤科辨证观点和思维方法

人体是一个有机的整体，局部病变可以影响全身和内脏的功能活动，同时也受外因包括致伤因素和治疗干预措施的影响并显现于四肢百骸。在伤病的诊断、治疗与预后全过程中，内因与外因、整体与局部、疾病过程的因果关系等诸方面相互联系而又相互影响，不能断然割裂。医疗工作要强调在临床实践中通过细致的询问和检查，敏锐的观察和联系，结合医学知识和经验进行全面的思考，去揭示疾病所固有的客观规律，建立正确的临床诊断和治疗。这是一个需要毕生努力完善的漫长过程。这就要求我们应具备丰富的医学知识，掌握熟练的临床技能，运用正确的思维方法，努力防止误诊误治，提高诊疗水平。

一、疾病过程中的影响因素

1. 内因和外因在疾病过程中的辩证关系

《周易》指出"一阴一阳之谓道"，"阴阳接而变化起"，"刚柔相推而生变化"，一切事物无穷变化的根源在事物的内部，在其固有的一阴一阳的矛盾性，这就是事物变化的内在动因。任何疾病的发生都是内因与外因的统一，都是内外因同时作用的结果。内因指人体的抗病能力和恢复能力，是疾病产生和预后方向的内在根据，是第一位的根本原因；外因是指致病因素、外环境以及治疗手段等，是疾病发生、变化和发展的条件，任何致病因素和治疗干预措施都必须作用于人体才能产生反应，因此外因是疾病发生的第二位原因；内因和外因是动态的辩证统一。

虽然内因是伤病发生的内在根据，但绝不意味着可以抹杀或忽视外部致病因素在疾病发生过程中所起的重要决定作用，致病和治病的外因条件是不可缺少的。如运动系统的许多急性外伤以及慢性劳损的发生，就是各种致伤因素超出了人体的自我调节范围，损伤后的伤痛严重程度、活动影响与功能恢复等则不仅与致伤因素的性质、强度和作用时间等有关，也与治疗手段的恰当应用有关，更与机体自身适应、调节和恢复能力密切相关。例如，人体骨组织再生能力强，骨折后只要局部不感染，对位好，血液供应好，机体营养状况较佳，一般愈合良好；全身因素（包括年龄、营养状况、内分泌等）和骨折处的局部因素（如骨折的类型、固定技术、骨折处骨膜的保留程度、局部血供、力学环境等）对骨愈合的快慢与质量有很重要的影响。

外因对疾病的形成和发展虽然有重大的影响，在一定条件下甚至起决定作用，但任何外部条件只有通过内因，与事物的内部矛盾发生联系时才能起作用。没有内翻扭转机制就没有外踝韧带拉伤，但如果有快速的韧带反射机制、姿势调节反应和强大的腓骨长短肌快速保护机制，也会避免急性外踝韧带拉伤的发生。对于疾病的发生我们既不能单纯地夸大外因，也不能孤立地、片面地强调内因，应该运用唯物辩证法，正确地认识和处理机体与伤病的关系，抗病能力与致病因素的关系，精神与药物治疗的关系，充分调动人体战胜疾病的积极因素，针对内因和外因两个方面进行努力，积极有效地去防治疾病。

2．疾病过程中整体与局部的辩证关系

人体是一个通过神经、体液把各系统、器官、组织和细胞联系起来的有机整体，它们之间的活动是相互影响、相互协调、相互制约的。疾病过程中整体与局部是紧密联系的，两者之间有着不可分割的联系，人体作为一个统一整体对致病因素作出反应。正是基于此，外伤与内损同治是郑氏伤科的重要学术思想之一。

局部病变不仅是整体变化的原因，受整体的制约，反过来也影响整体，促成整体的变化，又可以是整体变化的继发性损害，两者相互影响，互相制约，并且在一定条件下还可以相互转化。常见运动员的腰背部肌肉筋膜疲劳性损伤，不仅是长期高强度、大负荷运动训练导致的局部肌肉疲劳，而且可进一步影响脊柱的稳定性和负荷平衡，并对运动技能产生影响，而变形或错误技术动作又可进一步加重肌肉疲劳损伤程度；另一方面，肌肉疲劳与损伤疼痛与随之产生的肌紧张、血管痉挛性局部血供不足可互为因果，导致伤病迁延日久。

局部与整体的概念是相对的，人体的整体统一性是多层次的统一，整体可以分出很多层次，如系统、器官、组织和细胞。我们可以从不同的层次去认识疾病，把握其本质。关节软骨损伤后不只是软骨本身病变，广泛涉及关节软骨、软骨下骨、周围滑膜组织、腱止装置等的一系列综合病变。局部超常压力直接传递至软骨下骨，引起软骨下骨病变；损伤软骨脱落的细胞形成抗原以及骨的病理反应刺激滑膜炎性反应；滑膜的病变及血循环的改变等又引起周围腱及腱止装置的腱围炎、末端病等变化。这些不同组织的病变相互作用，彼此影响，互为因果，使病变进一步加重。临床上不同病例各组织的病变程度并非一致，症状也并非单因软骨病变引起，在不同病例中各病变组织起着不同的作用。这就可以解释为什么临床症状与关节软骨损伤的程度不相一致。

疾病过程也是一个与致病因素相联系的整体变化过程，整体和局部对致病因素的反应，既是多样的，又是协调的。软组织损伤的肌紧张过程是因伤害性刺激引起脊髓中支配伸肌和屈肌的运动神经元兴奋，导致肌梭兴奋，本体反射加强，使肌肉、肌腱伤害性感受器兴奋，出现肌紧张和肌肉痛。

3．疾病过程中的因果关系

大量的医学资料表明疾病的发生、发展都有因果联系，是客观的普遍存在。虽然由于医学科学水平的限制，对某些疾病的因果联系尚不清楚，但不等于没有原因。任何疾病都是由一定的原因引起的，没有病原、病因的所谓疾病是根本不存在的。例如对肩关节周围炎、运动后的延迟性肌肉酸痛等的发生原因，现在也未完全弄清楚，尽管对引起损伤的相关因素进行了研究，对于它们的因果联系的认识还较模糊，但其联系的客观性是无疑的。

由于客观事物因果联系的特殊性及相互作用的复杂交错，因果联系便呈现出多样性。疾病产生的原因有内因和外因、主要原因和非主要原因、本质原因和非本质原因、历史原因和现实原因，等等。运动员的损伤性膝关节积液发作相关因素有既往损伤史、关节软骨损伤、半月板损伤、滑膜或皱襞肥厚、局部大运动量训练、不当治疗等，不同阶段不同时期这些原因所起的作用各不相同。

致病因素作用于机体的局部所导致体内任何层次发生结构和功能的异常，都必然地通过一个连续的因果互为转化的过程影响到整体的平衡和协调，如关节软骨损伤与退行性骨关节炎的发生与变化。这种因果转化现象是疾病发生发展规律之一。由于客观事物联系的复杂性，同一种现象在一种关系中是结果，在另一种关系中又成了原因，因此医学诊疗中要重视这种因果转化或交替规律。

在原始病因的作用下，机体内部发生了某种变化，这种变化又可以成为新的发病原因引起另一种变化，"因果交替，生生不息"形成一个链式的连续发展过程。即使原始致病因素的作用已经消除，但由于形成的结果的继发作用，疾病仍按其本身的规律发展，环环相扣，螺旋发展，恶性循环。软组织损伤中的伤害性刺激可引起躲避性运动反应或者充血现象，以便减轻或消除伤害性刺激的影响而减轻疼痛程度。这种保护性反应过久过强或不当也可诱发肌紧张和交感神经的兴奋，又加剧疼痛，形成正反馈的恶性循环。应该指出，因果转化需一定的条件，如果不具备一定的条件，疾病的发生发展就谈不上什么因果交替，螺旋发展。

由于人体结构和功能的有机统一联系，决定了一种因素作用于人体可以产生不同的疾病，这就是疾病过程中的一因多果与一果多因。手掌支持着地跌倒的传导暴力产生的骨折和脱位可发生在腕、肘、肩和锁骨不同部位。疲劳性骨膜炎和疲劳性骨折可发生于任何年龄的人，但以 15～16 岁青年人多见，主要是由于负荷过重及肌肉的疲劳使骨骼受到很大的压力和应力作用，使骨质发生细微损伤并逐渐积累而形成。一方面此年龄段青年人处在快速生长时期，骨骼的快速纵向生长导致附着于骨面的肌肉张力相对较高，而作用于肌肉或肌腱与骨接点的拉力相对较高，可引起反复性张力性微创伤；另一方面，与他们所进行的反复跳跃、长时间跑步等高强度运动有关，也与青少年体力和受训练经验不足有关。在医疗实践中，我们必须坚持对具体情况作具体分析，善于从疾病的因果联系中找出疾病发生发展的本质联系和主要原因，从而为正确的诊断和采取有效的治疗方案奠定前提条件。

掌握疾病发生发展及其转化规律，对于疾病的治疗有着极其重要的意义。预防或阻断疾病向坏的方向转化，调动机体的代偿机能，及时采取正确的医疗措施，努力促使向好的方向发展，这是治疗疾病的基本目标。

二、伤科临床的辨证范畴

对收集的资料进行综合分析、推理判断、得出符合逻辑的结论的诊断过程，实质是诊断思维过程。这个过程涉及标本（现实与本质）、真假（肯定与否定、鉴别诊断）、主次（主证与兼证）、病机（典型与非典型）、转变（原发病与继发病）、身心（病理生理与社会心理）、个体等辨证范畴等。经过分析、整合、类比、判断、推理、想象和联想的思维活动，得到对疾病本质的、理性的、抽象的理性认识。

"百病之生各有其因，因有所盛，各显其症。"疾病的症与证关系实质上是现象与本质的关系。现象是事物的外部联系，仅反映事物的某一侧面。疾病现象是多样的、变化的、复杂的。《素问·至真要大论》提出："夫百病之生也，皆生于风寒暑湿燥火，以之化之变也。"医生必须透过复杂多变的表面现象，深入疾病的本质，把握其内在联系，才能正确认识疾病。

通常情况下，临床表现即症的现象是和证的本质一致统一的，但也经常有疾病过程中现象与本质不一致的情况，有时还出现假象。假象是现象的一种，它以虚假、歪曲、颠倒的形式表现本质，如证之虚实和寒热错杂、转化和真假的不同表现。临床检查应用可以明确肯定和排除某种疾病的最准确、最可靠的检查和诊断方法。

疾病临床表现特征的典型与非典型不是恒定不变的，典型是相对的，而各种各样的非典型表现却是常见的，或者说是绝对的。对于诊断明确的病例，还应注意其严重程度和预后，预见继发损伤的风险，重视患者病理、生理与社会心理。

从辨证方法学而言，伤科辨证的重点在于辨病因、辨病位、辨病势、辨病机和辨治法方药等辨证与辨病相结合的内容。

三、伤科诊治的基本原则

整体性原则、具体性原则、动态性原则及安全性原则是临床诊治经验的高度概括和总结，具有规律性和普遍性。这些原则对于临床医生正确认识疾病，进行正确的诊断和治疗具有指导性作用，是临床医生在诊治疾病过程中必须遵循的思维原则。

1. 整体性原则

在临床诊断过程中，坚持人是一个有机联系的整体，这不仅是中医辨证观的要求，也是医学科学本身发展规律的要求。注意局部与整体的关系，尤其是病变局部和整个机体的因果关系及转化，注意器质性改变与功能性改变的关系，注意生理和心理因素对疾病的共同影响。对疾病过程要注意三个方面的分析：一是分析疾病过程的各个方面及其相互关系；二是分析疾病过程不同阶段的特点；三是对现象逐层进行解剖以达到认识深处的本质。

2. 具体性原则

注意共性和个性的统一，努力做到一般原则的个体化，既要注意治疗方法的个体化，又要注意人的个体化，尤其是考虑人的个体特点极为重要。在疾病的过程中，偏离一般规律的个体化表现经常存在，具体问题具体分析，不主观，也不武断。在基本理论指导下，着眼于机体和疾病的特点，对个体的差异性和发病情况作具体分析，针对其特点进行诊断拟订相应的治疗方案，采取相应的治疗措施，努力防止千篇一律的教条化、公式化的倾向。考虑病证的不同征象与预示，重视偶然性与特殊性。

3. 动态性原则

用发展、变化的观点，而不是静止、僵化的形而上学观点对待疾病。古人的"走马看伤寒，回头看痘疹"，就是对疾病变化发展的最生动形象的描述。临床要善于从变化中去识别，病证未变，则辨证的结果不变；病证已变，则辨证的结果也应随之而改变，这是合乎辨证法运动发展观点的。临床医生的思维应该是辨证的、开放的，为了病人的康复，只要有必要，应随时修改原来的诊断和治疗措施。临床思维不是一次完成的，而是一个反复观察、反复思考、反复验证、反复改进的动态过程。

　　4．安全性原则

　　"两利相权取其大，两弊相权取其小"，有利于病人是临床诊疗中惯用的法则，具有普遍规律性。诊断方面注意优先考虑常见病、多发病，较少考虑罕见病，符合概率分布，可以减少误诊的机会。在临床实际中，因为同时存在多种可能性不大的疾病的概率是很小的，故应尽可能选择单一诊断而不用多个诊断分别解释各个不同的症状。诊断功能性疾病之前必须肯定地排除器质性疾病，而且存在着功能性疾病自身的直接表现，这样可以尽量避免延误器质性疾病的治疗。相对来说，排他性的诊断以及诊断性试验治疗等不是很好的诊断方法，一般不太可靠。治疗方面应严格掌握各种治疗指征，对预期显现疗效的可靠性以及在特定情况下可能发生的危害性、副作用等方面权衡利弊。

四、临床思维

　　在整个辨证的思维中，想象是各种思维方法运用的基础因素。想象是最富有意义和最有创造性的形象思维的一种形式，是头脑中对已有意象经过结合和改造产生新的意象的思维过程。它对信息的加工过程是面性或立体性的，跳跃性思维可以使思维主体迅速从整体上把握住问题。想象并不满足于对已有形象的再现，它更致力于追求对已有形象的加工，而获得新形象。从这一点说，想象是创造的思维基础；富有创造力的人通常都具有极强的想象力。

　　形象思维不是艺术家的专利，抽象思维不是科学家的唯一思维方式，形象思维也是科学家进行科学发现和创造的一种重要的思维形式。人类从事各种活动，往往需要对两种思维方式协同使用。想象可以为逻辑推理提供强有力的支持，想象可以使主体头脑中建立起一幅生动清晰的图像，这是抽象思维得以顺利进行的基础。

　　在面对伤病时，主体运用形象思维对与问题相关的各种情景展开广泛的联想，根据问题情景构建出清晰的想象图像，尽可能利用形象来反映伤病状态、病机过程及有关影响因素的关系；善于在头脑中对有关形象进行分析、比较、类比、整合；想象可能发生的情景。这种有意义的猜想，可以为问题的分析和推理的进行大致指明方向，避免陷入盲目的境地。如果由于大脑中形象的贮备相对贫乏，在解决问题时不善于从形象上去把握问题；一接触到问题，就企图立即建立有关的病理生理、细胞分子生物学线索，其结果往往是欲速则不达。

　　临床思维中必须注意避免教条主义和经验主义，还要注意不能用西医解剖病理的逻辑思维方式来构建中医形象思维的病机证候。

　　有人把中医的辨证论治理解为对证处方，即把一个病或证分作若干型，分别附以代表方剂，临床中见有某证便不假思索地套用与之相应的成方治疗。实践证明，这种机械的生搬硬套中医临床思维的方法，并不利于提高临床思维的效率，也不利于保持和发扬中医学术的特色。还有人仅凭经验，单纯通过主诉或某个检查结论就武断地作出诊断，殊不知许多相似的临床表现可能是不同伤病的共同表现而已；或只选用自己熟悉的治疗方法，而不结合具体患者所患伤病的实际情况，选择最有利于病人的治疗。

　　部分临床疗效不甚理想的原因，可能在于试图模仿西医临床思维的过程。中医关于生理和病理、诊断和治疗之间的认识理论，一般不具有抽象逻辑的演绎性。如果把中医的气血、脏腑观念理解为实质性概念，试图寻找中医病或证的病理实质改变，按形式逻辑关系去分析病情，其制定的治疗措施，必不能正确反映病情，因为他们没有按中医的理、法、方、药从证诊治活动，没有充分发挥想象和形象性构思，就不会有灵活的思维方式方法，就不会把握变化的"动态"病机。

任何一种疾病的临床表现都各不相同，我们应从不断实践中积累知识，从误诊中得到教益，认真实践，并警惕陷入临床思维的误区，这样才可以从前人的经验教训中获得间接经验，才可从自己每一次实践中积累丰富的临床经验，从而提高自己的诊疗水平。

第二节 伤科辨证诊断要点

在八纲辨证基础上，伤科辨证方法最常应用病因辨证、脏腑辨证、经络辨证、气血津液辨证等方法。病证合参的重点在于辨病因、辨病位、辨病势和辨病机。

一、基本步骤与内容

收集资料、分析资料形成臆断、验证或修正诊断是诊断伤病的基本步骤。其中的辨证过程以四诊为导，推求病因，确定病位，明辨病性，分析病势，导出病证与病机，然后才能立法，选方，遣治。

骨伤科运用四诊收集病史、体征等临床资料的检查进行到一定阶段，就需要迅速转移到辨证思考阶段。以病因辨证明确致伤因素和损伤结构；以损伤轻重定量，以八纲辨证定性，明确病之阴阳、虚实、寒热和表里，识别标本先后缓急；以脏腑辨证、经络辨证、气血津液辨证推导病证和病机诊断，还要分析和预见伤病的发展变化趋势。

二、伤科病机特点

1. 病机总特点

病机是疾病发生、发展与变化的机理。薛己《正体类要·序》中有："肢体损于外，则气血伤于内，营卫有所不贯，脏腑由之不和。"这指出了损伤病症总的病机特点。简言之，外不过局部伤损，内不过气血脏腑功能紊乱。

沈金鳌在《杂病源流犀烛》中说："忽然跌、忽然闪挫，气必为之震，震则激，激则壅，壅则气之周流一身者，忽然所壅而凝聚一处，是气失其所以为气矣。气运乎血，血本随气以周流，气凝则血亦凝矣。气凝在何处，则血亦凝在何处矣。"陈士铎在《洞天奥旨》中提到："跌打损伤疮，皆瘀血在内而不散也。血不活则瘀不能去，瘀不去则折不能续。"是故，跌打损伤的病机特点是"气滞血瘀"。气血运行不畅和瘀血积滞，是伤科疾病的一大特点，它几乎贯穿于整个病程，直接影响损伤修复与愈合。

把握跌打损伤的总病机特点主要有两方面：外不过局部伤损，内不过气血脏腑功能紊乱；气血运行不畅，瘀血积滞。

2. 病机的机转变化

气行则血行，气滞则血瘀。在伤科临床中，由于跌打损伤，或外邪侵扰、情志不舒等原因，在患者身上气滞血瘀往往同时并存，甚至贯穿于整个病程的始终。气机不疏既可表现在损伤局部，又可表现在其他脏腑。如损伤局部瘀血积聚所致肿胀疼痛，风寒湿邪阻滞经络、肌肤所致麻木疼痛和关节拘挛，都可根据证候的属性和合并的症状，分别采用行气活血、行气通经、行气消滞等治疗原则。

出血是跌打损伤早期的主要症状之一，无论损伤轻重，皆有出血的可能。及时而有效地止血，可减少病人血液耗损，减轻体内瘀血凝结，防止因失血过多而造成循环衰竭，为损伤的治疗打下良好基础。

损伤中后期的症状主要表现为筋骨痿软、腰膝酸痛、步履乏力。肝主筋，肾主骨，无论何种损伤，都可以累及肝肾而使之虚损。腰为肾之府，膝为筋之府，故肝肾虚损，易出现腰膝酸痛、筋骨痿软，并引起骨折愈合缓慢。此外，损伤中后期，筋骨虽已基本愈合，但其功能尚未恢复，加之损伤后抵抗力骤减，风寒湿邪乘虚而入，并阻滞经络不通，遂致筋骨酸痛，挛缩拘急诸证相继发生。

在骨伤患者中，因为损伤而使气血、津液和肝肾亏损，表现在损伤中后期的气血两亏、肝肾虚损、津液不足所致的各种证候。一般来说，损伤重、病程长及年老体弱患者，会气血两亏、津液不足或肝肾两虚。损伤后，除全身有虚证表现外，局部亦有创伤愈合缓慢，功能恢复不良等状况。这时，应根据局部和全身的证候，辨证施治，注意用适当的补益药内服或外用，使患者体内耗损的气血及时得到补充，以扶正祛邪，加快损伤的愈合，促进功能恢复。

跌打损伤中后期，往往由于气血亏损、局部或全身抵抗力降低，风寒湿邪容易乘虚而入而致各种痹证，影响损伤的愈合和功能恢复。治疗时应分清病情，标本兼治。

3. 区别陈旧性损伤和慢性劳损

陈旧性损伤和慢性劳损，虽然临床表现大体相似，常用"久伤多瘀"、"久伤多虚"、"久伤多寒"等总结其共同的临床表现特点，但两者发生、发展与变化的病因和机制不同，故临床证候有别，不可混淆。前者以损伤局部虚实夹杂为主，治当通瘀消滞、攻补兼施，后者属虚劳，治以补益为本。

陈旧性损伤指急性损伤未能得到及时和正确的治疗，或未治愈又再次受伤者。由于受伤组织未能及时重新生长修复或修复不良，常反复发病，出现症状，如疼痛、压痛、组织发硬、活动受限等。由于受伤局部供血不足，每遇气候变化或受凉遇冷，而使症状加重。陈旧性损伤的临床表现特点，可概括为脏腑功能的虚弱与局部邪实相搏而显现各种痹证之功能障碍的病机表现。损伤局部修复和功能恢复缓慢，是机体气血、津液、肝肾不足的表现；而局部伤损痛、肿等之邪实导致病程迁延日久，症状犹存；气血亏虚，卫外不固，与局部邪实相搏产生各种痹证。简言之，陈旧性损伤的病机特点可概括为整体虚证与局部实证混杂。从其病机特点来看，总以局部瘀滞不通、寒湿阻滞、气血凝结等局部实证为主，杂以气血损耗、脏虚腑弱、筋未坚固等虚证。以邪实为主，虚实杂合是陈旧性损伤不同于慢性劳损的病机特点。

慢性劳损，又称为劳伤。与陈旧性损伤相左，劳损病证则以全身及伤部虚损证候为主。多因局部长期劳累过度，或由于多次微细损伤积累而成，一般与职业性质、工种和运动项目有关。由于长期处于某种单一姿势（劳动、工作或运动），致使局部组织产生积累性损伤，劳损的受累组织，常有充血、水肿、变性、增厚等病理改变，而出现疼痛、压痛、劳累后疼痛加重、休息后疼痛减轻等症状。《素问·宣明五气篇》说："五劳所伤……久坐伤肉，久立伤骨，久行伤筋，是谓五劳所伤。""劳役过度，而损耗元气"，或气血虚损、或肝肾亏虚、脉道空虚，而使筋脉、骨节失气血濡养，表现为形体虚损。若与六淫外邪相著于骨节，则为痹。

对临床常见的诸如慢性下腰痛、膝痛、颈背痛等，应分辨陈旧性损伤或是劳损，采用针对性治疗或锻炼指导，才能收效。

三、辨证方法要点

伤科疾病的诊断首先要明确主要症状及其部位和发病时间，以疼痛和压痛、功能障碍、畸形等伤科疾病的常见基本问题作为中心内容，导出病因、病位、病势、病机的相关辨证结论。

1. 保持四诊和辨证在时间和空间上的混杂有机联系

四诊和辨证的关系，是一个从感性到理性、从理论到实践即实践—认识—实践的认识过程。辨证论治的始点应是从诊察病人的第一步开始。如果割裂了 "四诊" 和 "辨证" 在时间和空间上的混杂有机联系，而只是单纯理解其为线性关系，则只会把中医丰富的临床思维方法，局限在单一的逻辑思维形式之中。这不仅不符合中医诊疗疾病的实际情况，也抹杀了很多正待发掘、研究的中医宝贵经验。根据诊断采取相应的治疗措施，观察病程发展与治疗效果，反过来验证原来的诊断，进一步肯定或修改甚至完全否定原来的诊断，如此多次反复，使医生对疾病的认识逐渐深化。

2. 反复验证，不断深化

临床诊断是医生对病情的一种认识。疾病不是静止不变的，随着疾病的发展和转化，诊断可以被证实、补充或推翻。这个认识不是一次完成的，它是一个反复的、动态的过程。我们应随着疾病的发展修改自己的原有诊断，在继续发展着的疾病现象面前，又要再证实、再补充、再修正，如此循环不已，直到得到最正确的结论。

3. 发挥想象，构思病机

没有想象，医生就不能构思出动态形象的病机，也不能形成整体性的病机和证的观念。它贯穿于辨证思维的始终，各种思维方法都需借助想象的桥梁，才能达到认识疾病的目的。同时，想象又总是伴随着联想，联想常常是想象的契机；想象又与抽象有机结合起来，再寓于形象的表述中。如对证的概括，总是在想象的基础上，才概括出证的某些抽象本质。

在辨证思维中运用想象应当注意：想象中事物的形象，必须与体内某些相似或相关的病理有联系；不能认为想象出的病理形象，就是体内的真实形象；坚持在治疗效果中检验想象产物的正误；幻想和胡思乱想绝对不能运用于辨证思维中。对创伤病理变化的病机认识，总体认为是经络气血运行不畅，导致气滞不煦、血壅不濡、津液涩滞等出现疼痛，常以 "不通则痛" 概括。对因损伤后局部血管、毛细血管破裂而致的出血、瘀血形成描述为"邪遏经气，血脉凝泣，不通则痛"。对充血和水肿、脂肪凝集变性、组织代谢障碍、通透性改变的肿胀有 "水湿潴留，经络气滞，营卫之气滞涩不行" 之论。

4. 综合分析，动态验证

对四诊资料的辨证分析常常需要综合多种思维方式，包括顺向和逆向思维、肯定之否定，否定之否定、差异法等，以求作出正确诊断。

顺向思维是临床常用的方法，是以病的典型病史、体征以及某些辅助检查为依据，直接作出判断。逆向思维是根据病人的病史及体征的某些特点，提出可能为某范围内的某些疾病，然后根据进一步检查或某些辅助检查，否定其中的大部分，筛选某种或几种。有时为确定诊断需要用 "肯定之否定" 的思维方式，排除某些疑诊，即不能以其解释全部临床表现，因而否定了诊断。在诊断初步成立之后，为进一步证实其准确性，可用否定之否定，假定诊断不成立，其病史及体征另以其他疾病解释均不能成立，证明原诊断成立。在临床思维中，应随时注意不同类、种、型疾病的差异，不同病人的特点，抓住其特殊性。

所有这些思维方式在进行过程中往往是综合的、交替使用。在复杂病例的诊断中，多数首先根据病史和体征要点划定首诊范围，以逆向思维方法逐一排除其他，最后以否定之否定方式进一步检验和确定诊断。

5. 辅助以相关实验室检查和影像学检查

常规检查对于初步印象的验证和临床诊断的形成有较大的帮助，它是临床思维的基础资料，应予足够重视。

各种特殊检查，可以显示人体的某些形态、生理、生化等方面的改变。随着现代科学技术的进展，大量特异性强、敏感度高的新检查方法不断涌现，深化了医生的认识水平，增添了临床思维的新线索，有些检查可以肯定或排除某种疾病，对于临床医学起了重要作用。由于这些检查常常需要复杂昂贵的设备，有些检查还会给病人带来一定的痛苦或损伤，因此通常是在取得临床基础资料，作出大致诊断的情况下，有目的地选择使用某些特殊检查，以验证诊断或探求病因病机的思路。切忌盲目滥用或片面依赖特殊检查，而放松临床思维过程的其他环节。

实验检查的顺序一般是，简易的检查应先于复杂的检查，无创伤的检查应先于创伤的检查。新的较复杂的检查不应排除或取代行之有效的常规检查。

四、重视病因辨证在伤科辨证中的重要性

任何疾病都是由一定的原因引起的，没有病原、病因的所谓疾病是根本不存在的，伤科疾病尤其如此。许多常见病、多发病都有明确的外来致伤因素。病因辨证在伤病的诊治中意义重大。病因是导致疾病发生、发展变化的因素和条件。病因辨证就是根据四诊所得的证候，来辨识病证发生、发展的原因，从而作为认识和治疗疾病的根据。伤科疾病的病因辨证包括问病求因、辨证求因两方面内容。

1. 问病求因

致伤因素和损伤机制是许多伤科急性损伤和慢性劳损的重要病机，损伤机制常是许多伤科疾病的病机代名词。问病求因就是要明确导致损伤发生的直接原因和损伤机制。

问病求因的重点在掌握详细的病史资料，以明辨疾病产生的内因、外因或不内外因以及疾病过程中的因果关系。外因是六气的太过或不及，内因是七情的过极，不内外因是跌打闪挫、劳倦、劳伤等等。这些致病因素和条件，能否发病和病后的发展、变化，还取决于每个病人的内在因素，如体质和抗病能力等。

汉代张仲景在《金匮要略》中提出："千般灾难，不越三条：一者，经络受邪，入脏腑，为内所因也；二者，四肢九窍，血脉相传，壅塞不通，为外皮肤所中也；三者，房室、金刃、虫兽所伤。"宋代陈无择把发病因素和途径结合起来，提出了"三因"学说。近代根据"三因"学说，一般以外感六淫为外因；内伤七情为内因；其他如饮食劳倦、外伤等为不内外因。

"三因学说"一直是中医病因学的核心理论。然而这一整合了前代诸多有价值的病因发现而于宋代"由博返约"最终形成的病因体系，却使得后世医家大多重视"六淫七情"，而忽略"不内外因"的存在，但"不内外因"并非是可有可无的虚设，其中也蕴涵着宝贵的科学契机。"三因学说"的不内外因指饮食所伤、劳倦过度、外伤、虫兽所伤以

及溺水等多种致病因素。陈无择在《三因极一病证方论》中提出："其如饮食饥饱，叫呼伤气……乃至虎狼毒虫，金疮委折，疰忤附着，畏压溺等，有悖常理，为不内外因。"陈无择继承、发展了《黄帝内经》、《伤寒杂病论》等的病因学理论，创立了病因分类的"三因学说"；以病因为纲，脉、病、证、治为目建立了中医病因辨证论治方法体系；实践了其"因脉以识病，因病以辨证，随证以施治"、"分别三因，归于一治"、由博返约、执简驭繁的治学思想与学术理念。

2．辨证求因

辨证求因是根据病人的病理表现，即从病史、症状和体征来分析推求病变的原因，依据所知的病因，就可以确定相应的治则治法，也就是"辨证求因，审因论治"。除了六淫、七情、外伤、饮食劳倦等通常的致病原因外，还包括疾病过程中的某些重要和关键的临床表现。如肌肉抗阻检查是鉴别关节韧带拉伤或是肌肉肌腱拉伤的关键检查。

通常意义上的病因辨证主要就是指辨证求因。"辨证求因"需要与"问病求因"相结合，才能更好地认识疾病和指导治疗。尤其对临床表现相似的外感六淫和内生五毒的区别，只有通过"问病求因"方式，结合发病当时的内外环境因素和条件，才能更好地加以区别，也才能对证治疗而非单纯的对症治疗。伤科中常见的损伤局部热象，结合他症可区别损伤发热或瘀血发热，而分别采用凉血活血、行气活血之法。

由于问病求因、辨证求因这两种方式相互联系，结合为用，所以对病因辨证的方法，多数或把病因和病机，或病因与发病结合起来阐述。肩背部肌筋膜炎的主要症状是肩背困痛，运动前后痛势不同，遇热痛轻，遇寒复甚。应根据病史、生活工作环境等分辨外受风寒湿或内湿停聚经络引寒。前者以疏风解表为法，治以火罐、桂枝汤可见效；后者以行气温经为法，治以摩擦类按摩手法、药酒外擦可见效。另如肩周炎的按摩治疗，如以肌肉痉挛与疼痛的恶性循环为主要机制者，外治以肌肉放松按摩、内治以导引练功；经络闭阻不通者，治以经穴按摩为主；颈椎病性肩周炎治当颈肩并重。

中医伤科尤其要重视不内外因中的跌打闪挫、劳倦、劳伤等。病因辨证的重点在于受伤史和致伤因素的性质，要明确症状的发生过程和发作特点，要清楚致伤因素的大小、方向和形式等。如骨折的损伤机制决定了手法整复操作和夹缚固定方式，骨折伴神经、血管损伤的不同处理原则，腰背痛的治疗措施与康复训练要区别姿势症候群、功能障碍症候群、关节障碍症候群，关节损伤、骨折、椎间盘突出症所致肌萎缩的不同处理方式等。

第三节　治则与治法统一的论治观

伤科治疗与其他各科一样，都以中医理论为基础，以辨证施治为准则，根据病人体质和损伤情况，察其虚实，辨其表里，审因施法，辨证投药，方可收效。

论治的根据是辨证结论，实施治疗的前提是立法、组方，即确定治疗原则以及相对应的治疗方法。应避免歧义为单独的药物立法、组方。

一、扶正为根，祛邪为重，内外为常

中医各科的辨证论治基本原则为治病求本，扶正祛邪，调整阴阳，因时、因地、因人制宜。

骨伤科亦遵循此项基本原则，但基于伤科辨证的主要问题及常用治疗途径，郑氏伤科针对各伤病的总体治疗原则可概括为：扶正为根，祛邪为重，内外为常。这项原则是治病求本的中医治疗学基本原则在中医骨伤科的具体表现。

扶正，即指扶助正气，以增强机体的抗病和恢复能力。祛邪，不只是祛除六淫五毒，更重要的是消除致病因素以及打破疾病的不良因果循环。内外为常，则指对于外损之证的治疗，不外乎内、外两大治法，临证据以为用，外以治伤损，内以疗气血，筋骨脏腑并重。

二、构思治则

辨证为据，发挥想象、联想，推理出形象性构思是制定治则的基本途径。想象、联想和形象性构思，是中医运用形象思维的主要表现形式，在治则思维中有突出的表现。想象活动存在于治则思维的始终，其中，再造想象、创造想象是最常运用的方法。想象又常与联想配合，构思治则。

再造想象再现病机形象和再现生理形象，是根据病机或生理的描述，在大脑中再现出病机或生理活动的具体形象。如在本书第五章论述筋骨并重时，举例陈耀福教授形象地用老式电线杆的组成来描述下腰部筋骨关系，可以在大脑中形成一幅腰腹肌与脊柱关系的动态模式图，为构思治则提供了具体的施治对象和希望恢复的形象。

创造想象则是借助大脑中储存的客观事物的表象，构思促使病态向康复的转化过程。中药龙骨、牡蛎外用以收敛固涩，在郑老的滑囊炎散中臣之以龙牡，用以破局部气血凝结，实乃创造之作。

联想的运用，常能激起扭转病机的想象。如对女性运动员的慢性下腰痛，因长期大运动量训练，阴精耗损而使月经紊乱，故治其腰痛当外治伤损，内调经血。郑怀贤教授对于退行性关节炎的病机认识基于肝肾虚弱，引邪留驻，联想于"关门留寇"的不利形象，制定出补肝肾与祛风寒湿并举的原则，是为想象与联想的杰作。

推理法的运用则是从病机的性质直接推理治疗原则，如热者寒之、寒者热之等。推理也借助客观事物中与治疗机理存在的相关或相似联系，构思出某些病机应遵循的治疗原则。华佗据"流水不腐，户枢不蠹"创健身之"五禽戏"，然虎觅食始动，故"不妄作劳"亦是未病先防及养身的原则。

三、动静相宜的治则治法

治则属于医生对治疗行动的原则规定，规定和支配着治疗措施的实施和治疗方法的选择，而治法是为了治疗目的的实现，而采取的灵活性方法。对治则的制定，应是针对病机（证）而成，而非对症。

不应当也无必要把治则与治法硬性规定出具体的内容，它们应是一对具有相互关联的思想方法的反映。它们的具体内容反映在不同专科、不同层次的中医治疗学思想中。如治病求本是整个中医治疗学思想中的总原则，而中医各科的治疗规定，就不能并列为治则范畴。例如，在中医内科的治疗中，《素问·至真要大论》的"寒者热之，热者寒之"等，应当属于治则的范畴；而中医伤科在骨折的治疗中，行气活血是为治则之一，"寒者热之"等只是在不同病机表现阶段的相应治法；相反，在局部虚弱与邪实相搏而显现各种痹证的陈旧性软组织损伤治疗中，"虚则补之"、"实则泻之"等则上升为治则，而"行气活血"等则为治法范畴。

扶正为根、祛邪为重、内外为常的伤科总治则在不同的损伤治疗中各有侧重。骨折的治疗当以接骨理血为要旨，行气活血是贯穿始终的总治则，在不同的病机表现阶段，有着相应的治则变化，指导着不同的治法。如早期骨断筋扭，整骨理筋为首要治则，治之以手法整复、夹板固定为主；骨正筋复后，理血以活血化瘀，行气止痛，补肝肾以养筋骨、续折损，或祛风寒湿，具体治则调整或相应治法的选择以辨证为用。对新鲜软组织损伤的治疗以消瘀为治则，助之以行气、活血、通经、攻下、清凉等治法，而对陈旧性软组织损伤总以祛邪实为治则，常用泻实、通经、软坚、破积等治法。劳损的处理以扶正为主治则，补益，温经为常用治法。

治则与治法的关系在不同损伤或解剖层次上，表现灵活，这也是中医辨证论治的灵活性特点。相对而言，治则是在疾病层次上的，相对固定，而治法面对病证，随病机而宜。

四、三步论治

与其他中医各科相同，伤科施治的三步论治即指立法、组方、遣治。关键在于立法，重视三因制宜法则，即重视人（和）、天（时）、地（利），因人、因时、因地制宜。

1. 立法

治则属于医生对治疗行动的原则规定，作为中医临床治疗目的的体现，规定和支配着治疗措施的实施和治疗方法的选择，具有决定治疗的途径、方式、方法的作用，并直接指导着治疗过程中的思维进程。对治则的制定，应是针对证、病的病机而成，而非对症，伤科疾病更要重视针对损伤机制确定治则。

在治疗思维中，面对复杂多变和具有多种表现形式的病证，依据具体情况作具体分析，采取灵活多变的治疗方法，是中医治疗的灵魂。但是，灵活并不是散乱无章，而是在一定的原则支配下，朝着一定的方向变化的，治则就是实现这种规定的具体形式。治则规定着治法和治疗途径的选择。

2. 组方

广义组方是指根据治则所确定的治疗手段和方法，选择最适宜病人的病情，能取得最佳疗效的方法，包括药物或药物手段，内治法或外治法。此外，组方时还必须考虑三因制宜的法则。

狭义组方专指药物疗法，根据治则和君臣佐使的配伍要求制定处方。需要提出的是，古今的成方多是前人在实践中反复使用过的经验方，只要选择恰当，比自己临时组方要好。由于成方中有的是对病的，有的是对证的，所以在选择时，一定要分清对病或对证的方剂，病证合参，才能充分体现出中医辨病与辨证结合的优势。如果强调"方证对应"，只注意选择对证方剂而忽略了治病的方药，是片面的。

3. 遣治

遣治就是治疗的实施过程。不同治疗手段的运用不仅有其特性，而且必须考虑综合施治时的相互配合和可能的影响。《素问·异法方宜论》载："故圣人杂合以治，各得其所宜。故治所以异而病皆愈者，得病之情，知治之大体也。"我们应将各种方法综合起来，根据具体情况，随机应变，灵活运用，因人、因时、因地制宜。

五、辨治法方药

在郑氏伤科的辨证论治体系，不仅仅是辨病因、辨病位、辨病势和辨病机的认识伤病的辨证体系，也包括了辨治法方药。准确辨证与合理施治是关系诊疗效果不可或缺的两方面。辨治法方药不只是对药物方剂的加减化裁，而是包括了对具体治法以及多种治法共同使用时相互之间的配合与协调进行辨证思考。

1. 辨治法

在对成方进行加减化裁和组织处方的过程中，都要涉及对药物的调遣使用。中医处方中，药分君臣佐使，各起不同的作用，只有谨慎的调配，严密的结合，才能发挥其"复方"的系统协同作用，产生最佳的功效。用药如用兵，故称为"遣药"。现代中医学家蒲辅周指出"遣药"原则为："制方要严，选方要准；加减有则，灵活运用；药必适量，不宜过大；病愈复杂，用药愈精；药不在贵，用之宜当。"不仅选药组方要重视配伍关系，外用药的临证使用还要考虑剂型。

不仅针灸施治需要根据治则确定配穴处方，而且按摩也在相应治法之下选择手法及其配伍。其他如冷、热疗法，要根据病情考虑其使用的时机、方式方法及时间长短。牵引要根据所要达到的目的和病人身体状况，选择手法或机械牵引方式、体位和关节角度、强度和时间等。不仅要对具体治法进行辨证施治，也必须要对多种治法共同使用时相互之间的配合与协调进行辨证思考，只有这样才能取得更好的疗效。

2. 配伍

伤科疾病的处理常采用多种治疗手段的综合疗法，但对其相互之间的配合，缺乏辨证思考。对为何采用综合治疗手段，一般医生常以"软组织损伤后的病情、病理及预后的差异性很大，所以临床上多采用综合性的治疗方法"为基本出发点，而不是针对具体病患者的具体病情选择针对性治疗手段，其结果往往会增加病患者的医疗负担和时间成本。实际上，这也表明医生不知效之所出，结果（预后）如何。一些年轻中医骨伤科医生临床治疗常是按摩、针灸、电针、火罐、牵引、中药熏洗、红外线热疗、内外用药等一起"狂轰滥炸"而不得效；而换个医生处理也许只是简单的一两个手法或手段，或只是改变治疗顺序，即可得效。究其原因，部分在于对病证病机的把握上有失误，另一部分就是缺乏对治法选择和使用的辨证思考。参照药物的君臣佐使的配伍方法，对非药物治疗手段的综合应用也有主次之分，也有类似君臣佐使的相互配伍关系，临证时当辨证斟酌。

手法按摩和电针对肌肉组织都有较好的放松和止痛作用，常配合使用，但两者孰前孰后对放松肌肉或止痛的效果却少有人关心。从临床观察而言，如以肌肉放松为目的，则以先电针后轻缓柔和按摩为佳；如以止痛为目的，则先重手法刺激而后电针为宜。在急性和陈旧性肌肉拉伤、肩袖损伤、肩关节周围炎、网球肘、腰肌劳损、盘源性腰痛等的治疗中常涉及此，应予以重视。

对无明显神经、血管症状的颈性颈椎病或颈肌劳损而言，局部肌筋膜疲劳是其主要损伤机制。症状明显，急则治其标，以手法按摩为主要治法，辅之以针刺腧穴或电针。根据止痛或放松肌肉的目的不同，选择按摩与针刺的先后顺序。为增加按摩效果，也可按摩同时或在其前给予红外线照射等热疗法。按摩、针刺、热疗的相互关系相当于君、臣、佐。对日常生活影响不重，只当长时间伏案工作后明显，休息后可缓解者，治当缓则治其本，以颈肩部肌肉力量强化训练为主，避免单打一的长时间维持同一姿势，必要时给予相应理疗，方法同前。

急性腰扭伤机制为小关节紊乱（或称小关节滑膜嵌顿）者，手法复位是根本目的。根据发病的节段水平，确定手法的方式方法。考虑伴发的保护性或反应性肌紧张，可在实施手法之前预先针刺和按摩放松肌肉，或予腰部手法牵引。复位手法实施成功后应让患者卧床休息数分钟，以进一步缓解肌肉紧张，酌情配合内外用药。落枕的治疗与此一致。

急性踝关节韧带扭伤后的急救及早期处理中，冷敷、加压包扎、固定和休息是常规操作方法，消肿止痛中药外敷也经常同时采用。急性踝关节韧带扭伤后的主要问题是损伤渗出、肿胀，如不重视根据病机特点来使用和组合这些方法，将降低疗效。就诊时肿胀是否发生是关键点，损伤后即刻或肿胀不显时，冷敷和随后的加压包扎应是第一位的，根据条件可持续性或间断性地延续 24～48 h；肿胀已现，如新伤药等消肿止痛中药外敷效果明显，而冷敷几乎不再有用，加压包扎尚可起到局部制动与休息的作用，但包扎过紧可以使疼痛加重。

骨折后，手法整复、夹缚固定是早期的主要治疗手段。筋骨并重指导思想下的拔伸理筋亦不应干扰或破坏骨位，常在完成夹缚固定后进行。在骨位稳定或不影响固定效果的前提下，外用药也是中医伤科的一大特点和优势，但对保持骨位来说，调敷散剂不如涂抹膏剂或水剂安全。

第四节　熟练而灵活的临床诊疗思路

在第五章中提到了朱熹在《周易本义》中的"是故形而上者谓之道，形而下者谓之器，化而裁之谓之变，推而行之谓之通，举而错之天下之民谓之事业"这段话，很好地阐述了人对工具的使用态度和方法。单纯使用方法者，只能是工具的载体而已，是为"器"；能掌握、驾驭工具，更识其机理，才是更好的策略，是为"道"；能够灵活运用，用之得当，是为"变"；能够举一反三，随机应变，是为"通"；知其然知其所以然，知变通之道，可成"事业"。

医生可以根据自己对中医及伤科理论的理解和诊疗经验，选用自己所熟悉的检查和治疗方法。当然，在面对具体病例时，不仅需要丰富、熟练的专科知识与技能，而且需要发挥个人所擅长的思维能力和诊疗技艺，以解剖结构的损伤表现为纲，从分析病因出发，考虑其治疗的目的和途径，选用合适的康复治疗手段和方法。因人、因时、因地制宜。诊疗过程中，熟练而灵活的临床诊疗思路起着指引性作用。

书中多次提到医疗行为的个体化特征，医生不是简单的看病处方的机器。具有现代特色又蕴涵传统的独特诊疗技能，是每个伤科医生应该为之奋斗的目标。

一、专科知识与技能

中医骨伤科常见病、多发病有其发生、发展与变化的专科发病特点和临床表现特点，运动损伤更是如此。

在基础医学知识和基础理论中，人体解剖学是骨伤科的最基础知识之一。对骨伤科来说，尤其重要的是骨骼肌、骨组织、软骨、肌腱、韧带的功能结构等与临床损伤密切相关的应用解剖，不仅需要明确组织结构的生物力学特性和相关影响因素，而且还要明确损伤与修复的生理病理学反应以及生物学基础，更要明确相关的运动解剖学特性以分析损伤机制和结构损伤特点。这对准确诊断、判断预后、合理治疗和指导功能锻炼和开展有效预防非常重要。

专科技能最能反映骨伤科医生的诊疗水平，包括临床查体、阅片能力、正骨和按摩手法运用、针灸选穴、配方遣药、功能锻炼指导等多方面。这些都涉及人类固有的感觉和认知能力，如学习模仿、观察与记忆、触觉、视觉等。

骨科需要敏感的触觉能力，要做到"手摸心会"，亦即《医宗金鉴·正骨心法要旨》所论："盖一身之骨体，即非一致，而十二经筋之罗列序属，又各不同，故必素知其体相，识其部位，一旦临证，机触于外，巧生于内，手随心转，法从手出……"《灵枢·本脏篇》说："视其外应，以知其内脏，则知其所疾矣。"强调运动系统检查动作和思维的统一性，也即是常说的"手感"。肌筋膜张力异常、皮温变化、深浅压痛的区别、施行骨折闭合手法复位前后以及复位过程中对骨位的判断等都依赖"手感"。骨伤科医生应有意识地在临床中加以体会和总结。

治疗伤病的最终目的是使患者尽可能地回复到他所从事的工作和生活中去，而不仅仅针对伤病，对运动损伤的治疗尤其如此。除具有扎实的专科知识与技能外，临床医生尚需掌握相关学科和相关领域的知识，如运动损伤的流行病学特点、专项技术训练特点和专项多发病的损伤机制，运动功能的康复评定和康复训练，运动训练学的力量训练理论与方法、技术动作分析相关内容等。运动损伤的治疗重点之一，是恢复机体的运动功能，使伤者早日恢复训练，按时参加比赛。运动员需要回归运动场，更需要得到安全带伤训练与预防再次损伤的确切指导，而不是"休息"、"停止运动"、"不能练了"、"再练就完了"的中止运动的简单答复。

骨伤科的操作性治疗环节多，实践性强，必须贯彻理论与实践相结合的原则。学科的每一进展，都体现了理论与实践相结合的原则。为了把知识和技术转化为实际应用能力，要注意从内在逻辑联系上来掌握知识体系，既要切实掌握伤病的临床诊治特点，又要联系其发生的生物学基础及与活动的关系。来自实践环节获得的感性认识，通过进一步的实践上升为理性认识。

二、形成并发挥特有思维能力

思维能力并不是均匀地体现在每个人的身上，擅长于某种思维方法，并熟练地运用于临床，在伤病诊疗中发挥着特殊的作用，有利于提高效率。观察能力强，能明察秋毫，能分辨出许多病证的细微症状，善于发现某些疾病发展趋势的先兆。超凡的记忆力对辨证思维中所需要的知识有清晰印象，有利于辨证思维进程的顺利发展，也有利于正确地进行思维加工。想象力丰富，特别是许多老中医，尤其善于建立诊断思维的意境，在意会中悟出病机。

另一方面，对不同思维方法的运用也有差异性，善用比较法，或善于类推法，或长于分析综合法，还有善于把多种方法交叉运用，恰当配合。擅长于一种至多种思维方法，是正确进行诊断思维，提高诊断速度的基本训练之一。现代中医应学一些关于思维学知识，发展和熟练思维方法，是进行诊断思维训练的重要内容之一。

一个医生在长期的诊断实践中，总是自觉或不自觉地发展自我的特殊能力。历代专家、名医，一般都经过自我特殊诊断思维能力的培养和发展过程。每一位医生都应该有意识地主动寻找和发挥自我特殊的思维技能和诊疗思路，并注意兼收并蓄，博采众长的知识、技能吸收，形成自己具有现代特色又蕴涵传统特色的临床诊断特殊技能。

三、重视临床诊治推理的重要性和指导意义

辨证论治，不是试图建立固定的临床诊治模式，而是努力通过对病机的把握，建立起

随机应变的中医诊治思维模式，即不依靠症状的典型规定去诊治，而是将病以病机分类施治，以证推理而形成治则治法。在把握辨病基础上的辨证问题时，中医不是依据症状的抽象，寻找机体某处的病灶，而是通过对疾病各种信息的加工，获得病机的整体联系，说明各种症状与病机的内在联系。中医临床疗效之所以存在着差别，在许多情况下，并不是医生对病的本质把握有错，而是对症状、病机信息把握不全。许多老中医之所以治病有方，一个重要技巧就在于他们总是尽量收集关于病例的各种征象，在细微之中见奇功。

推理法的运用在治则思维中表现有两种形式。一种是具有一定抽象性的简单直接推理；另一种是形象性类推。即使在前一种推理中，也不能完全脱离病机或生理形象，例如见热则以寒治之；见寒则以热治之；见虚则补，见实则泻等。这种从病机的性质，直接推理治疗原则的思维，就属于演绎推理中的直言推理。形象性类推是借助客观事物中与治疗机理存在的相关或相似联系，构思出某些病机应遵循的治疗原则。例如，中医根据水湿泛滥多用土来修筑渠道或堤坝的现象，构思出脾虚致肿的病机也要用健运脾土、补脾利湿来调理。

第五节　郑氏伤科综合疗法的常用手段简介

在中医骨伤科史上，自明清开始应明显地分为偏重内、外治两大学派，薛己派是内治派的代表，而武医结合者多偏外治为主。郑怀贤师承多是习武的伤科医师，故在学术上深受影响，在贡献上也多以外治为主。

长期以来，郑氏伤科在其学术思想的指导下，形成了一整套独特的、系统的治疗方法，正骨手法、按摩手法、夹缚固定、伤科方药、练功疗法是为郑氏伤科的五大传统疗法，至今仍广泛应用于临床，如运用得当则疗效显著。

郑氏伤科在运动创伤防治领域涉猎颇多，郑老的后辈学者在其传统疗法基础上，丰富了治疗手段，如针灸疗法的大量应用，现代物理治疗手段的选择性使用，重视运动创伤早期的休息与制动等。现代的郑氏伤科临床施治不仅采用内外五大传统疗法，也不排斥其他治疗方法，同时认为，治疗方案的制定，根据 "急则治其标，缓则治其本" 的原则，以病情需要为准则，宜西则西，宜中则中，尽量发挥两者的优势，有目的地相互结合。

郑氏伤科常用治法这里只介绍梗概（见表7-1），至于伤科方药、伤科手法和功能锻炼等的详细内容及其运用，参见后面有关章节。

表7-1　郑氏伤科传统治疗方法

外治法						内治法	
正骨手法	按摩、指针	外用中药			夹缚固定	拔罐疗法	练功疗法	内服中药
正骨手法	按摩、指针	熏洗法	搽药法	敷药法	夹缚固定	拔罐疗法	练功疗法	内服中药

一、软组织损伤的休息与制动

休息与制动是大多数骨和软组织损伤治疗的早期处理方式，因其篇幅内容较少，故列此章节。休息是指停止身体活动；制动（rest support）常指局部休息，即限制损伤局部的部分或全部活动。

1. 制动与休息的作用

在损伤的急性炎症期，通常第二天加重明显，制动休息有助于控制疼痛和肿胀，并有利于炎症修复。急性炎症反应过后，伤后 3～10 d 不等，休息或有限制的活动可防止再次损伤。如果无保护地过早活动，不仅会导致炎症反应时间过长，而且还可能使损伤组织的病变和机能下降进一步加重，恢复时间延长。在损伤后的第一二天为了适应与保护局部，可能有一定的制动指征。

肌肉拉伤后改变了其伸展特性及收缩能力，肌肉易于再次受伤，即使几天后疼痛缓解，伸展力可能仍未恢复正常，但制动可很快发生肌肉废用性萎缩，而恢复较慢。医生要谨慎决定伤后的恢复活动时间。一般肌肉损伤后应尽早开始适度的被动活动，随后进行有控制的主动牵伸活动。

韧带损伤后，由于静力性保护机制和韧带反射保护机制的功能下降，活动中的关节更易发生超常范围活动，韧带及其他关节结构损伤的概率更大。局部保护与休息是最直接的预防措施。

对急性软组织损伤初期，必须使损伤处得到充分的休息，停止活动以避免损伤加重和重复受伤，即使在恢复活动时也应予以必要的保护和活动限制。颈、背、腰、臀部损伤时应卧床休息，减轻伤处软组织的自身负重与活动，免受牵拉，以减少疼痛、局部损伤处的出血及水肿。四肢损伤时在适当固定的基础上抬高患肢，改善血液循环，促进消肿。若发现有肌肉、韧带、筋膜部分撕裂、断裂或滑脱等应先予以固定，在固定基础上加用各种治疗，以利损伤处尽早愈合。在恢复活动的早期，必须给予一定的保护与支持，以保护损伤组织不受干扰地修复，并尽可能避免再次损伤。

2. 制动、固定材料与方法

局部制动、保护与固定的常用材料有各型绷带（纱布绷带、弹力绷带、自粘绷带、弹力肌贴胶布、伸展型绷带、弹力黏性绷带、皮肤保护泡膜、聚氨酯矫形绷带等）、支具、支架、托板以及适合相应部位的各种成型的束套带、软硬性护具等。

支具是以支撑体重，协助或代替肢体的功能，防止随意运动以及防止和矫正畸形为目的，主要用于躯干及下肢。用于一般运动创伤的支具有软支具和硬支具两大类，前者如常用的粘膏支持带、弹力绷带、弹力护踝、弹力护膝等，或是在其中加入一些限制活动性的支条以加强固定效果。硬支具常用的则有各型骨折脱位的石膏或夹板固定、塑形塑胶、塑胶绷带等。

防护支持带和运动支架的作用在运动创伤的治疗和康复训练中运用广泛，尤其在很多关节韧带损伤中有重要作用。其作用是限制关节一定方向的活动度，加强关节稳定性，保护愈合未坚的韧带、肌肉和肌腱，保证其良好愈合，同时有利于提早进行康复性训练及技术性训练，从而加速恢复运动能力，减少创伤再发的机会。

运动支架多用于膝部。可限制膝屈伸范围，防止内外翻或旋转运动。两端用石膏模制的限幅运动支架能更可靠地控制膝前后方不稳及旋转不稳。踝关节及距下关节不稳时可用模塑的塑料支具保护。

各种宽度及硬度的腰围可用于腰部。软式围腰用于各种原因的下腰痛，一般用皮革或布类制成，用弹性带加尼龙搭扣捆扎于腰部。后方及两侧可加设纵行弹性狭长钢片，以增加硬度。其作用是固定脊柱，同时通过增加腹内压来减轻腰椎负荷。环绕于髂嵴的腰骶束带可用于治疗耻骨联合或骶髂关节不稳。

3. 注意事项

根据动静结合的指导思想，必须考虑休息与制动的时机、方式方法、范围和时间长短，注意有效固定与合理运动，才能更快地促进损伤修复，尽快恢复功能。

休息与制动的时间长短，要视病情而定。轻、中度的软组织损伤一般严格制动1～3 d，一般休息与制动（停止专项运动）时间为2～3周，同时配合积极的治疗，促其功能早日恢复。损伤后的制动过久，可导致肌肉萎缩、韧带张力和强度下降（韧带止点部脱钙及骨吸收）。固定时间不应超过10～14 d。

因损伤疼痛或功能障碍引起活动不便时，短时间的暂停所有活动即完全休息是可以的，也是必要的，但不一定是卧床休息，尤其对四肢损伤而言更无必要。制动只针对局部损伤结构组织，尽量不干扰其他结构功能。如急性踝关节外侧韧带损伤，只需通过粘膏支持带限制内外翻，允许踝关节的屈伸运动；而对膝关节的急性侧副韧带损伤，则不仅要限制内外翻，还必须对膝屈伸有一定的限幅运动范围，因为在膝关节一定范围的屈伸时侧副韧带也会受牵引应力影响。

二、内治法

内治法是用药物或练功等调理气血脏腑功能的疗法，中药的应用最能体现中医辨证施治的特点和精髓。

1. 内服中药

以中医治疗八法为理论基础，首先辨证，然后对证投药，绝不能以一方一药去治疗伤科百病。重视个体间的差异，以辨证为准绳，治有异同，万不可千篇一律活血化瘀、接骨续筋，失去中医辨证施治的精髓。任何损伤从表面上看，好像以血证为主，其实血与气是密不可分的，气为血帅，血随气行，气结则血凝，气迫则血走。在治疗上，必然把治血与理气、调阴与和阳兼顾起来。

损伤之证又有部位经络受损之别，所以在辨证用药之时，要注意损伤部位经络的不同。适当加减，灵活使用，方能获得预想的结果。忽视这一点，治疗漫无目的，药不达病所，则治多无效。

2. 练功疗法

古称 "导引"，俗称练功或运动疗法，近代有的称之为体育疗法。练功疗法远在周秦时代已列为综合疗法的一个内容。汉代华佗根据前人经验创造了一套 "五禽戏"，用来防治疾病。此后，历代创造了多种练功方法，尤其从许多传统武术套路中转引了不少，如八段锦、太极拳等练功方式方法。传统的郑氏伤科练功方法偏重于武术套路的节选，目前基本与现代康复理论相一致，方法则根据病人的伤病、职业以及机能状况三因制宜。

三、外治法

1. 正骨手法

是治疗骨折、关节脱位的重要方法，如骨折有凹陷，则用提法；有高突，则用按法；有重叠，则用拉法。中医伤科正骨手法的特点是：简便易行，不需要特殊的设备，对绝大多数的骨折、脱位的整复，都有显著效果。

2．夹缚固定

夹缚固定是治疗骨伤的重要方法，其特点是把局部和整体、固定和活动的矛盾统一起来，是促进骨折愈合和功能恢复的重要条件。夹缚固定材料，随地可取，便于临床急用，简单易行，疗效显著。就骨折骨位而言，也可说是正骨手法的继续或替代方法，在骨位已复的前提下，夹缚固定正确与否，直接关系着治疗能否成功。夹缚固定正确，不仅可以保持整复成果，还可矫正残余错位，弥补手法之不足；夹缚固定不妥，可使整复成果丧失殆尽，甚至引起严重并发症。只要肯下功夫，在反复实践中不断加深体会，夹缚固定是能够正确掌握、用之有效的。

3．外用药物

针对病损直接外用药，更有利于对瘀、肿、痹痛等的治疗。组方配伍及临证时不仅要考虑证候，也必须考虑药物内外使用的不同特性及药物的渗透性。常用方法有散剂外敷、膏贴、中药涂搽、熏洗等法。

4．按摩与指针

按摩，又称推拿，是以手法作用于人体，通过手法功力的直接作用以及进一步由经络系统发挥的调节作用来防治疾病。按摩是中医骨伤科传统疗法的重要组成部分。它具有疏通经络，滑利关节，调整脏腑气血功能，增强人体抗病能力等作用。按摩简单易行，既能治病，又能防病；既可单独运用，又可与其他疗法并用，因而受到广大群众的欢迎，且运用范围越来越广。

指针按摩又称经穴按摩、穴位按摩、点穴按摩和指针疗法等。它是运用一定手法，作用于经穴，引起应答性反应，达到防治伤病的目的。其理论基础和配穴方法，与针灸疗法基本相同，不同之处在于经穴按摩是以指代针运用适当的力量以相应手法刺激穴位，疏通经络，调顺气血。

5．拔火罐

拔罐法是以杯罐作工具，利用燃烧热力或其他方法排出罐中空气，造成负压吸附于皮肤，使之局部皮肤充血或瘀血，以达到祛邪实的目的。此法常用于外感风寒湿，邪实留驻体表或经络之陈旧伤和痹症患者。

本章小结

伤科辨证论治，即为理法方药的完整过程，环环相扣，不能割裂，相互联系，相互依靠，层次井然。

辨证必须考虑疾病过程的内外因、局部与整体以及疾病的因果关系，唯此才能明确伤病的发生、现状及可能的演变。

郑氏伤科辨证论治包括辨病因、辨病位、辨病势、辨病机和辨治法方药等的辨证与辨病相结合的内容。

病因辨证是伤科辨证的重要内容，必须"问病求因"与"辨证求因"互参。

想象是构思病机、治则的最基本途径，建立在熟练的专科知识与技能上。

不同层次，一静一动的治则治法关系是动态的统一。

伤科治疗的辨证、理法方药不仅针对药物使用，更重要的对拟采用的所有治疗均应遵循辨证论治。

扶正为根、祛邪为重和内外为常是郑氏伤科的总体治疗原则。

郑氏伤科不仅继承与发扬了五大传统疗法，也重视应用中西医其他疗法。

具有现代特色又蕴涵传统的独特诊疗技能是每个伤科医生应该为之奋斗的目标。

（解　勇）

下编　郑氏伤科临床治疗体系

正骨手法、按摩手法、夹缚固定、伤科方药和练功疗法是郑氏伤科的五大传统疗法，至今仍广泛应用于临床，如运用得当则疗效显著。下编的重点就在于阐述方药、手法（包括正骨与按摩手法）、练功、急性骨折与脱位的非手术治疗理念和思路，以及软组织损伤的辨证论治基础。

第八章 较为完善的伤科方药体系

伤科药物治疗，很早就散见于各类典籍中。《周礼》载有："疡医掌肿疡、溃疡、金疡、折疡之祝药劀（刮声）杀之齐。"祝药即为现代的外用敷药，劀是指刮除脓血，杀是以腐蚀剂除去恶肉。这是药物和手术混合的处理。《神农本草经》载药347种，其中便有23种明白记载用于治疗伤科，如干地黄、独活、续断、甘草、王不留行、当归、地龙、蜜蜡等已为今日伤科治疗不可少的主要药物。秦汉以后，骨伤科药物治疗逐渐发展，如内服、外敷、熏洗等用法以及治疗伤科的消炎肿法、活血散瘀法、麻醉法、接骨续筋、强筋壮骨等治疗法则，日趋完善。由于疗效甚高，且药物绝大部分为土产，价廉易得，用法简便，因而深受广大人民所喜爱。

本章主要介绍郑氏伤科遣药组方原则、辨证用药原则以及常用中药及代表方剂，分析外伤与内损同治、骨伤与筋伤并重、兼顾标本缓急、内外用药的原则及其应用变化。郑氏伤科常用的中药和独创的方剂超过百余种，大大丰富和完善了中医骨伤科的内容。郑氏伤科临床选方用药，既有行之有效的经方、名方如柴胡疏肝散、复元活血汤、血府逐瘀汤等，又独创了不少效验方，计有以通气活血为主的三七散等9方，以祛瘀血为主的新伤药等18方，以接骨续损为主的接骨丸等13方，以强筋壮骨为主的抗骨质增生丸等14方，以祛痹为主的软坚散等21方，以疏肝理气为主的疏肝宣肺汤等4方，以舒筋活络为主的五灵二香丸、舒活酒等13方，以止痛为主的七厘散等，以祛风镇痛为主的羚玉散，开窍安神的安神丸等3方。

第一节 药物分类和常用药物

历代医家在长期的实践中，根据治疗的规律，依不同的标准，对中药进行了不同形式的分类，使中药理论系统化，常见的中药分类的依据有依药物的来源分类（如分为草部、木部、石部等），依药物的功能主治分类（如解表类、清热类、祛风湿类等），依药物的性质分类（寒、热、温、凉等），其他还有依药味、归经多种分类。分类依据的形成，本身是一种理性思维的产物，因为按什么标准分类，是关系到形成一个什么特色的药学体系的问题。一般说来，分类者形成什么样的分类依据，与其从事研究的角度有关，如《本草纲目》从药的来源分类，这与李时珍多年从事采药和辨伪研究分不开；而《药性赋》的分类法，则与李东垣的医疗实践分不开。

郑氏伤科中药的分类及使用特点，体现了伤科常见损伤瘀肿、疼痛、功能障碍、骨断筋伤等气血证候特点，以及跌扑闪折、劳倦、外感六淫等病因特点，将常用药物分为活血祛瘀药、理气药、接骨续筋药、强筋壮骨药、补益药、清热药、祛风寒湿药、除湿利水药、软坚散结药、止血药、疏表药、平肝息风药、安神药、泻下药、香窜开窍药15类药。

简介药物时，重点在于对伤科本身的常见和多发症状、证候等的药效及使用针对性方面。

一、活血祛瘀药

1. 概述

凡能促进血液循环，祛除瘀血积滞的药物，称为活血祛瘀药。

血行不畅、瘀血积滞是伤科疾病的一大特点，它几乎贯穿于整个病程，直接影响损伤修复。活血祛瘀药能通行血脉，消散瘀滞，从而起到通经、散寒、止痛、消肿的作用，在伤科治疗中有重要作用。它可应用于各种损伤的不同阶段，临证时需辨病证、辨药性，作适当的选择和配伍。

血瘀、气滞往往同时并存，故使用本类药物时，常与理气药配伍，以强活血祛瘀之效。风寒湿痹也能导致血瘀，故治因痹证所引起的瘀血积滞，应适当与祛风寒湿药配伍，以达祛痹化瘀的目的。本类药物还可用于血行不畅或瘀血积滞所致多种证候，如闭经、痛经、产后血瘀腹痛等，有些活血祛瘀药还可用于难产和胎衣不下。本类药物中，除活血祛瘀作用外，有的还具有逐瘀破血的功效，故月经过多、孕妇、血虚经闭而无瘀滞者，应忌用或慎用，外用不在此列。

"血不活，则瘀不去，瘀不去，则骨不能接。"活血化瘀类药为骨折常用药，治骨折时，此类药不仅应用于骨折早期，而且亦可根据不同证候，辨证施治于中后期，常与其他药物配伍应用，如与调补肝肾或与接骨续筋药物同用于中后期，或与通络利湿药物为伍，兼以温或兼以清，往往根据骨损部位、年龄大小、体质强弱、病之新久、轻重缓急等，随宜治之。

常用药物有三七、竹节三七、川芎、丹参、乳香、没药、王不留行、牛膝、红花、桃仁、血竭、苏木、姜黄、五灵脂、三棱、莪术、刘寄奴、紫荆皮、赤芍等。

2. 代表药物简介

三七，功用主要为止血、散瘀、止痛。不论内服外用，单或配伍应用，均有良效，常少量内服。三七止血不留瘀，故长于化瘀止痛，攻效显著，适用于跌打损伤、创伤、痈肿等气滞血瘀诸痛，是治疗跌打损伤和各种出血症的要药。《本草新编》载："三七根，止血之神药也。无论上、中、下之血，凡有外越者，一味独用亦效，加入于补血补气药中则更神……"

川芎，能活血祛瘀、祛风止痛，辛温善于走散，且有行气作用，为血中之气药，是伤科常用药。常入活血复方，以助行血散瘀之功；入补血方，能通达气血，使补而不滞。

丹参，为活血化瘀之要药，广泛用于各种瘀血症。性寒凉血，又能活血，常配伍应用于损伤瘀血发热。丹参活血行瘀，安神宁心，一物而有"四物"之功。

乳香、没药相须为用，均能活血行气，散瘀止痛，消肿生肌。通行十二经，前者入气分，后者走血分。常用于损伤瘀血作痛或寒湿痹痛，有舒筋活络，消肿止痛生肌之功。

牛膝，有活血散瘀、补肝肾、强筋骨、利关节、通淋涩的作用，是筋骨肌肉损伤常用药物。怀牛膝，活血祛瘀而益肝肾、强筋骨，多内服；川牛膝活而有破，长于破瘀血，活血，通经下行力强，多外用，亦常作下行之引经药入方。

红花，能活血散瘀，通经止痛，泻而补，为血中气药。广泛用于骨伤科、妇科和外科多种证候，一般认为，少用则活血生血，多用则破血散瘀，久用有亡血之害。藏红花久服少量能补血。

延胡索，为行气止痛的要药。与血竭、红花同用，攻瘀力速；与二黄同用，消肿退烧、止痛快。

桃仁，行肝经血分，为行血祛瘀之品，兼润燥滑肠。凡跌打损伤、瘀血积滞、疼痛及关节不利属血阻者，以及因瘀经闭、痛经、癥瘕、便秘等证，皆可用之。常与红花、当归、赤芍、大黄等配伍，如复元活血汤。因破血下散力强，恐伤真阴，故只宜急用少量。

血竭，功同桃仁而势缓，多用破血，少用活血、生血（促软组织损伤修补）；与行气破血药同，破而不损；同补血活血药，活而不滞。血竭之功专于血分。

莪术、三棱相须为用，既破血逐瘀，又行气止痛，常入外用洗剂。

刘寄奴，研末外用治损伤出血疼痛，有通经、止血、止痛之效。

紫荆皮，活血行气，消肿解毒，常入外敷散剂或洗剂应用于新旧伤。

赤芍，入肝经血分，能散瘀止痛，消血热，"除血痹，破坚积"，"散血块"，与牡丹皮相须为用。

二、理气药

1. 概述

理气即调理气分，凡能疏通气机、行气消滞的药物，称为理气药。

气行则血行，气滞则血瘀。运用理气药和相应的药物如理血药、祛风湿药等配伍，可起到消肿止痛、通经活络、温经散寒、舒肝解郁、顺气宽肠的作用，达到标本兼治的目的。理气药多属辛温香燥，过量或久服，易耗气伤阳，气虚、阴虚火旺者应慎用。此类药不宜久煎。

常用药物有陈皮、橘核、木香、香附、檀香、甘松、荔枝核。

2. 代表药物简介

陈皮，在骨伤科临床或用于提高运动能力的组方中，主要取其理气燥湿之功。尤其是脾胃气滞所致脘腹胀满、恶心呕吐、消化不良等症，如在补气健脾、壮阳健肾、养血安神的党参、黄芪、当归、生地、黄精、淫羊藿的配方中加用陈皮。亦常用于局部痰湿阻滞，经络不通，疼痛胀麻等症。内服或外用，是骨伤科临床上常用药物之一。《本草纲目》说其"同补药则补，同泻药则泻，同升药则升，同降药则降"。

木香，有广木香和青木香之别，前者行内脏之气，多内服，后者外用行肌肤之气。过多，均有破气之弊。入伤科方行气止痛，助药通达，常为臣药。

香附，辛味甚烈，香气颇浓。其气平而不寒，香而能窜，味辛能散，微苦能降。生用则上行胸膈，外达皮肤；熟用则下走肝肾，外彻腰足。炒炭则止血，盐水浸炒则入血分而润燥，酒浸炒则和经络，醋浸炒则消积聚，当归水浸炒则补益血脉。配合当归、地黄则补血，得木香则疏滞和中，得檀香则理气醒脾，得沉香则升降诸气，得川芎、苍术则解郁消胀。香附是疏肝解郁的要药，又是调经止痛的必用之品。凡治跌打损伤胸胁胀痛，本品亦为常用之药。

檀香，性辛温，气香散行，是止痛散寒、祛风湿、通经络、暖筋骨的要药。

三、接骨续筋药

1. 概述

凡能促进骨与软组织损伤修复的药物，称为接骨续筋药。本类药物具有活血祛瘀，修补生新的作用，一般在肿胀基本消散，骨位稳定之后使用。若瘀血阻滞明显，必须以活血化瘀为先，先投活血散瘀之剂，待瘀、滞基本消散后，再继之以接骨续筋之品，或两者适当配伍使用，或选用兼有活血散瘀、续筋接骨功效的药物。若气血亏损、肝肾虚衰，则应同时使用补气血药或补肝肾药。若兼外感风寒湿邪或合并其他疾病，则应根据急则治其标、缓则治其本的原则，选择适应的药物配伍使用，方能收到满意的疗效。

常用药物有白及、骨碎补、土鳖虫、自然铜、苏木、合欢皮、远志、续断、脆蛇、象皮、甜瓜子、螃蟹（蟹粉）。

2. 代表药物简介

白及，主要功效为收敛止血，消肿生肌，兼入肝经而强筋。性涩能收，且涩中有散，补中有破，故能祛腐逐瘀、生新、封填破损。在临床上既用于损伤初期的收敛止血，又用于损伤后期以促进损伤修复，是一味止血和续伤复新的要药，可内服或外用。

象皮，功同白及。

骨碎补，功如其名，补肾接骨，活血祛风。能行血脉、续筋骨，疗伤止痛。常配自然铜、没药同用，是伤科常用药。既治跌打损伤、筋断骨折、瘀肿疼痛之症，又治风湿痹痛、腰膝酸痛、肝肾虚弱等症。

自然铜，散瘀止痛，续筋接骨。性辛而散，走肝经血分，能活血散瘀止痛，尤长于促进骨折的愈合，为伤科接骨续筋要药。内服外用均可，常配乳香、没药、当归、土鳖、碎补等同用，以活血续筋，促骨痂生长，如接骨丸。治老年骨折后瘀血作痛，骨痂生长缓慢，可也白及、血竭、何首乌、儿茶、牡丹皮等配伍。治闪腰岔气、腰痛，可与土鳖、牛膝、续断等配伍。

土鳖虫，活血疗伤，续筋接骨，破坚逐瘀，通经止痛。无论骨折筋断、新损陈伤等皆可用之，为伤科要药。治骨折伤痛，配自然铜、骨碎补、乳香等以祛瘀接骨止痛，如双龙接骨丸、紫金丹。配续断、白及、儿茶、官桂等，以舒筋、止痛、逐寒，如旧伤药。

苏木、甜瓜子，功同土鳖虫而性平力缓，相对而言，苏木通经止痛力效，而土鳖破坚逐瘀力强。

续断，补五劳七伤，久服益气力。既能补益肝肾、疗腰痛脚弱，又可通行血脉，治骨折筋伤、关节不和，还能通行经脉，用治风湿肢体疼痛，内服外用均可，为伤科要药。常与补骨脂、菟丝子、枸杞子、山茱萸、熟地、牛膝等配伍，促进恢复。外用可活血。

脆蛇，散瘀接骨，祛风除湿。常用于损伤日久、瘀肿不散，与外邪交织而筋骨作痛，内服。亦常入酒剂配伍补肝肾，治风湿骨痛之症。注意无风湿瘀血凝滞者及孕妇忌服。

螃蟹（蟹粉），续筋接骨功效同脆蛇，兼除热解结，无祛风除湿之效，治陈伤。

合欢皮，续筋接骨，兼活血消肿、镇静安神之功。常用于损伤日久，瘀肿不散，筋骨作痛，内服外用均效。

远志，可补不足，除邪气，利九窍。入伤科方治陈伤久不愈合或组织松弛无力，可以补心肾、强筋骨、长肌肉。亦常利用其定心止惊之效。

四、强筋壮骨药

1. 概述

凡能补益肝肾、强筋健骨、扶正祛邪的药物，称强筋壮骨药。相对接骨续筋类药而言，强筋壮骨类药无攻瘀破结、活血通经之力，而具补益肝肾、祛风湿之效。

强筋壮骨药主要用于损伤中后期筋骨痿软、腰膝酸痛、步履乏力，以及肝肾虚衰所致骨折愈合缓慢等症。腰为肾之府，膝为筋之府，故肝肾虚损，易出现腰膝酸痛，筋骨痿软，骨折愈合缓慢。加之损伤后随着血气运行不畅或气血虚衰，风寒湿邪乘虚而入，阻滞经络，遂致筋骨酸痛，挛缩拘急诸症相继发生。适当选用本类药物，并与补益药、祛风寒湿药配伍，内服或外用，既可标本兼治，又可扶正祛邪。

常用药物有甘草、五加皮（南五加皮）、狗脊、桑寄生、虎骨、猴骨。

2. 代表药物简介

虎骨，辛温，追风定痛，强健筋骨。主治风痹和筋骨痿软疼痛。且养筋补血，强筋健骨之功，可用于精血衰少、腰膝痿软、筋骨疼痛等症。古人认为，虎骨的不同部位功效有异，虎头骨治头风，胫骨治手足诸风，脊骨治腰背诸风。

狗脊，祛风湿、补肝肾、强筋骨，补而不滞，常用于腰背风湿痛、老年腰背痛、脊柱骨质增生、脊柱损伤后遗腰背痛以及下肢痹痛痿软等症，有较好的疗效。

甘草，入伤科方，不仅以其调和药性，亦取其补中益气、强筋壮骨之效。甘草生用泻火，灸用温中。与五加皮、木瓜、舒筋草等配伍，可用于小腿肌肉痉挛疼痛。

五加皮，祛风除湿，强筋壮骨，活血祛瘀，补中益精，益气健脾，补肾安神，健胃利尿。广泛用于损伤各证，并具有抗疲劳和促进运动能力的作用。

桑寄生，既补肝肾强筋骨，又祛风湿，温经通络，故常用于治疗肝肾虚衰的风湿痹痛诸证，多内服。

五、补益药

1. 概述

凡能补益正气，改善虚弱症状，加速疾病痊愈和损伤修复的药物，称为补益药。

在骨伤患者中，因为损伤而使气血、津液和肝肾亏损，表现在损伤中后期的气血两亏、肝肾虚损、津液不足所致的各种证候。一般来说，损伤重、病程长和年老体弱患者，可出现气血两亏、津液不足或肝肾两虚。损伤后，患者除全身有虚证表现外，局部亦有创伤愈合缓慢、功能恢复不良等状况。对此应根据局部和全身的证候，辨证施治，注意用适当的补益药内服或外用，使患者体内耗损的气血及时得到补充，以扶正祛邪，加快损伤的愈合，促进功能恢复。

补益药不可滥用，非虚损伤，滥用补益药物，会导致阴阳失调，脏腑功能紊乱。本类药物多属滋味厚重之品，长用易腻膈呆胃伤脾，应用时须注意保护脾胃。

根据补益药的功效和应用范围，大致可以分为补气药、补血药、补肝肾药和滋阴药四类。常用补气药有人参、党参、黄芪、白术等。常用补血药有当归、鸡血藤、熟地黄、阿胶等。常用补肝肾药有何首乌、枸杞子、鹿茸、补骨脂、巴戟天、淫羊藿、山茱萸、杜仲、肉苁蓉、锁阳、紫河车、鹿含草、女贞子等。常用滋阴药有麦门冬、玉竹、黄精、龟板、鳖甲等。

2. 代表药物简介

人参，大补元气。《医宗金鉴》的人参紫金丹即以人参、茯苓、当归、血竭、甘草为君，以提补元气、舒筋活血、健骨。大力丸以人参、五味子、龟板、紫河车为君，补气血，强心肾，滋阴提神。

党参，药性平和不燥，健胃不助湿，润肺而不凉，养血而不腻，益中气而无不过，但力量较弱，常作为人参的代用品。常与黄芪、白术、山药等配伍，用于治气血两亏时，常与熟地、当归等补血药同用。

黄芪，补气助阳之品，既能升阳举陷，又可补气固表、托毒生肌、利水退肿。对损伤日久、反复肿痛、虚热不退和劳损，与其他药物配伍，内服或外敷，常能奏效。如加味八珍汤即是以黄芪、续断入八珍汤，以行血补血、健脾益气、强筋壮骨。与白术、防己、炙甘草、茯苓等配伍之防己黄芪汤，治虚性水肿。与党参、升麻、白术、当归等配伍，健脾益气，如补中益气汤。与当归、川芎、红花、续断、合欢皮等配伍，益气和血，舒筋通络，能加速运动后筋肉疲劳的恢复。黄芪内服偏重于补肺气，大剂量使用效果明显，一般在30 g以上。黄芪入方外用，主要取其行气走表力强，去肌热、活血之功。因性平，故可用于损伤各阶段，为伤科常用药。

白术，为补脾益气、燥湿利水、健脾助运的要药。补气健脾宜炒用。常为臣药入补气方，如四君子汤。入伤科方常治肌肉及腰膝关节损伤，如与三七、当归、白芍、白芷配伍，行气活血，散瘀止痛之青白散。用于肌肉酸胀肿痛，可与当归、白芷、上桂、乳香、甘草等配伍，有消肿活血、除湿、镇痛的作用。如治陈旧性损伤，可与牛膝、续断、狗脊、杜仲、五加皮等配伍泡酒内服。

当归，生血活血，且能活血祛瘀，用于损伤瘀痛、风湿痹痛、经络不通所致的瘀滞和血虚之证，具有瘀滞可祛，血虚可补之效，跌打损伤的各个时期皆可用之，为治血病之要药。一般认为，当归身能补血，当归尾能破血祛瘀，全当归能活血和血，临床上可酌情使用。

鸡血藤，能补血行血、舒筋活络。伤科临床多用以治疗损伤瘀血、风湿麻木、腰膝酸痛等症，尤对陈旧性损伤和慢性劳损更宜，既有活血祛瘀，消肿止痛之效，又能促进损伤愈合。

巴戟天，补肾阳，强筋骨，祛风湿。因肝肾不足所至筋骨痿软、步履艰难或风湿疼痛等症，常与肉苁蓉、杜仲、萆薢、狗脊、淫羊藿、当归等配伍。

淫羊藿（仙灵脾），补肝益肾，助阳益精，祛风除湿。主治筋骨疼痛、半身不遂、腰膝无力、风湿痹痛、四肢不仁等。常与威灵仙、川芎、杜仲、巴戟天、桑寄生等配伍。用治因肾阳不足所致阳痿、遗精、尿频、腰膝冷痛等症，常与巴戟天、肉苁蓉等配伍。根称仙灵脾，茎叶称淫羊藿。

何首乌，补肝肾之精阴。制首乌，能补肝肾，益精血，健筋骨；生首乌能润肠通便，解毒截疟。伤科临床主要用治腰膝软弱、筋骨酸痛。此药不寒不燥，是一种滋补良药。

肉苁蓉，补命门相火，滋润五脏，益髓强筋，治五劳七伤。入归肾经血分，平补，温而不热，补而不峻，暖而不燥，滑而不泄。用治肝肾不足所致筋骨痿弱、腰膝冷痛以及阳痿、遗精、早泄等症，常与菟丝子、五味子、熟地等配伍。用于津液不足所致肠燥便秘，常与火麻仁、当归、枳壳等配伍。

山茱萸，既能补肝肾之阴，又能温补肾阳，是一味平补阴阳的要药。在骨伤科临床上，多用于损伤中后期因肝肾两亏所致筋骨痿软、腰膝酸痛、骨痂生长缓慢和腰肌劳损等症。

杜仲，主治腰膝痛，补中益精气，坚筋骨，强志，治肝肾不足。既能补肝肾、强筋骨，又能镇痛，是治疗肾虚腰痛、腰肌劳损、下肢痿软和因肝肾亏损所致骨痂生长缓慢的要药。常与续断、补骨脂、熟地、胡桃仁等配伍。杜仲与续断功效近似，但杜仲补益力强，续断通血和脉功胜。

紫河车，为大补气血的强壮药物。故前人用于治五劳七伤、劳瘵虚损、骨蒸等症。因其有补益气血、活血生新之功，骨伤临床上多用治软骨损伤和劳损，如半月板损伤，肌肉劳损和肌腱末端病等。与其他药物配伍，能收到较好的疗效。

龟板，滋阴，补肝益肾，强筋骨。在伤科临床上，用于治肝肾阴虚、骨蒸劳热、腰痛腿酸、四肢无力，对加速骨伤后功能恢复有显著疗效。

鳖甲与龟板，都能滋阴潜阳，常相须为用。鳖甲清虚热力较强，且能通血脉、破瘀散结；龟板既能补血止血，又能补肝肾，强筋骨。两者合用，治疗伤科中的陈旧性软组织损伤、慢性劳损之局部疼痛发硬和久不愈合有较好的疗效。

六、清热药

1. 概述

凡能清解全身或局部之热的药物，称为清热药。

本类药物除具有清热作用外，有的还兼有除湿、退烧、凉血、解毒等功效，宜于治疗各种热证。在伤科临床中主要用治损伤初期局部红肿热痛和全身发热，有清热、凉血、止痛的功效，对减少创伤出血、防治创伤感染和促进损伤愈合都有重要作用。此外，还用治骨伤患者其他兼症，如阴虚发热、湿热、外感热病以及痈疮肿毒和痢疾等。

由于清热药多属苦寒之品，如使用不当，则伤脾胃和后遗气血凝滞之患，故在使用时，必须辨明证候，准确用药，切不可过量或久服。

根据骨伤临床特点，本类药物常有清热退烧和清热解毒两类。常用药物有清热退烧之知母、栀子、黄芩、生地黄、玄参、儿茶、牡丹皮、地骨皮，清热解毒之白蔹、土茯苓、白鲜皮、山豆根、黄连、大黄、黄柏、苦参、紫草、芙蓉叶。

2. 代表药物简介

大黄，性猛，寒沉而不浮，走而不守，长驱直行，能泻血热，祛瘀滞，活血脉，利关节，为治疗跌打损伤作痛的常用药物。如急性踝关节扭伤热肿甚显时，新伤药外敷力弱，则可加入大黄以增力，促进肿消烧退。

黄柏，性味苦寒，能清热燥湿、泻火解毒，是伤科中治疗红肿烧痛之要药。它既能内服，又可外用，凡损伤初期均可用之，但若无全身实热之证，以局部外用为宜，以免因其苦寒而损脾胃。

黄芩，用于伤科，主要取其清热泻火燥湿之功，内服或外用。治跌打损伤局部热痛等症，常与黄柏、大黄、红花等配伍，其散瘀退热止痛之效尤佳。

黄连，性寒，味甚苦，功能清心火、解热毒。在伤科临床上，主要用于治跌打损伤兼有湿热内蕴、高热烦渴和外伤性感染。由于炮制方法不同，其功效各异，酒制能引药上行，善清头目之火；姜汁制善清胃热、止呕；猪胆汁制能泻肝胆实火。

栀子，生用偏于清热，炒用偏于止血。

牡丹皮，性寒入血分，有清热凉血、活血散瘀之功。与白芷、地龙、甘松配伍，可清风热止痛；与生地、侧柏叶、鲜茅根配伍，能凉血止血，滋阴泻火；与赤芍、红花、桃仁等配伍，能活血散瘀。牡丹皮是伤科常用药之一，常与赤芍相须为用。

地骨皮，性寒，长于清虚热、凉血、除骨蒸。伤科临床上，用于治疗骨膜炎、骨膜损伤以及骨髓炎初期的疼痛、肿胀发烧和伤后阴虚发热久而不退等症，有退烧止痛作用。

白蔹，苦辛，微寒，能解毒消痈，散结止痛。治损伤感染、痈肿疼痛和其他痈疮肿毒，可收到有脓可消、有脓可拔、脓尽可敛之效。治肌腱和韧带伤后局部硬结不散、疼痛和功能障碍，可散结止痛。为伤科常用药物之一。

山豆根，在伤科临床中，主要取其消肿止痛之功，用于治伤后瘀积不散所致局部发烧红肿，疼痛发硬之症，效果良好。

七、祛风寒湿药

1. 概述

凡能祛风、除湿、散寒、解除风寒湿痹的药物，称为祛风寒湿药。本类药物除具有祛风、除湿、散寒的作用外，有的还兼有活血、止痛、舒筋、通络的作用。在伤科临床上，主要用治风寒湿痹之肢节酸楚、麻木不仁、关节不利、筋脉拘急及腰膝酸痛等症。

应用本类药物时，应根据不同证候、病程和病变部分，作适当的选择和配伍。治风邪偏盛的行痹，应选用祛风为主的药物，并适当配入活血药；治湿邪偏盛的着痹，则选用除湿为主的药物，适当配入健脾渗湿药；治湿热痹痛，则宜配入清热除湿药。对于跌损伤兼有风寒湿邪的病人，治疗时除应当首先选用既祛风湿又强筋骨的药物外，还应适当加入行气活血、补益气血或补益肝肾的药物，以达扶正祛邪的目的。

为了增加药物的效能和使用方便，伤科临床上，常将本类药物制成酒剂和丸剂使用。由于本类药物性味温热辛温，故阴虚、血虚病人应当慎用。

本类药物常分为祛风湿止痛、舒筋活络和祛寒药。常用祛风湿止痛药有羌活、独活、威灵仙、防风、秦艽、豨莶草、臭梧桐、松节、海桐皮、千年健、钻地风、藁本、川乌、草乌、雪上一枝蒿、羊踯躅、曼陀罗、八角枫。常用舒筋活络药有木瓜、伸筋草、丝瓜络、马钱子、白花蛇、乌梢蛇、海风藤、桑枝、穿山龙、络石藤、石楠藤。常用祛寒药有麻黄、桂枝、细辛、附子、干姜、肉桂（官桂）、花椒。

2. 代表药物简介

羌活，既能发汗解表，又可祛湿止痛，还能暖筋骨，透肌之风，为治全身风湿痹痛的常用药。

独活，与羌活性味相同，"皆能逐风胜湿，透利关节，但气有刚劣不同"。羌活气清，行气而有发表之功；独活气浓，行血而有助表之力；羌活主上行，独活主下行。两者常相须为用，是祛风除湿、散寒止痛之要药。

防风，既能祛风寒、解表，又能祛风湿止痛，微温而不燥，药性较为缓和，在骨伤中，较为常用。

秦艽，是常用的祛风湿药物，其祛风而不燥，外可解表邪，内可除骨蒸，既能化湿通络，又能活血止痛，为"风药中之润剂"。对韧带和神经损伤、湿热黄疸、风中经络均有一定疗效。

海桐皮，性味苦平，能入肝经血分，善祛风湿，通经络，引药达病所。与草薢合用，治疗关节风湿酸胀疼痛效果尤佳。

藁本，辛温，主上行和发散，既可祛风湿、除湿，又能散寒止痛，伤科临床上主要用治风寒引起的痹证。如治头痛，以风寒头痛为宜，感冒表证少用，血虚头痛忌用。

川、草二乌，性辛而大热，有大毒，能逐经络风寒，性猛气锐，止痛作用甚强，专行于内，祛内脏、经络之疾。使用时，必须炮制，否则因生品毒性过大，外敷刺激性强，引起皮肤发痒、发烧。内服多与补气血药同用，不能单独偏行。

木瓜，性味酸温，入肝、脾二经，且能祛湿，为舒筋活络的要药。主要用治风湿痹痛，筋脉拘挛，湿困脾胃等症。在伤科临床上，多用治腰腿风湿痹痛和脚转筋，效果尤好。

络石藤，甘寒，主治筋骨关节风热痛肿，是一味逐风通络，退烧消肿之药，伤科临床中多泡酒内服、外敷或熏洗，均有疗效。

石楠藤，辛温，有祛风湿、壮筋骨、通经络止痛之效。在伤科临床上，常用泡酒或水煎熏洗，能促进肢体的功能恢复。

麻黄，既能发汗解表，又能宣肺平喘、利尿和温经散寒、宣通气血。在骨伤科临床中，既可配方内服，又能研末与其他药物配伍外用。治疗损伤后合并外感风寒的表实证、风湿痹痛和骨结核等。

细辛，既能外散风寒，又能内祛阴寒，同时止痛功效较佳。对遭受风寒湿邪而致经脉不舒者，是散寒止痛的良药。

八、除湿利水药

1. 概述

凡以渗利水湿、通利水道为主要功效的药物，称为除湿利水药。

除湿利水药在伤科中多用于治跌打损伤所致渗出性水肿、湿痹关节痛以及脾失运化所致肢体肿胀、小便不利等症。应用时须根据病情，适当配伍。治损伤所致关节渗出性水肿，常与活血散瘀药配伍；治寒湿痹痛，常与温经散寒药配伍；治湿热痹痛，常与清热除湿药配伍；治伤后因脾失运化所致肢体肿胀，小便不利，应用健脾利湿和提升的药物配伍。若属脾虚水肿，应以健脾为主；兼有肾阳虚衰，还应温补肾阳。临证时，既要注重局部，又要兼顾全身，既治标，又治本，内服外用可酌情施治，方能取得良好效果。

因本类药物性味大都甘淡或微寒，有通利导下的作用，故对阴亏、津少、滑精、遗精、无湿热者不宜用（外用不在此列）。

常用药物有苍术、茯苓、猪苓、泽泻、车前子、木通、滑石、地肤子、萆薢、防己。

2. 代表药物简介

地肤子，味苦而甘，主除湿清热、利水解毒。伤科临床上多用于治皮肤对外敷药物过敏而引起的湿热皮疹，可与黄柏、甘草、冰片配伍，为末，调水外搽；如皮肤破溃，可研末撒布。亦可在外敷药中加地肤子，可预防或减少过敏性药疹的发生。

茯苓，入伤科方，内服以健脾补中、除湿利水，外用则专于利水消肿。传统习惯认为，白茯苓偏于健脾，赤茯苓偏于利湿，茯神偏于安神。

萆薢，苦、寒，归肝、肾、胃经，主除风寒湿痹。因能治阳明之湿而固下焦，故能分清去浊；又因入肝肾，而又强筋壮骨，逐关节瘀血，故可用治腰膝酸痛、损伤后骨节肿痛及手点头和腰背肌肉痉挛。为骨伤科常用药物。

防己，苦寒，能祛湿下降，故治下焦湿热。汉防己入血分，长于除湿利水；木防己偏治风湿，主肢节中风。凡湿热或风寒湿痹、关节酸痛等症，均可随症选用。

苍术，祛风除湿，燥湿健脾，发汗解表。伤科用之治湿邪偏重的痹证，常与羌活、独活、秦艽、官桂等配伍，内服常入丸、酒剂，外用常入洗剂方。

九、软坚散结药

1. 概述

凡能消散局部组织因痰浊、瘀血结聚所致包块的药物，称为软坚散结药。

本类药物具有破血逐瘀、破气散结和软坚化痰等作用，能使增生变性之发硬组织软化吸收，恢复其原有的功能。用于治因损伤所致气血或痰浊结聚，局部组织发硬疼痛，久不消散，或关节强直，功能障碍等症。临床上需根据损伤部位和硬块性质（如血肿、痰浊、增生等）的不同，有选择地使用本类药物，并分别与行气活血、通经活络和扶助正气等药物配伍，方能收到良好的效果。

本类药物攻破力强，易损伤正气，伤科临床上多外用，亦可内服，但年老体弱者、妇女经期应慎用或忌服。

常用药物有半夏、天南星、白附子、白芥子、昆布、海藻。

2. 代表药物简介

半夏，辛温有毒，有燥湿化痰、消肿散结、化坚的作用。伤科临床上，常用于治疗肌肉、肌腱、韧带损伤后局部肿胀硬结疼痛不消，功能障碍，滑膜炎或滑膜损伤后所致关节肿胀，以及骨质增生疼痛等症，均有较好的疗效。多外用，如内服需按要求泡制，以免中毒。

天南星，祛风解痉，治风痰，与治湿为主的半夏常配伍共用。

海藻，《本草新编》载："海藻，专能消坚硬之病，盖咸以软坚也，然而单用此一味，正未能取效，随所生之病，加入引经之品，则无坚不散矣。"在伤科临床上，取其软坚散结之功，常与昆布同用，亦可相互代替。与橘核、荔枝核配伍，其软坚力强；与白蔹、穿山甲配伍，则攻破化解力速。治肌肉、韧带等软组织损伤中、后期，局部肿胀发硬、疼痛、功能障碍等，常收良效。

十、止血药

1. 概述

本类药物均有止血作用。其中有的还兼有凉血、化瘀、收敛等功能。临床上，可根据病人出血的具体证候，选用适当的止血药物。根据"伤科多瘀"的特点，对于闭合性损伤出血，最好选用止血、化瘀两者兼备之药，或在止血药中加适量的活血药。如出血兼有血热者，除使用凉血、止血药外，还应配合清热药物施治；如有正气虚弱，气不摄血引起之出血不止，在止血药中，应酌情加补益气血药，以扶助正气。

止血药除用于损伤出血外，还用治咯血、便血、衄血等多种出血症。不论用治何种出血，都须辨清出血原因和证候，随证配方选用，并与其他药物配伍。

常用药物有血余炭、棕榈炭、藕节、小蓟、大蓟、侧柏叶、白茅根、蒲黄。

2. 代表药物简介

血余炭，用于治疗各种出血症，效果颇佳。《本草纲目》载："发乃血余，故能治血病，补阴，疗惊痫，去心窍之血。"在伤科临床上，主取其止血消瘀之功，单用本品或与其他止血药配伍，能止血；与凉血药配伍，能凉血止痛；与通散之品配伍，能祛瘀生新长肌肉。

侧柏叶，性寒凉，有凉血、止血、收敛的作用，为治疗各种出血症的要药。主要用以治疗热证出血效果较好。若治虚寒性出血，则应与温经止血药配伍。

蒲黄，在伤科中，主要取其止血、活血之功。生用性滑，用治伤后局部瘀积不散、疼痛等症，以达祛瘀消肿、通经脉、止痛的目的。炒用性涩，多用于呕血、衄血、血崩等多种出血症的止血，能起到收敛止血的作用。

十一、疏表药

1. 概述

凡能疏解肌表，发散表邪，解除表证的药物，称为疏表药。根据其性能分为辛温疏表和辛凉疏表两类。

辛温疏表药，因辛能发散，温能祛寒，有发散风寒的作用。适用于骨伤患者因外感风寒所致恶寒重、发热轻、无汗、头身痛、苔薄白、口不渴、脉浮紧或浮缓以及外感风寒咳喘、水肿和风湿痹痛等症。此类药物辛温，发汗力较强，如使用不当或发汗太过，容易伤阴耗气，故表虚自汗、阴虚和损伤较重或出血较多者，应慎用或忌用。常用辛温疏表药有白芷、生姜、葱白。

辛凉解表药，辛能发散，凉能解热，有发散风热的作用，适用于骨伤患者因外感风热所致发热重、恶寒轻、咽干口渴、苔薄黄、脉浮数。常与清热类药物配伍使用。常用辛凉疏表药有薄荷脑、牛蒡子、柴胡、升麻、蝉蜕、浮萍。

2. 代表药物简介

白芷，能祛风除湿、消肿止痛、排脓止带。在伤科中，主要取其消肿止痛、祛风除湿之功，多用于损伤初期，与相应药物配伍，内服或外用，是治跌打损伤的常用药物。

葱白，外敷有提骨散瘀之功，可与大黄、苏木、广木香等配伍，如新伤提骨散。

薄荷脑，内服多用于配制防暑清热剂或丹剂；外用，则常与樟脑、冰片、红花、三七、麝香等配伍制酒剂，治跌打损伤、神经麻痹、风湿痹痛等症。

牛蒡子，辛苦而寒，既能疏散风热，又能清解热毒。用于治热毒疮肿或损伤后局部感染未溃者，效果较佳。

柴胡，既能透表退热、疏表解郁，又可升举阳气。在骨伤科临床上，配合不同药物，可发挥其不同的功效。与葛根、羌活配伍，能发汗解表，治跌打损伤兼外感风热、风寒诸证；与香附、苏木、红花等配伍，能疏肝解郁、活血、通经、止痛，治胸胁部损伤所致胸胁胀痛，跌打损伤所致肝气不疏等证；与党参、黄芪、白术、升麻等配伍，能升举阳气，治骨折中后期的气虚倦怠、脾胃虚弱、筋骨痿软、骨痂生长缓慢等症。柴胡是骨伤临床上既可用于虚证，又可用于实证的药物。

升麻，伤科用之，主要取其升阳举陷和清热解毒之功。一般用于治疗跌打损伤所致阳气不足、脾胃虚弱，症见食欲不振、骨痂不生、筋骨痿软等。常在补中益气汤中，加川芎、红花等活血通经消肿之药，效果往往更好。亦用于治疗局部外伤闭合性感染，红肿热痛未溃者，常与大黄、黄芩、芙蓉叶等配伍，外用。

浮萍，伤科用之，取其行水消肿之功。配茯苓、木通、川芎、泽泻等外用治关节肿胀；亦可配伍赤芍、山豆根、牛膝、芙蓉叶等用治新伤肿胀。

十二、平肝息风药

1. 概述

平肝息风药具有清肝、潜阳、镇静等作用，主要用于治因头部损伤、高热、肝风内动以及由风邪所致痉挛抽搐、角弓反张、筋脉拘急、半身不遂、肝阳上亢之头昏目眩等症。

临床上应根据不同病因作相应配伍，如因头部损伤引起上述诸症，应与活血祛瘀利水通腑药配伍；因热盛引起上述诸症，应与清热泻药配伍；因痰浊引起上述诸症，应与化痰开窍药配伍；因血虚引起上述诸症，应与补血养心药配伍。

常用药物有地龙、钩藤、天麻、全蝎、僵蚕、蜈蚣、白芍、龙骨、牡蛎。全蝎、僵蚕、蜈蚣有毒，只宜暂用。

2．代表药物简介

地龙，清热息风，舒筋通络。入伤科方，搜湿息风以退热，常用治寒湿痹痛，肢体伸屈不利等症。

白芍一味，柔肝，养血，敛阴，止痛，是治诸血症的伤科常用药。

龙骨、牡蛎常共用，内服以平肝潜阳，外用以收敛固涩，入软坚散结方中以破局部气血凝结，如滑囊炎散、利水消肿散。

十三、安神药

安神药主要具有安神定志的作用，可治心神不安、失眠多梦、头痛昏晕等症。应用时，应标本兼治与其他药物配伍，方能达到目的。如果属阴虚血少者，应与养血补阴药配伍；肝阳上亢者，应与平肝潜阳药配伍；心火炽盛者，应与清心火药配伍。

常用药物有朱砂、琥珀、酸枣仁、柏子仁、夜交藤。朱砂有毒，只宜暂用。总体而言，安神药入伤科方以治标。

十四、泻下药

泻下药具有排除肠道内宿食积滞及燥屎，清热泻火和逐水消肿的作用。伤科临床上主要用于大便不通、肠胃积滞、实热内积或因损伤瘀血蓄结，腹痛拒按以及头和躯干部损伤瘀血等症。根据泻下药和伤科临床应用的范围，将其常分为攻下药和润下药两类。

攻下药性味大多苦寒，且有清热泻火之功，其泻下作用较强，攻逐力大，适用于大便燥结、胃肠结滞、瘀血蓄积或实热内结等里实证。攻下药因其攻逐力大，容易伤津耗气，故年老体弱和久病正虚患者慎用；孕妇和月经过多者忌服；使用时不要过量，奏效即止。

润下药多为植物种子或果仁，富含油脂，能润燥滑肠以通便，力量缓和，最宜于年老津枯或因伤痛而亡血耗津患者和妇女胎前产后的肠燥便秘。

使用泻下药，必须辨证施治，临证配方遣药。如使用攻下药，常与清热解毒药、活血化瘀药等配伍；润下药，常与补益药、理气药、清热养阴药配伍；如兼有外感表邪未解，必须先解表，然后攻里，或与解表药配伍。一般病情急重，多攻下，且用量稍大，宜汤剂；病情较缓，宜润下，用量稍轻，宜用丸剂。

总体而言，泻下药入伤科方以治标。常用药物有芒硝、番泻叶、巴豆（巴豆霜）、火麻仁、蜂蜜。

蜂蜜是制多种丸剂和膏剂的赋型剂。在伤科外敷药中，加放少量蜂蜜，可润皮肤，增强对药物的吸收，提高药物的疗效。

十五、香窜开窍药

1．概述

本类药用于内服，属急救治标之品，只宜暂用、少量，以免伤耗元气。属虚证（脱证）者忌用，年老体弱者慎用，又因其气味芳香易挥发，故不入煎剂。

在伤科临床上，香窜开窍药多与其他药物配伍，治疗跌打损伤肿胀疼痛、筋脉拘挛以及风寒湿痹等症，有消肿止痛、通经活络、祛寒湿的作用，尤其外用明显。

常用药物有麝香、樟脑、冰片、苏合香、石菖蒲、蟾酥。

2. 代表药物简介

麝香，辛温，气味香窜芳烈，善行十二经，能上达肌肤，内入骨髓，无所不至。对损伤神昏惊厥、中风口噤等闭证有特效。此外，本品与相应的药物配伍，用于治各种损伤血瘀肿痛和陈旧性风寒湿痹，能引诸药达病所，加速伤病痊愈，是伤科治疗中的常用药物。

樟脑，辛热，能通行血脉、消肿止痛，伤科临床上多入酒剂外用。

冰片，外用有清热止痛，防腐止痒之效，与樟脑、三七、红花等配伍作酒剂，外用，如舒活酒。

第二节　郑氏伤科用药原则及特点

一、治法与方剂

辨证论治，就是理、法、方、药在伤科医疗实践中的具体运用，是中医治疗的基本特点，也是中医的精华。在伤科治疗中，理、法、方、药是一个完整的过程，它们之间相互联系而又相互依存，层次井然，环环相扣，不能割裂。

方剂的组成是以治则为依据的。没有治疗法则，则方剂失去组成准绳，药物的凑集就杂乱无章，治疗也会成为盲目的。法则是前提，方剂是法则的体现，有治疗法则，然后产生方剂；反之，从方剂便可推知其所采用的法则，两者如影之与形，叶之与木。学古人治法，既可推知病机、病理，又可据此立方遣药，达到辨证论治的目的。骨伤科的内外用药运用阴阳五行、脏腑经络、气血精津和中药的四气五味、升降浮沉等多方面的知识，与其病因病机相结合，药证统一，方能治有成效。临床选方用药既用一些行之有效的经方、名方，又根据骨伤科疾病的特点创造了不少方剂，如治疗急性软组织损伤的新伤药，治疗骨折、脱位的双龙接骨丸等。

不拘于常规的三期用药原则，而是强调根据不同阶段所表现的全身阴阳失调、气血和脏腑功能紊乱，运用不同的治则，内服或外用，抑其所亢，扶其不足，调整机能使之恢复平衡，加速损伤的恢复。方剂的选用或组成必须根据病机特点，考虑整体功能，注意随机应变，并以疗效检验为标准。

二、组方原则

一首方剂的组成，既不是药物简单的堆砌，也不是单味药功效之和的体现，而是通过合理的配伍，形成一个整体发挥集成效应。中医治病多用复方的目的和原因不在于分散地、个别地使用方内之药，而是在于追求方剂的整体性能。一个理想方剂的形成，第一靠正确地选药，第二靠正确的组方配伍。一般来说，后者比前者更重要。如果抛开组方配伍关系，把方剂的整体功效直接归结为方内各药的功效，就阉割了方剂的灵魂。如果轻视组方配伍法度，随意堆砌为方，是未得方剂要领的庸医。

选药，要在组方配伍法则指导之下进行；药选定之后，其地位，其用量，要依组方配伍法则规定；各药进入方剂之后，就不能自由地独立地发挥其功能，要从整体上受君、臣、佐、使地位的支配，还要参与各药之间"七情"（须、使、反、畏、恶、杀、行）合和的相互作用，由此产生出组方配伍的整体效应。

组方是在分析证候的主次、缓急、先后，性质的阴阳、寒热、虚实，以及病证的表里、上下等的基础上，精选药物，分清何为主，何为辅，何为君、臣、佐、使，然后组成方剂。在药味未变的情况下，只要配伍关系稍一变化，方剂的整体功效会发生很大变化。组方时必须对证候作全面的考虑，对所选用药物作全局的安排，这样的方剂，在治疗中才能收到满意的效果，这是古人在长期的医疗实践中逐渐形成的一套现在仍然遵循的组方原则。

方剂组成的原则在古人称为君、臣、佐、使。《素问·至真要大论》云："主病之谓君，佐君之谓臣，应臣之谓使。"君药，是用以治疗主症，起主要作用的药物，按证候的需要，可以用一味或二味以上，是方剂组成中不可缺少的药物。臣药有两种意义，辅助君药加强治疗主病或主症的药物，针对兼病或兼症起主要治疗作用的药物。佐药有三种意义，佐助药，即配合君、臣药以加强治疗作用，或直接治疗次要症状的药物；佐制药，即用以消除或减弱主、辅药的毒性，或能制约主、辅药峻烈之性的药物；反佐药，即病重邪甚，可能拒药时，配用与主药性味相反而又能在治疗中起相成作用的药物。使药，是引导各药直达病所的引导药，以及具有调和方中各药作用的调和药。

除君药外，臣、佐、使药都有两种以上意义。在遣药组方时并没有一定的程式，既不是每种意义的辅、佐、使药都具备，也不是每药只任一职。前者如病情比较单纯，可仿"君一臣二"之制；后者如方中君、臣药无毒或作用并不峻烈时，便不需用消除、减弱毒性或制其峻烈性的佐制药；君药兼有引药至病所的作用，则不需用引经的使药。每首方剂药味的多少，君、臣、佐、使是否齐备，全视病证大小与治疗要求的不同以及所选药物的功效来决定，但每首方剂中必须有君药。君药的药味较少，而且不论何药在作为君药时，其用量相对比作为臣、佐、使要大。这是一般情况下的组方原则。至于有些药味繁多的复（重）方，可按其方药作用归类，分清主次即可。

例如七厘散，血竭甘咸性平，行瘀止痛，治跌打损伤瘀滞作痛，为本方君药。红花行血散瘀，乳香、没药行气化瘀止痛，为臣药。儿茶苦涩凉，清热化痰滞；朱砂镇心安神，以治兼症为佐药。麝香辛窜开窍，行药力为使药。总之，君、臣、佐、使是组方的原则和规律。这个规律，是前人在无数治疗实践中总结出来的，至今还具有现实意义。

三、郑氏伤科方药的常用治法

1. 常用治法

方剂与治疗法则，可以说几乎是同时产生，而又相互促进的，并日趋完善，形成了现在常用的治疗法则和对应方剂。伤科中药的治疗法则，是在长期的医疗实践中逐渐形成的，是由跌打损伤的特点决定的。

因为跌打损伤的病机特点外不过局部伤损，内不过气血脏腑功能紊乱，气血运行不畅，瘀血积滞。所以行气活血法成为伤科治疗中的一个带普遍性的法则，它贯穿于伤科治疗的各个阶段和各个环节中。

在损伤初期，气滞血瘀证候往往十分严重，在这个阶段活血祛瘀为其主要治疗目的，于是产生了活血祛瘀法。如出现大便不通，甚至瘀血冲心冲脑等，则应通脏逐瘀。如有肝气郁结者，又必须兼用疏肝化瘀法治疗。由于动则生阳产热，剧烈运动或跌扑重伤，往往产生肝热、心热、血热、体温升高等现象，又必须采取清肝、凉血法治疗。

有骨折筋断者，采用接骨续筋法；筋络拘急不舒者，采用舒筋活络法。在中后期，骨软筋弱者，采用强筋壮骨法。

若损伤日久，气血耗散过甚，或体质素弱，正气虚亏者，则用补益气血法，以扶正固本。

有的伤后外邪得以侵袭，而与痹证并存，只用活血祛瘀法，则瘀不化，血不活，痹且不解，故宜用祛痹化瘀双解法。跌打损伤常与风寒湿痹并存，故有专为论述祛痹法的必要。

总结而言，郑氏伤科方药的常用治法有行气活血、祛瘀血（活血化瘀、通脏逐瘀、祛痹化瘀）、接骨续筋、强筋壮骨、祛痹、疏肝理气、舒筋活络、止血、止痛、祛风镇静和开窍安神等治法。

此外，骨伤患者如有外感、发热或合并其他疾病，均有其相应的治疗法则，在此均从略。

2. 辨证施治，灵活掌握

续筋接骨，恢复损伤组织原有的结构和功能，是伤科治疗的目的。组织损伤后，除机体本身具有使损伤组织修复生长的作用外，使用适当的药物，必能促进损伤的愈合和功能恢复。临床上影响损伤愈合的因素很多，应根据病情，遵循标本兼治、筋骨并重、局部和全身（整体）相结合的原则，做到辨证施治，灵活掌握。若有瘀血阻滞，"必须以活血化瘀为先"，先使用活血散寒之剂，待瘀滞基本消散，再投以续筋接骨之品，或两者适当配伍使用，或选用具有活血散瘀、续筋接骨两种功效的药物，因为"血不活则瘀不去，瘀不去，则骨不能接"。若气血亏损，肝肾虚衰，则应同时使用补气血药或补肝肾药。若兼有外感风寒湿邪或合并其他疾病，则应根据急则治其标，缓则治其本或标本兼治的原则，选择适应的药物配伍使用，方能收到满意的效果。

临床见证，还当具体对待，不宜执方试病，据守陈规。

四、骨折的辨证用药

骨折的中药治疗，是根据骨折愈合过程中的病理、生理特点，运用辨证论治、内外兼治、筋骨并重、局部和整体相结合的治疗原则，将骨折分为早期、中期、后期施治。然而，骨折愈合是一个连续过程，用药时应抓住病变的主要方面，随证配方遣药，方能达到治疗目的。例如骨折初期常用活血化瘀、通腑逐瘀法，有兼证则适当配合开窍安神和止血止痛法。中期常用接骨续损（筋）法，适当配合和营止痛法，后期则以舒筋活络（或温经通络）法为主，适当配合补益肝肾，补益气血等治疗法则。骨伤外用药中有 1~7 号接骨药用于骨折的不同时期和症状。骨伤内服药中有一、二号接骨丸，双龙接骨丸，虎骨龟龙丸等，这些内服外用药物分别运用于因肝血不足、严重脱钙等所致骨痂生长不良者，体现了辨证和辨病相结合的原则。

1. 骨折的早期用药

骨折的早期，又称为急性期，从时间来说，在骨折后 1~2 周内。这个时期，由于骨折合并有局部肌肉、经脉受损、血离经脉，导致恶血留内、瘀积不散、经络阻滞，除有畸形、功能障碍或功能丧失外，尚有局部肿胀、疼痛、发热等急性炎症反应。

根据"血家不可发汗"和"汗家不可发汗"的原则，对严重骨折或失血过多，或阴虚的病人，应慎用发汗解表法，否则会造成伤阴之弊。

从全身情况来看，骨折后，由于气血瘀于腠理、营卫阻遏不通、郁而化热以及脏腑气伤所致的脏腑功能失调，正如《正体类要·序》所说的"肢体损于外，则气血伤于内，营卫有所不贯，脏腑由之不和"，故患者会发热，体温一般在 38 ℃ 以下，表现出食欲不振、口渴、倦怠、心烦意乱、失眠多梦、酸楚疼痛、小便短赤、大便不通、脘腹胀满、舌苔垢腻、脉濡数或涩等症。如病人体质虚弱，或损伤严重，或疼痛剧烈，或出血甚多，可发生晕厥（闭证）或休克（脱证）等症。对此宜根据不同病情，辨证用药。

一般骨折或损伤较轻的病人，表现出局部红肿疼痛，或全身低热、口干、食欲减退等症，此为损伤瘀血阻滞所致。治宜通气活血，消肿止痛。内服七厘散、制香片、复元活血汤；外用新伤药，加三棱、莪术，研末调敷或用新伤药水浸于纱布或棉花上，湿敷（以不影响骨折固定为原则，下同）。

如出现局部血瘀肿痛、皮肤发红或灼热、体温升高、脉数、口干、苔黄等症，则为损伤血瘀，肝气不疏，郁而生热。治宜活血消肿，清肝解热。内服逍遥散，加荆芥、牡丹皮、栀子；外用新伤药，加牡丹皮、赤芍、三棱、莪术等。

对伤部合并感染、红肿烧痛，伴有全身发热、白细胞增多者，治宜清热解毒，活血散瘀。可用银翘散，加大剂板蓝根、大青叶、蒲公英、紫花地丁等，内服；外用新伤药，加芙蓉叶、蒲公英、地骨皮等。

对损伤严重，瘀血冲心或热入营血、心包而致高热、神志不清、大便不通、小便短赤、舌质红绛、脉沉数者，治宜清营泻热，通腑逐瘀。常用犀角地黄汤，加大黄、桃仁、木通、泽泻等，内服；外用新伤药，加芙蓉叶、蒲公英等。

伤后脘腹胀痛、纳呆、不思食或呕吐、大便不通，则属瘀血阻滞、肠胃湿热所致。治宜攻下逐瘀或行气导滞。可选取大成气汤、桃仁承气汤、血腑逐瘀汤、通导丸、导益散等。对年老体弱病人，可用番泻叶或重用生首乌，内服。脘腹胀痛者，加薄荷。

躯干部骨折（多见于肋骨骨折）后，胸满闷痛，胁肋刺痛，呼吸或咳嗽痛甚，或咳痰不爽，则为肝气不舒、营卫不和所致。治宜疏肝、和营、理气。可用和营止痛汤，内服；外用新伤药水湿敷。

对胸腹挫伤、疼痛难忍、腹内瘀血作痛者，可用大成气汤，内服。

如出现伤后有心悸、失眠、惊厥等症，多系心肝受损，肝气所动，肝不藏魂所致。治宜养肝益心，安神镇静。可用天王补心丹，内服。

在损伤当时或整复过程中，因剧烈疼痛，或身体虚弱，或精神紧张、恐惧等病人，会出现头晕目眩、突然倾倒、不省人事、面色发白、表情淡漠、脉细弱等症状。此为闭症（晕厥）。治宜通关利窍。可用通关散，吹鼻，即可苏醒。

严重骨折、多发性骨折或合并内脏损伤的骨折，因失血过多或剧烈疼痛，病人会出现表情淡漠、反应迟钝、面色苍白、大汗淋漓、四肢逆冷、呼吸表浅、血压下降、脉细微或摸不到等症状。这称为脱症（休克）。这是因为失血过多、气随血脱，以致气血双亡、元气暴脱。除采取输血、输液、输氧等急救措施外，还可用回阳救逆法治疗。常用参附汤、生脉散，内服。

开放性骨折或合并内脏损伤的严重骨折病人，如不及时止血，可引起失血过多而产生休克。在骨折后 24～48 h 内，宜酌情使用止血药止血，可用十灰散等。

伤后兼有恶寒发热、头痛、肢节酸楚、苔薄白、不思食、恶心等症，则为外感风寒所致。宜用和营疏表法，常用防风、川芎、薄荷、紫苏、陈皮、枳壳、赤芍、生姜、藿香等，内服。

如伤后头痛发热、面赤、有汗或无汗、苔黄腻、小便短赤、大便不通，则为外感风热所致。宜用辛凉疏表药治疗。可用银翘散，加枳壳、川芎、赤芍、木通等，内服；大便不通者，加大黄；高热不退者，重加板蓝根、大青叶等，以达标本兼治的目的。

如骨折后，肢体肿胀严重，或包扎固定不当，而产生张力性水泡，可局部消毒穿刺抽液后，涂搽紫草油（紫草用麻油浸泡而成）或用紫草油纱布覆盖。对水泡溃破流黄水者，经局部消毒后，可撒布黄甘散（黄柏、甘草、冰片）。

2. 骨折的中期用药

骨折中期，又称为续筋接骨期，在骨折 1～2 周以后。此期骨位基本稳定，由骨折所引起的全身和局部症状也基本消除，一般治疗原则是活血生新、续筋接骨，因为"血不活，则瘀不去，瘀不去，则骨不能接"。

在骨折中期，损伤之骨与软组织尚处于修复中，同时瘀血可能尚未化尽，患者的气血亦未完全恢复，在治疗方面本着肝主筋、肾主骨的理论以接骨续筋、滋养肝肾的药物为主，辅以活血化瘀、调理脾胃之品。人是一个有机的整体，影响骨折愈合的因素很多，应根据病人的不同证候，辨证用药。

一般骨折病人局部仍有不同程度的肿胀，轻度疼痛或疼痛不显。此因经脉尚未通畅、气血始将恢复、余瘀未尽、筋骨未续所致。治宜活血生新、续筋接骨。常用接骨丸，内服；外用续断、土鳖、儿茶、羌活、独活、木通、乳香、紫荆皮、自然铜、苏木、川芎、鸡血藤等。

损伤严重、失血过多或老年体弱病人，易致血虚。因为"血为气母"，所以病人会表现出气血两虚的症状，如食欲不振、声音低微、出虚汗、面色苍白或萎黄、耳鸣、头昏目眩、心悸失眠、肢体肿胀不消、骨痂生长缓慢等症。此为气血两虚所致。对此类病人，宜先用疏肝理脾之剂，如柴胡疏肝散，调理脾胃，待食欲好转后，再用补气补血、续筋接骨之法，可用八珍汤，加合欢皮、骨碎补、续断、血竭等，内服；外用二号旧伤药，去海藻、官桂，加自然铜、鸡血藤等。

损伤严重或年老体弱病人，会有腰膝冷痛、滑精、尿频或遗尿、骨痂生长缓慢等症。此为肝肾虚损所致。治宜补益肝肾、续筋接骨。可用健步虎潜丸、壮腰健肾丸等，内服；外用二号旧伤药，去海藻，加骨碎补、远志等。

若有食欲不振、脘腹满闷等症，则宜先用疏肝理脾之剂，如柴胡疏肝散，待脾胃健运后，再用补肝肾、续筋接骨之品，否则欲速则不达。

如伤后出现长期食欲不振、脘腹胀满，或素体脾胃虚弱、骨痂生长缓慢等症则为脾失健运所致。治宜补气健脾。可用四君子汤、香砂六君子汤等，内服。

四肢骨折后出现肢体肿胀经久不消，沉重，小便不利等症则为全身血脉和脏腑运行失调、经脉不通所致。治宜调理全身血脉和脏腑功能。可用柴胡、升麻、羌活、独活、防风、木通、木香、枳壳、槟榔、木瓜、泽泻、当归、川芎、红花、大黄、黄芪、麻黄等，内服；外用一号熏洗药熏洗。

3. 骨折的后期用药

骨折后期，又称为功能恢复期。此期病人骨折已临床愈合，外固定已解除，但骨不健、筋不强、气血不充，加之久伤必有寒（风寒湿邪容易乘虚而入）。此期除有骨弱筋萎的症状表现外，还可能兼有他症，故治以强筋健骨，大补肝肾，兼以健脾益胃。另外，因为肝为肾之子，虚则补其母，故养肝常兼滋补肾阴，肝虚而阴不足或肝虚久未复原者以养肝为主、滋肾为辅。临床用药，应根据病情灵活掌握。

一般病人会有肢软无力、肌肉萎缩、关节不利等症。治宜舒筋活络、强筋壮骨、通利关节。除配合按摩和功能锻炼外，可用正骨紫金丹、健步虎潜丸、六味地黄丸等，内服。

如病人出现筋骨冷痛、肢体麻木、胀痛、风湿关节病等症，则为风寒湿邪入侵所致。治宜舒筋活络、强筋壮骨。可用虎骨木瓜酒、风湿酒、活络丸、铁弹丸等，内服；外用二号洗药熏洗，或外贴活络膏。

如关节功能明显障碍、局部肿胀发硬、甚而继发骨化性肌炎或创伤性关节炎者，治宜软坚散结、舒筋活络。可用补益散结丸，内服；外用二号熏洗药，加陈醋熏洗。

如病人兼有气血虚弱，肝肾虚损等症状，还应酌情分别采用补气血强筋骨或补肝肾强筋骨等法治之，不可拘泥于上述治疗原则。

五、软组织损伤的辨证用药

软组织损伤，一般包括肌肉、肌腱、筋膜、韧带、关节囊、滑液囊、皮肤、血管、神经等组织的损伤。此类损伤在日常生活、劳动和体育运动中常有发生。根据病因、病程和病机的不同，分为急性损伤、陈旧性损伤和慢性损伤三类以治。其辨证施治，有活血散瘀、消肿止痛、续筋强筋、补益气血和补益肝肾等。如兼有外感风寒湿邪，还应酌情使用舒筋活络、祛风除湿之剂。

需要明确的是陈旧性损伤和慢性劳损，虽然临床表现大体相似，但产生的原因不同，故临床证候有别，不可混淆。前者以损伤局部虚实夹杂为主，治当通瘀消滞、攻补兼施；后者属虚劳，治以补益为本。

1. 急性软组织损伤

急性软组织损伤是指受伤时间在 1~2 周内，又称为新伤。此类损伤是由直接暴力或间接暴力所致的损伤，一般均有明显的外伤史，损伤局部常有明显的疼痛、肿胀、皮肤发红或青紫瘀斑、压痛、触之发热、活动受限等。严重的软组织损伤，除局部症状较严重外，因损伤剧烈疼痛或出血甚多，病人会有心慌、瘀血发热、面色苍白、出冷汗，甚至昏迷等全身症状。根据其局部症状的病机特点，可分别采用清热凉血、活血散瘀、消肿止痛、行气止痛、通经活络等治法，辨证用药。

伤后出现局部不同程度的肿胀、疼痛，则为经脉受损、离经之血瘀滞于筋肉间、阻滞经脉不通、瘀肿作痛所致。治宜活血散瘀、消肿止痛。外用新伤药加三棱、莪术等，或用黄柏、木通、延胡索、赤芍、五灵脂、苏木、白芷、木香、川芎、防己等。内服七厘散、制香片等。

如伤后出现局部红肿、发热、疼痛则为瘀血化热所致烧热疼痛。治宜活血散瘀、清热消肿止痛。外用黄柏、浦黄、木香、木通、白芷、延胡索、芙蓉叶、蒲公英等，或新伤药加大黄、黄芩；内服桃红四物汤、七厘散等。

损伤数日后出现局部疼痛、肿胀发硬、活动受限，则为瘀血凝滞所致。治宜活血化瘀、散结止痛。外用三棱、莪术、延胡索、苏木、川芎、木香、海藻、羌活、独活等；内服桃仁、红花、当归尾、广三七、赤芍、川芎、木香、香附、乳香、没药、甘草等。

2. 陈旧性软组织损伤

陈旧性损伤则指急性损伤未能得到及时和正确的治疗，或未治愈又再次受伤者。由于受伤组织未能及时重新生长修复或修复不良，常反复发病，出现疼痛、压痛、组织发硬、活动受限等症状。由于受伤局部供血不足，每遇气候变化或受凉遇冷，而使症状加重。从其病机特点来看，总以局部瘀滞不通、寒湿阻滞、气血凝结等局部实证为主，杂以气血损耗、筋未坚固等虚证。以邪实为主，虚实杂合是陈旧性损伤不同于慢性劳损的病机特点。

损伤日久，局部疼痛，硬结不散，功能障碍则为气血凝结、经脉受阻所致。治宜通经活络、软坚散结。外用一号旧伤药、软坚散或二号消结散；内服四制香附散或正骨紫金丹，或投以橘核、枳实、厚朴、川楝子、延胡索、桃仁、桂心、木通、丝瓜络、天花粉、木香等。

如损伤日久、局部发凉、疼痛发胀、遇冷尤甚，则为寒湿阻滞经络所致。治宜温经通络，祛寒除湿。外用二号熏洗药，或外贴活络膏。内服蠲痹汤、虎骨木瓜酒。

如损伤日久、局部酸胀疼痛、肢体沉重乏力、甚而水肿，则为湿阻经络所致。治宜除湿通络、舒筋止痛。外用利水消肿散或一号熏洗药熏洗。内服风湿酒。

如滑膜或滑囊损伤后，关节（或局部）肿胀、疼痛、发热、皮肤发红，则为瘀血发热、关节不利所致。治宜散瘀退热、消肿止痛。外用滑囊炎散加赤芍、川芎、牛膝、山豆根、浮萍、泽泻等。内服制香片。

如损伤日久、局部软弱无力、时肿时消、或伴轻微疼痛、则为局部瘀滞阻络、气血不足所致。治宜行气化瘀、活血续筋。可用 2 号旧伤药去海藻，加大剂黄芪，内服强筋丸。

3. 慢性软组织损伤

慢性劳损，又称为劳伤。多因局部长期劳累过度，或由于多次微细损伤积累而成，一般与职业性质、工种和运动项目有关。由于长期处于某种单一姿势（劳动、工作或运动），致使局部组织产生积累性损伤，劳损的受累组织，常有充血、水肿、变性、增厚等病理改变，而出现疼痛、压痛、劳累后疼痛加重、休息后疼痛减轻等症状。《素问·宣明五气篇》说："五劳所伤……久坐伤肉，久立伤骨，久行伤筋，是谓五劳所伤。"劳伤者多虚，或气血虚损、或肝肾亏虚、脉道空虚，而使筋脉、骨节失气血濡养，表现为形体虚损。

若与六淫外邪相著于骨节，则为痹。痹证一名，首先见于《素问·痹论》中的"风寒湿三气杂至，合而为痹"。痹证是指外邪稽留经络，发生肌肉关节疼痛、肿大、重着的一种疾病。有行痹、痛痹、着痹和热痹之异。此类疾病主要表现为受累局部疼痛发硬，遇寒加重，得热减轻，其病因多与局部劳损、疲劳以及损伤日久气血虚弱加之寒和潮湿等外部的侵袭发为痹症。热痹可参照急性软组织损伤施治，其他痹证的用药可参照慢性组织损伤施治。现代医学的风湿热、风湿性关节炎、类风湿性关节炎、强直性脊椎炎、痛风等均可参照本病辨证施治。

如局部反复疼痛、酸软无力、劳累后疼痛加重、休息后疼痛减轻，则为"久伤多虚"、营卫不和、气血虚弱、血不养筋所致。治宜益气活血、调补肝肾，外用当归、黄芪、续断、骨碎补、鸡血藤、乳香、没药、川芎、合欢皮、檀香等。亦可外用活络膏，内服劳损丸、强筋丸等。

如关节反复肿胀、活动受限，且活动越多，肿胀越剧，则为气血虚损、经脉不通、关节不利所致。治宜补气消肿、通利关节。外用利水消肿散重黄芪，加党参、白术、泽泻、川芎。内服术桂散、白芪丸等。

如伤部疼痛、肢冷发凉、遇寒加重、得热痛减，则为"久伤多寒"、寒入经络所致。治宜温经散寒、活络止痛。外用二号熏洗药。内服小活络丸、蠲痹汤等。

如伤部疼痛、酸胀麻木、天气变化加重，则为风湿阻滞、经络不通所致。治宜祛风除湿、舒筋活络。外用一号熏洗药加三号熏洗药等。内服虎骨木瓜酒、五加皮丸、独活寄生汤等。

4. 关节脱位

对关节脱位进行手法整复和固定后产生的各种临床症状，主要是由于关节周围软组织损伤所引起的，因此将关节脱位整复后的辨证用药，列入本节叙述。

关节脱位往往同时伴有关节囊、关节内外韧带或肌腱的损伤，而表现出疼痛、压痛、局部肿胀、功能障碍、畸形等症状。除应及时进行适当的手法复位和固定外，还应辨证运用中药治疗，以便促进损伤的愈合和关节功能的恢复。

脱位整复固定后1~2周内，关节肿胀、疼痛甚至发热，则为气血阻滞关节、瘀血发热所致。治宜行气活血、消肿止痛。外用新伤药，加赤芍、川芎、泽兰、泽泻等。内服桃红四物汤、制香片等。

整复固定2~3周后，可酌情解除固定，但局部仍有疼痛、肿胀、关节功能障碍。此为经络不疏、关节不利所致。治宜舒筋活络、通利关节。外用一号旧伤药，或用一号熏洗药熏洗。内服铁弹丸、小活络丸等。

如兼有其他症状，可参照急慢性软组织损伤所述症状辨证用药。

六、伤科外治用药特点

常用剂型有外擦药酒、外敷散药、外用浸剂、外用水剂、外用软膏、贴膏、熏洗剂等。

熏洗疗法，是利用药物煎汤，趁热在皮肤患部进行熏洗蒸淋的一种治疗方法。它属祖国医学中的外治法之一，在外治疗法中占有很重要的地位。由于煎液的温热作用，能刺激神经系统和心血管系统，疏通经络，活血化瘀，祛风寒湿邪，亦可调和气血，改善局部营养状况和全身机能，从而达到治愈疾病的目的。

熏洗法分全身熏洗法、局部熏洗法和热淋浴洗法。药物与用水量一般可按100 g生药配1 L水进行调配。熏洗时保留原药和药水。在第2次使用时，补清水至足再用。每剂药一般可用5~6次，或1 d 1次可续用1~2周（视季节、药物组成等情况而定）。局部熏洗一般先以热熏至汤水不烫时，再浸泡20 min左右（以伤部潮红、全身微微出热汗为宜）。每日熏洗2~3次。熏洗时可配合局部推拿按摩。急性传染病、重症心脏病、高血压、动脉硬化症、肾脏病、妇女妊娠、饱食及饥饿、过度疲劳均不宜熏洗。

入熏洗方的药物选择常用清热解毒、活血散瘀、麻醉止痛和发表散风类药。常用清热解毒药有黄连、黄芩、黄柏、金银花、连翘、紫花地丁、蒲公英、秦皮、马齿苋、马鞭草、栀子、夏枯草、龙胆草、大青叶、半边莲、白花蛇舌草、迎春柳。常用活血散瘀药有当归、赤芍、红花、丹皮、乳香、没药、姜黄、苏木、透骨草、伸筋草、川芎、丹参、淡霄花、月季花、土牛膝、虎杖、小红参。常用麻醉止痛药有生川乌、生草乌、生天南星、生半夏、花椒、藏茄、雪上一枝蒿。常用发表散风药有荆芥、防风、羌活、桂枝、白芷、菊花。瘀痛、关节功能障碍者可酌加白酒；粘连者，可酌加陈醋。

1. 损伤急性期

损伤初期，血离经脉，不行其道，恶血留滞，壅涩经道，阻遏气机。由于血积气阻，所以患处血瘀胀肿，血瘀则不通，不通则痛，瘀血生热。局部除功能障碍、疼痛外，还伴有发热。在治疗中，局部外治以活血化瘀、消肿止痛，外用药以偏寒凉药物为主。

常用药物有大黄、黄柏地龙、儿茶、栀子、紫荆皮、红花、丹参、血竭、当归、白芷等。代表方为新伤药。

常用剂型为散、水剂。药物调制时以凡士林、油、蜜作为基质的更好，这对皮肤有保护作用，可减少对皮肤的刺激。

从药效观察，急性期外用药物的时间，大致为骨折伤后 10 d 内；轻中度软组织损伤 1~3 d，重度软组织损伤 3~5 d。需要注意的是，使用时间只是大致的常规，具体临证时，应据病情详加考虑。如红肿热痛消散较快，则进行后续用药，否则可继续原药使用或辨证加减（药不对证或证变）。

2. 急性期后

经初期治疗，肿消痛止，筋骨已初续，但骨未坚、筋未壮，治以接骨续筋为主，兼以活血化瘀。

常用药物有川断、碎补、自然铜、土鳖、三七、生地、杜仲、血竭、川芎、虎骨、乳香、没药和牛膝等。

常用剂型有膏、散、水、酒、油剂。总体来说，此期剂型无限定，以方便使用为宜。

使用时间，如无局部不适，可续用至解除外固定止。

3. 功能恢复期或后遗症期

由于长时间的固定和活动减少，或因伤受寒湿侵袭等，而会出现局部经脉受阻、关节活动不利等症，所以治以温经通络为主，兼以散寒止痛等。

常用药物有海桐皮、羌活、独活、桂枝、细辛、川乌、草乌、南星、鸡骨草、姜黄、防风、秦艽、五加皮、木瓜、伸筋草、透骨草、海风藤等。

常用剂型有酒、水、洗剂等。对关节功能不利者，以熏洗剂为主，并酌加酒、醋合用，酒可活血，有良好的渗透力，助药物直达病所。醋可软坚散结，使粘连软化，对解除粘连有利。

七、郑氏伤科用药特点

1. 先治标，后治本

骨折处理中，通经行气散瘀，以消肿止痛。肿痛已除，续以接骨之药。如骨位复位后应先下散瘀活血的药以消肿、止痛。待肿痛减退，再施以接骨之药，否则会造成后遗症或收效不大。

筋骨并伤，用药尤重软组织伤，否则骨痂形成不良或后遗时痛、时肿、无力等症。在治疗骨折伴有严重的软组织伤时，或者骨折后未能及时整复或仅对骨折暂施简单固定，首先要着重治疗软组织伤，待肿胀减轻后，再及时治疗骨伤。否则，会因软组织广泛破坏，渗出物大量瘀滞而给骨伤的整复固定带来困难，或增加手术风险，并使关节发生功能障碍。

2. 祛邪为主，扶正为本

如伤后酸胀、肿胀难消，多为外邪留驻，若外邪不除，主病难愈。

祛邪则破散力强，恐体质不受，则扶正以强或适用，非以虚为补。

久病者，伤处多邪实，全身气血、脏腑功能多虚，故此时宜双管齐下。

3. 病位不同，方药亦适

皮肤厚软不同，则选药有异。如南星、二乌和穿山甲药性强，可引药深入，但刺激性强；地龙、海藻、儿茶之效同性缓，刺激小。这也是滑束炎散与利水消肿散之组方区别，可分别适用于足部等肌肤粗厚、吸收药物差部位，腋窝、腹股沟等肌肤敏感性强的部位。

应注意引经药的使用。头部宜用川芎、白芷；颈腰宜用狗脊、羌活、杜仲；胸胁宜用柴胡、枳壳、蝉脱。上肢及手部宜用五加皮、桂枝、姜黄；下肢宜用牛膝、木瓜、沉香；关节宜用松节、荔枝核、穿山甲。引经药的使用，除配伍于方剂中，亦可煎汤加米酒或黄酒 50 mL 配合主药同服。外用敷剂中，酌情配伍白芷、细辛，不仅可通窍止痛，还可增加皮肤通透性，引药由肌表直达腠理；黄芪也有此功效。

关节部位要慎用接骨药。若骨折临近关节，则要慎用接骨药。如果误下接骨药，可能会使肌肉硬化，关节僵直。在脱位时，不宜施用接骨药，恐愈后出现功能障碍。

4. 对症下药，随证加减

选药是基础，配伍是关键。郑氏伤科虽有若干外用药处方，但在使用时，并不千篇一律，特别是外敷药的使用，应根据临证情况，随证加减，随配、随调、随用，充分体现郑氏外用药的辨证施治，随证加减治疗原则。尽管药物的剂型有待改进，但这种辨证论治的指导思想是值得继承和发展的。

药物剂型不同，功效也有差异，如新伤药治损伤肿痛，痛显肿轻，膏剂有效；肿痛均显，散剂有效，膏剂能止痛但消肿功效下降。

四物汤活血化瘀，经加减可用于损伤初期瘀血肿痛。按部位加减用药的方法为：头部选加防风、白芷、羌活、天麻（或钩藤、白蒺藜）、蔓荆子；胸部选加桃仁、柴胡、花粉、薤白、瓜蒌、红花、枳壳、半夏、香附；胁肋部选加龙胆草、柴胡、郁金；腹部选加桃仁、红花、枳壳、大黄、腹皮；背部选加首乌、威灵仙、狗脊、炙香附；腰部选加杜仲、续断、狗脊；上肢选加桑技、桂枝、老鹳草、秦艽；下肢选加牛膝、木通、木瓜、千年健、土茯苓。按症状加减用药的方法为：肿胀严重选加泽兰、桃仁、刘寄奴、茯苓、大黄；疼痛严重选加三棱、王不留行、莪术、竹七、五灵脂、延胡索、乳香、没药；小便不利去生地，选加车前草、泽泻、木通、牵牛子、茅根；大便结燥选加大黄、火麻仁、蓖麻仁、郁李仁，也可选用番泻叶泡开水服，或蜂蜜冲开水服；心悸失眠选加酸枣仁、柏子仁、远志、茯神、女贞子；口干舌燥加重生地，选加沙参、延胡索、天花粉、桔梗、石斛、麦冬；饮食不振选加陈皮、蔻仁、砂仁、炒谷芽、炒麦芽、鸡内金、炒山楂、炒白术、神曲。

骨折用药，常用促骨痂早期形成之钙质及胶质之药，如螃蟹、脆蛇、龙骨、白及、土鳖、鳔胶、儿茶等。注意此类药物应在局部瘀散肿消之后使用。

软组织损伤者，宜加通经活血、续筋之药，如续断、木通、木香、土鳖、川芎、黄芪。筋软无力或松弛者，加强筋之药，如远志、甘草、杜仲、续断、白及、五加皮、龟板、鳔胶、紫河车等。

韧带伤，先宜散瘀消肿。硬化者投之以软坚药，如海藻、昆布、地龙、儿茶。陈旧伤，投之以祛风湿之品，如萆薢、羌活、海桐皮、千年健、老贯草。

5. 重视药物的加工炮制、配制

有些药物需特殊的加工和炮制才能产生相应功效，如血余炭、牛角炭、胆南星、制二乌、制马前子、四制香附、巴豆霜等的加工和炮制。有的是郑氏继承前人的，有的是郑氏独创的，特别是舒活酒的配制，是根据其组成药物的溶解特点选用适当的溶剂分别溶解后，再加合而成。这样既可使药物的有效成分充分溶解出，又能保证药物的作用。这种伤科外用药的加工配制方法，至今还是绝无仅有的。

6. 用药不拘三期用药原则，而强调气血、阴阳、脏腑的病机变化

不拘于常规的骨折三期用药原则，而是强调根据不同阶段所表现的全身阴阳失调，气血和脏腑功能紊乱，运用不同的治则，给以内服煎剂加以调整，抑其所亢，扶其不足，使之恢复平衡，加速损伤的恢复。

7. 注意患者年龄、性别及体质的差别谨慎用药

伤科用药，多用破积、散瘀之品。使用时应注意患者年龄、性别及体质的差别，谨慎用药，方不致误。

第三节 行气活血方

当归散

【组成】川芎20 g 当归20 g 没药10 g 苏木10 g

【功用】行气活血，通经止痛。

【主治】跌打损伤气滞血阻，肿胀疼痛。

【用法】水煎，饭前服。1 d 1剂，每日服2次。

【按语】本方主治跌打损伤之气滞血阻的肿胀疼痛等症。方中当归行血活血、行血中之气而生新，川芎为气中之血药，辛散之力强，能入肝入血，直上直下，升而不守。当归配川芎则血气两行，相得益彰，共为君药，没药为臣，能活血散血、通血脉，其味苦能下泄、味辛能散，既可助当归、川芎之力，又可抑川芎之升窜过分。苏木味甘、咸、辛、酸，性凉而通经止痛，对归芎既助其活血行血，又制其性，为佐使。综观本方，行血行气，气畅血活，归芎与苏木升降有度。

四制香附散

【组成】盐制香附 酒制香附 醋制香附 当归水制香附各等份

【功用】通气活血，消积止痛，通经络。

【主治】伤后肌肉疼痛，胸胁部损伤，肋间神经痛，腹部损伤胀痛。

【用法】每次服3 g，每日2~3次。

【制法】将炒香附先放于麻袋内（一条麻袋装香附约1/2）用手搓揉，使香附的毛须脱落。然后将5 kg香附分为4份，1份用食盐水泡（10%的食盐水），1份用酒泡，1份用醋泡，1份用当归水泡（当归30 g加500~750 mL水熬，然后滤去渣）。各种水不能淹过香附，每日要翻倒1次，使之上下浸透。5~7 d取出晒干，研为细末。

【方解】方中香附味辛微苦、甘，性平，能理气解郁、止痛、调经，治肝胃不和、气郁不舒、胸腹胁肋胀痛。"此味于血中行气，则血以和而生；血以和生，则气有所依而健运不穷，是之谓之生血，是之谓益气。"香附能通血中之气，使血活而生新。生用燥烈香窜过甚，经过炮制，则性和而纯，一物而具通气活血两功，放在伤科治疗中，为常用之品，但究嫌香燥，易伤阴液，用之宜当，故久服可与滋阴补养药配伍。

三七散

【组成】四制香附 300 g　广三七 30 g　甘草 30 g

【功用】行气活血，通络止痛。

【主治】肌肉韧带伤，全身肌肉痛，尤以肋间肌和腰肌疼痛效果更佳。胸肋伤，可与七厘散交替服用，效果良好。

【用法】上药共研细末，每次 3 g，每日 2～3 次，用酒或开水冲服。

【方解】方中三七甘、苦、微温，能止血散瘀，消肿止痛，其性止中有散，散中有止，为理血药中之妙品，为君药。香附行气解郁，能于血中行气为臣药。甘草性味甘平，补五劳七伤，治一切虚损，益精养气，坚筋骨，长肌肉倍力气为佐药。三药配合，既能行气活血，通经止痛，又能营养筋腱肌肉，为肌肉、肌腱损伤常用良方。

【按语】三七散制成片剂者称为制香片。

通利止痛汤

【组成】桑枝 30 g（先煎）　秦艽 15 g　当归 12 g　赤芍 12 g　延胡索 9 g　木香 5 g（后下）　厚朴 9 g　枳实 9 g　续断 12 g　木通 9 g

【功用】行气活血，通利止痛。

【主治】腰部损伤疼痛。

【用法】水煎服，1 d 1 剂，每日服 3 次。

【方解】方中桑枝祛风活络，通利止痛为君药；秦艽祛风湿，舒筋络，当归、赤芍、元胡活血补血，行气止痛共为臣药；枳实、木香、木通、厚朴行气燥湿，利水止痛，续断补肝肾，行血脉，续筋骨共为佐药。

青白散

【组成】三七　当归　白芍　白芷　白术　各等份

【功用】行气活血，散瘀止痛。

【主治】关节韧带伤久而不愈，瘀积不散，痛甚。

【用法】上药共研成细末，每次服 2～4 g，每日 2～3 次，酒或温开水送服。

【方解】白术、白芷利水散湿，消肿止痛为君药，白芍、当归、三七化瘀止痛、生血、和血共为臣药。

术桂散

【组成】当归　白芷　上桂　乳香　甘草　白术　各等份

【功用】行气活血，消肿止痛。

【主治】肌肉损伤，尤其腰部损伤伴有肿痛疗效最好。腰部寒湿疼痛，伤后风湿侵袭，轻者亦可用。

【用法】上药共研细末，每服 2～4 g，每日 2～3 次。

滋阴活血剂

【组成】黄芪 16 g　川芎 16 g　骨碎补 16 g　透骨草 16 g　合欢皮 16 g　乌药 16 g　姜

黄 16 g　桑寄生 16 g　红花 7 g　归尾 20 g　杜仲 10 g

【功用】行气活血，补气，滋肝补肾。

【主治】陈旧性损伤，患肢时肿，软弱无力，步行困难，骨痂形成少，入夜局部肿痛。

【用法】水煎服，1 d 1 剂，分 3 次服。或煎水熏洗患部。

【按语】本方可用行气活血剂，也可作补益肝肾、强筋壮骨剂。为行血活血与补益肝肾合并使用的代表方剂之一，内服尤其适宜。

温经活血洗剂

【组成】归尾 16 g　川芎 10 g　红花 10 g　赤芍 10 g　续断 10 g　木通 10 g　黄芪 10 g　官桂 10 g　五灵脂 8 g　海桐皮 20 g　香通 16 g

【功用】行气活血，温经止痛。

【主治】一切组织损伤，时痛时肿，微微觉凉。

【用法】水煎，熏洗患部。

【按语】方中香通为樟树的根，味辛，性微温，能祛风散寒、理气活血、止痛止痒。

归七海桐汤洗剂

【组成】归尾 16 g　川红花 10 g　川芎 10 g　海桐皮 10 g　香通 10 g　土茯苓 10 g　土三七（见肿消根）40 g（干品 10 g）

【功用】通气活血，消肿止痛。

【主治】伤后 2～3 周，患肢疼痛，肿不易消。

【用法】2 d 1 剂，水煎熏洗患部。

第四节　祛瘀血方

一、活血化瘀类

桃红四物汤（《医宗金鉴》）

【组成】桃仁（打碎）9 g　红花 6 g　归尾 9 g　生地 15 g　赤芍 9 g　川芎 6 g

【功用】活血，生新，祛瘀。

【主治】常用于损伤初期或中期由气血凝滞出现的各种证候，尤适用于偏虚患者。

【用法】水煎服，1 d 1 剂，每日服 2 次。

【方解】本方是由四物汤加桃仁、红花而成。四物汤为补血、调血、止痛之剂。在唐代《理伤续断》中，四物汤即用于跌打损伤，如"凡重伤、肠内有瘀血者用此"，可见四物汤治瘀血有一定效力。

方中桃仁破血行瘀，润燥滑肠，善于破血，散而不守，泻而无补。桃仁配以化瘀的红花，共为本方君药。红花用少量则生血养血，用量多则散血、破血，用中等量则行血、活血、调血，在方中用 6 g，因其质柔能化瘀散血，与桃仁配合，足以在方中起主帅作用为君药。当归行血、活血，并有生血之功；川芎为血中气药，活血之力甚强，与当归配伍，其行血、活血力量倍增；生地凉血、生血，有逐血痹作用；赤芍行瘀止痛、凉血消肿。四物汤利血、活血、生血，既能协助君药，又能监制君药而起佐辅作用为使药。全方有收有敛，有攻有守，有补有泻，故为伤科常用要方。

膈下逐瘀汤 (《医林改错》)

【组成】五灵脂（炒）9g 当归9g 桃仁（研细泥）9g 丹皮6g 赤芍6g 乌药6g 延胡索3g 甘草9g 香附3g 红花9g 枳壳5g 川芎6g

【功用】活血祛瘀，行气止痛。

【主治】瘀在膈下、形成积块，或小儿痞块，或肚腹胀痛、痛处不移，或卧则腹坠似有物者。

【用法】水煎服，1d1剂，每日服2~3次。

【方解】跌打损伤而伤及胸腹者，往往瘀血停积在胸胁膈下，此属于肝郁血瘀症，故应采取活血祛瘀、舒肝调气法治疗。

方中红花、桃仁、五灵脂、延胡索、丹皮、赤芍、当归、川芎活血祛瘀，通经止痛，为本方之君；香附、乌药、枳壳调气疏肝，为本方之臣；甘草调和诸药，为本方之使。诸药合用，共呈活血祛瘀、调气疏肝功效。

【禁忌】年老体弱，气血虚衰，失血过多，妇女妊娠、产后及月经期。

血腑逐瘀汤 (《医林改错》)

【组成】桃仁12g 红花9g 当归9g 生地9g 川芎5g 赤芍6g 牛膝9g 桔梗5g 柴胡3g 枳壳6g 甘草3g

【功用】活血祛瘀，行气止痛。

【主治】适用于胸中血瘀，血行不畅所致的忽然胸痛、胸中烦闷、瘀阻头痛。凡跌打损伤血瘀胸中膈上，出现胸痛、心烦失眠及头者，宜用本方。近代常应用于骨折疼痛、胸部挫伤、肋软骨炎之胸痛、颅脑损伤、脑震荡后遗症之头痛头晕等。妇科方面可用于妇女血瘀经闭或经痛。用本方去桔梗加益母草、泽兰，酌减用量治疗，有活血调经止痛之效。

【用法】水煎服，1d1剂，每日服2~3次。

【方解】方中桃仁、红花、赤芍、川芎活血逐瘀，为本方之君；柴胡、枳壳、桔梗、牛膝疏泄肝气，宣化气机，治肝的郁结，为本方之臣；君臣配伍，瘀去郁舒而诸症可缓解；当归、生地调血补肝，为本方之佐；甘草调诸药，以成其功为之使。

消肿止痛汤

【组成】当归12g 赤芍12g 桃仁9g 川红花6g 防风9g 黄柏9g 木通9g 乳香5g 木香5g（后下）

【功用】行气活血，消肿止痛。

【主治】肢体损伤，肿胀疼痛。

【用法】水煎服，1d1剂，每日服2~3次。

【方解】方中当归、赤芍、桃仁祛瘀，行气活血，消肿止痛为君；红花活血祛瘀，通经，黄柏清热燥湿，解毒，木通通血脉，利湿热，防风祛风胜湿，解痉止痛，共为臣药；乳香、木香行气止痛为佐药。

散瘀和伤汤 (《医宗金鉴》)

【组成】番木鳖 15 g　红花 15 g　生半夏 10 g　骨碎补 9 g　甘草 9 g　葱须 30 g

【功用】行气活血，化瘀止痛。

【主治】一切碰撞损伤，瘀血积聚，肿胀疾病，筋络挛缩。

【用法】加水 5 碗煎沸后，入醋 80 g，再煎 5～10 min。熏洗患部，一日 2～3 次。

莪术桃仁熏洗药

【组成】莪术 14 g　桃仁 14 g　炙水蛭 14 g　威灵仙 14 g　蔓荆子 14 g　五灵脂 14 g 当归尾 14 g　牛膝 10 g　乳香 10 g　红花 7 g　没药 10 g

【功用】活血化瘀，止痛散结。

【主治】肌肉、韧带损伤日久，局部疼痛发硬，关节伸屈不利。

【用法】水煎，熏洗患部。每日洗 1～2 次，2～3 d 1 剂。

新伤药水

【组成】黄芩 50 g　生大黄 40 g　木通 40 g　三棱 25 g　莪术 25 g　黄柏 20 g　白芷 20 g　羌活 20 g　独活 20 g　川芎 20 g　川红花 20 g　延胡索 10 g

【功用】散瘀，消肿，退热，止痛。

【主治】用于各种闭合性骨折、脱位和软组织损伤初期有肿痛瘀血者。

【制法】上药粉碎成粗粉，分装若干纱布袋内，放入坛中，每药 50 g，加 75% 的酒精 500 mL 浸泡。每周翻动药袋 1 次，浸泡 1 月左右，再将每 500 mL 浸液加 500 mL 蒸馏水或冷开水稀释后即可使用。

【用法】棉花或纱布浸湿药水后，外敷患处，或加红外线照射 20～30 min。

新伤药

【组成】黄柏 30 g　延胡索 12 g　木通 12 g　白芷 9 g　羌活 9 g　独活 9 g　木香 9 g 血竭 3 g

【功用】退热，消肿，止痛。

【主治】凡一切新伤，在 1 周内局部疼痛，微肿、微烧，活动不能着力等。

【用法】上药研为细末，混合均匀。用冷开水和少许蜂蜜调匀，根据损伤面积大小，摊于油纸或纱布上，贴敷伤部。

【加减】急性伤肿痛甚，或数日不消之加大黄并重二黄，入三莪、红花。

热显肿轻者，加芙蓉叶、地骨皮，或以蒲黄代二黄。

热痛渐缓，而肿势仍显，可加大剂黄芪，并以木香、土茯苓助力。

皮肤过敏痒，以麻黄、樟脑代羌活，并能增强行表力。加入血分之没药，以强活血力。

重延胡索，加马钱子，则制痛力甚。

加栀子，则去皮肤瘀血斑速。

关节结构损伤肿胀，可酌与利水消肿散或滑囊炎散共用。

新伤膏

【组成】黄芩50 g　生大黄40 g　木通40 g　三棱25 g　莪术25 g　黄柏20 g　白芷20 g　羌活20 g　独活20 g　川芎20 g　川红花20 g　延胡索10 g

【功用】散瘀，消肿，退热，止痛。

【主治】用于各种闭合性骨折、脱位和软组织损伤初期有肿痛瘀血者（痛显肿轻，膏剂可效，肿痛均显，散剂效，膏剂只能止痛而无明显消肿功效）。

【制法】先将以上中药选剔，除去非药部分，洗尽用水煎煮3次，每次1 h（根据药物多少而定）。过滤，合并滤液，浓缩适量，放置冷却，加乙醇使含醇的体积分数达到60%以上，再沉淀24~48 h，过滤回收乙醇，浓缩适量，放置待用。

将上浓缩液、甘油、三乙醇胺混合，再将硬脂酸、石蜡、液体石蜡、羊毛脂混合熔化之；两者分别加热至同温（约80 ℃以上）后，再混合，搅拌。待皂化完全，冷至40 ℃以上，加冰片混匀，继续搅拌至冷却成。

【用法】将软膏涂布在纱布上，敷在患处用绷带缠缚。

外敷新伤提骨药

【组成】大黄30 g　苏木15 g　广木香18 g　大葱白（适量）

【功用】提骨，散瘀。

【主治】新伤骨折下陷。特别是小孩头部的凹陷骨折，肋骨骨折下陷者。

【用法】先将葱白（带须）捣烂，加上药敷于患处。

桃仁散瘀熏洗药

【组成】桃仁15 g　川红花10 g　川芎10 g　赤芍7 g　黄芩15 g　苏木10 g　桑枝10 g　木通10 g　地骨皮7 g

【功用】活血散瘀，消肿止痛。

【主治】伤后2~3周内，患肢（局部）瘀斑不散，有烧痛感。

【用法】水煎，熏洗患部。每日洗1~2次，2~3 d 1剂。

桂枝黄芪熏洗药

【组成】归尾10 g　川红花10 g　赤芍10 g　苏木10 g　木通10 g　黄芪10 g　竹七15 g　桂枝7 g

【功用】活血化瘀，补气通阳。

【主治】损伤后期，患肢或局部肿胀，无力，畏寒等。

【用法】水煎，熏洗患部。每日洗1~2次，2~3 d 1剂。

二、通腑逐瘀类

鸡鸣散（《伤科补要》）

【组成】归尾15 g　桃仁9 g　大黄30 g

【功用】攻下逐瘀，泄热通经。

【主治】跌打损伤，胸腹蓄血。症见局部肿痛、疼痛难忍、大便秘结、舌红脉实者。

【用法】酒煎，鸡鸣时服，至天明攻下瘀血即愈。现代用法，依病情拟用药量，或用水煎服。

【方解】跌扑损伤，瘀血内凝，实热内结，经脉不通，肠道壅积，故胸腹肿痛难忍，大便秘结。证属瘀热互结。方中重用大黄攻下逐瘀，荡涤实热为君药；桃仁破瘀通经，润肠通便，助大黄破瘀攻下为臣药；当归尾活木通络，助大黄、桃仁攻逐瘀血，使之速下为佐药。

【加减】本方将大黄减为 12 g，合失笑散（《太平惠民和剂局方》）加减，加上蒲黄 12 g，五灵脂 9 g，郁金 9 g，甘草 6 g。用于腹伤蓄瘀，脘腹胀痛，大便秘结者。每日一剂，水煎服，便解停用。

复元活血汤（《医学发明》）

【组成】柴胡 15 g　天花粉 9 g　当归 9 g　红花 6 g　甘草 6 g　穿山甲（炮）6 g　大黄（酒浸）30 g　桃仁（酒浸，去皮尖，研如泥）50 个。

【功用】活血祛瘀，疏肝通络。

【主治】跌打损伤，瘀血停于胁下。症见胸胁疼痛难忍、口渴、或大便秘结、舌红脉弦者。

【用法】加黄酒一匙，水煎，分 2 次服。如服完第 1 次后，泻下大便，得利痛减，则停服；如 6 h 后仍无泻下者，则服下第 2 次，以利为度。

【方解】方中重用大黄通腑，荡涤凝瘀，引瘀下行。柴胡疏肝解郁，使肝发挥疏泄作用，与大黄一起共为君药。肝能疏泄，诸气才能畅达，而运转周流，血方能随气运行，此乃"气为血帅"之故。当归、桃仁、红花活血祛瘀、消肿止痛，共为臣药。穿山甲破瘀通络，使败木通而下行；天花粉通小肠、清伏阳、且能入血分助诸药消瘀散结，共为佐药。甘草的缓急止痛，调和诸药，是为使药。综观本方，能使瘀滞得化，疼痛得止，瘀血去，新血生，元气自复，故方名为复元。

【按语】清代张秉成认为："方以柴胡之专入肝胆者，宣其气道，行其郁结。而以酒浸大黄，使其性不致其下，随柴胡出表入里，以成搜剔之功。当归能行血中之气，使血各归其经。甲片可逐络中之瘀，使血各从其散。血瘀之处，必有伏阳，故以花粉清之，痛甚之时，气脉必急，故以甘草缓之。桃仁之破瘀，红花之活血。去者去，生者生，痛自舒而元自复矣。"（《成方便读·卷二》）

【加减】本方为治跌扑损伤、瘀血蓄于肝经而致胸胁疼痛的代表方剂。方中以活血祛瘀药为主，行气之药较少，故运用时可酌加行气止痛之品，以加强疗效。

若肝火旺者加栀子、青皮；兼气滞者加乌药、香附；瘀痛剧烈者加乳香、没药。

加味黄连解毒汤

【组成】黄连 6 g　黄芩 9 g　黄柏 9 g　栀子 9 g　赤芍 12 g　丹皮 12 g　生地 30 g　石斛 12 g　银花 15 g　玄参 15 g

【功用】清热解毒，凉血散瘀，养阴增液。

【主治】外伤感染，泌尿道感染，败血症和脓毒脓血症，内科诸病属于火毒热毒证者。

【用法】水煎服，每日 1 剂。

【方解】方中黄连泻心胃之火，为君药；黄芩泻上焦肺火，黄柏泻下焦肾火，栀子通泻三焦之火，导热下行共为臣药；赤芍、丹皮、银花清热凉血、散瘀，生地、石斛、玄参清热养阴、生津为佐药。

【附方】黄连解毒汤（《外台秘要》），黄连3~9 g、黄芩、黄柏各6 g，栀子9 g。泻火解毒。一切实热火毒，三焦热盛之证。

胁伤逐瘀汤

【组成】柴胡10 g　归尾10 g　桃仁10 g　大黄（后下）10 g　厚朴10 g　枳实10 g　天花粉10 g　川红花10 g　甘草7 g　炮山甲15 g

【功用】疏肝理气，活血化瘀。

【主治】胁伤蓄瘀，两胁胀痛，大便秘结者。

【用法】水煎服，1 d 1剂，便解即停。

【按语】本方有疏肝理气、活血化瘀、疏通肠腑作用，适用于打损伤较为严重、烦躁失眠、便秘者，最为适宜。

导益散

【组成】大黄240 g　当归192 g　麝香1 g

【功用】活血散瘀，通利大便。

【主治】伤后瘀积胀痛，大肠热结便秘。

【用法】上药共研细末，每服1~3 g，便解停用。

【方解】大黄、麝香有散结破积之功，加以当归能滑肠，缓泻；大黄有走而不守之性，故合用可助急泻；初用时慎用，解便后即停。

【禁忌】大便通畅者、孕妇、身体虚弱者。

通导丸

【组成】巴豆霜30 g　大黄90 g、滑石30 g　川芎60 g　血竭30 g　麝香6 g

【功用】解热结，散瘀，通利大便。

【主治】伤后腹胀，便秘，或伤后大便结燥成乌黑节子（如羊粪）。

【用法】上药共研细末，炼蜜为丸，每粒重2 g。每次1~2粒，开水吞服，便解停用。

【方解】巴豆霜、大黄、滑石能破集瘀，下结燥，泻热，通二便；川芎、血竭、麝香能和血能调经络，止痛。

【禁忌】孕妇、老年体弱、幼童及有腹泻消化不良者。

【巴豆霜制法】将巴豆外壳去掉（用钳子夹，勿用手剥，因有毒），内面仁子放于瓷乳钵内捣碎。取出摊于纸上（纸最好是4~5层），上面再盖上数层纸，用赶面棒在上面滚赶，油即浸于纸上，再换纸一赶。直到无油后，再换新纸包好，压于重物下，隔夜取出使用。

桃核承气汤（《伤寒论》）

【组成】桃仁去皮尖50个约12 g　大黄12 g　桂枝6 g　炙甘草6 g　芒硝6 g

【功用】破血下瘀。

【主治】跌打损伤，瘀血停聚。症见腹满胀痛、按之痛甚、不能转侧、大便不通、或瘀血化热发狂；或下焦蓄血症、少腹结急、小便自利、谵语烦渴、至夜发热、甚则其人发狂、舌红苔黄、脉沉实而涩者。

【用法】上四味，以水 7 L，煮取 2.5 L，去滓，内芒硝，更上火，微沸，下火，先食，温服五合，日三服当微利。现代用法，水煎服，分两次服，便解即停。

【方解】方中重用桃仁破血逐瘀为君；大黄荡涤邪热，两者合用，以增破血下瘀之力；桂枝通行血脉，与大黄同为臣药，既不使大黄直泻胃肠，又能制约桂枝辛散走表，共同发挥攻逐瘀热之功；芒硝软坚散结为佐，助主药化瘀；使以甘草，调和诸药，以成其功。

【禁忌】年老体衰、气血虚弱、怀孕妇女、月经期间、儿童、产后气血不足、消化不良、腹泻、大出血、内伤轻证及慢性损伤者。

【加减】若瘀血深结者，可加水蛭、虻虫，或三棱、莪术；气滞腹胀痛甚者，加枳实、厚朴；清热解毒加银花、连翘。

【附方】合地龙散（《证治准绳》）加归尾 9 g、地龙 9 g、黄柏 9 g、泽泻 12 g，用于腰伤蓄瘀，动辄则痛，大便秘结者。

【按语】本方又名桃仁承气汤，与《温病条辨》中的桃仁承气汤同名，应注意。后者为大黄 15 g、芒硝 6 g、桃仁 9 g、芍药 9 g、丹皮 9 g。

当归导滞散（《李东垣方》）

【组成】川大黄 40 g　当归 10 g　麝香少许

【功用】通气，活血，化瘀，通便。

【主治】跌打损伤，红肿疼痛，瘀血内壅，腹痛便秘。

【用法】将大黄、当归共研极细末，加麝香少许和匀。每服 10 g，热酒一杯调下。

三、祛痹化瘀类

羌活乳香汤（《医宗金鉴》）

【组成】羌活　独活　川芎　当归　赤芍　陈皮　防风　荆芥　牡丹皮　续断　红花　桃仁　乳香

【功用】祛痹化瘀，行气活血。

【主治】跌打损伤，伤筋折骨，发热体痛，挟外邪者。

【用法】加生地，水煎服。有热者，加黄芩、柴胡。

【按语】本方为桃红四物汤变化而来，为祛痹化瘀代表方。凡是损伤后气滞血瘀仍存而生痹证，不论何处气滞血瘀，痹痛不止者，均可用本方治疗。桃红四物汤活血，生新，祛瘀。方中二活祛风化湿，更与防风相配，通行周身搜风除湿，荆芥增强防风和二活的祛在表之邪。诸药合用，气血双理，既治痹又治瘀，既治血又治风，则血行畅旺，气机条达，瘀化痹散。

一号旧伤药

【组成】续断 15 g　土鳖虫 15 g　儿茶 9 g　檀香 6 g　木香 9 g　羌活 9 g　独活 9 g　木通 9 g　松节 9 g　白及 9 g　乳香 6 g　紫荆皮 9 g　官桂 6 g

【功用】舒筋，止痛，逐寒。

【主治】治各关节伤后经常酸痛，不能着力负重。

【用法】上药研为细末，混合均匀。用冷开水和少许蜂蜜调匀，根据损伤面积大小，摊于油纸或纱布上，贴敷伤部。

【加减】如有麻木感，加川芎或威灵仙，以解阻滞；如有局部软弱，肌腱萎缩加当归或鸡血藤，以补不足；如有韧带肌腱时胀、时痛，局部发硬者。加二乌、莪术，使其行经、散风寒、散瘀。

二号旧伤药

【组成】黄芪9 g　杜仲9 g　海藻9 g　续断12 g　土鳖虫12 g　红花9 g　羌活9 g　合欢皮6 g　萆薢9 g　儿茶6 g　牛膝6 g　松节6 g　紫荆皮6 g　官桂9 g

【功用】散寒湿，通经络，续筋强筋。

【主治】用于关节韧带伤后怕冷，酸痛，发硬，乏力。

【用法】上药研为细末，混合均匀。用冷开水和少许蜂蜜调匀，根据损伤面积大小，摊于油纸或纱布上，贴敷伤部。

一号浸剂

【组成】生川乌6 g　生草乌6 g　赤芍6 g　川芎6 g　闹洋花6 g　生半夏6 g　生南星12 g　一枝蒿12 g　川红花12 g　生马钱子12 g　姜黄15 g

【功用】活血散瘀，消肿止痛，软坚。

【主治】新伤瘀血肿胀痛，陈旧性伤局部发硬，或关节功能障碍。

【制法】上药研细末，每50 g药粉，加75%的酒精500 mL浸泡。每周翻动药袋1次，浸泡1月左右。每500 mL浸液加500 mL蒸馏水或冷开水稀释后，即可使用。

【用法】棉花或纱布浸湿药水后，外敷患处。

二号浸剂

【组成】蓖麻叶1 000 g　女贞子叶500 g　芙蓉叶500 g　香樟叶500 g　八角枫叶500 g

【功用】散瘀，消肿，止痛。

【主治】一切新伤，红肿烧痛。

【制法】均用鲜叶绞碎。500 g鲜药，以500 mL 75%酒精浸泡1周后将药渣滤去。每500 mL制成的浸剂加蒸馏水或冷开水稀释后即可使用。

【用法】棉花或纱布浸湿药水后，外敷患处。

三号浸剂

【组成】红花30 g　延胡索15 g　大黄15 g　木通15 g　一枝蒿6 g　生川乌9 g　生草乌9 g　泽泻15 g　生马钱子15 g

【功用】活血散瘀，消肿止痛。

【主治】新伤瘀血肿胀，陈旧性骨折软组织损伤，久而不消肿疼痛，微烧。

【制法】上药研细末，每50 g药粉，加75%的酒精500 mL浸泡。每周翻动药袋1次，浸泡 1 月左右。每 500 mL 浸液加 500 mL 蒸馏水或冷开水稀释后，即可使用。

【用法】棉花或纱布浸湿药水后，外敷患处。

一号熏洗方剂

【组成】当归 14 g 赤芍 14 g 红花 14 g 桂枝 14 g 生香附 20 g 丝瓜络 20 g 松节 20 g 威灵仙 10 g 天南星 10 g 竹七 14 g

【功用】祛痹，活血，化瘀。

【主治】骨折、脱位、软组织损伤后期，局部或上肢肿胀、知觉迟钝、发凉等症。

【用法】以上各药切片，混合均匀，分装成袋，每袋重 70 g。水煎，外用熏洗患处。每日熏洗 2～3 次。

二号熏洗方剂

【组成】天南星 20 g 川乌 20 g 草乌 20 g 血余炭 20 g 赤芍 20 g 穿山甲 20 g 海桐皮 14 g 白蔹 14 g 白硼砂 14 g

【功用】祛痹，化瘀，通经络，散结软坚。

【主治】关节僵硬，骨质增生，骨化性肌炎等。

【用法】以上各药切片，混合均匀，分装成袋，每袋重 70 g。水煎，外用熏洗患处，熬时，加 1/2 或 1/3 的麦醋，以增强其软坚作用。每日熏洗 2～3 次。

三号熏洗方剂

【组成】海藻 20 g 昆布 20 g 穿山甲 20 g 黄芪 22 g 当归尾 22 g 赤芍 14 g 川乌 14 g 草乌 14 g

【功用】祛痹，化瘀，散结，软坚，补气。

【主治】关节韧带损伤后，局部发硬，活动时关节疼痛，功能障碍。

【用法】以上各药切片，混合均匀，分装成袋，每袋重 70 g。水煎，外用熏洗患处。每日熏洗 2～3 次。

四号熏洗方剂

【组成】陈艾 24 g 千年健 24 g 羌活 24 g 海桐皮 24 g 生香附 24 g 威灵仙 24 g 官桂 20 g 细辛 20 g 苍术 20 g 木瓜 20 g 甘松 20 g 丁香 4 g

【功用】祛风寒湿痛，通经络。

【主治】伤后骨内冷痛，酸胀麻木。

【用法】以上各药切片，混合均匀，分装成袋，每袋重 70 g。水煎，外用熏洗患处。每日熏洗 2～3 次。

第五节 接骨续损方

正骨紫金丹（《医宗金鉴》）

【组成】秦归 60 g 白芍 60 g 茯苓 60 g 莲米 60 g 血竭 30 g 川红花 30 g 儿茶

30 g　丁香 30 g　广木香 30 g　熟大黄 30 g　丹皮 15 g　甘草 9 g

【功用】活血祛瘀，健脾生肌，续筋接骨。

【主治】各种类型骨折，关节脱位，肌肉韧带损伤，半月板损伤。

【用法】共研细末，炼蜜为丸，每次服 3~6 g，每日 2~3 次，以开水吞服。一般新伤，不论骨伤或软组织伤，待瘀血散后始能服用，老年人在受伤 2~3 d 后可服用。

【方解】方中秦归、白芍入肝，行血活血，柔肝补血；红花、大黄、血竭活血化瘀，共为君药。丁香、木香行气解郁，使气血为之畅达，瘀血得以解除，为臣药。儿茶、丹皮清肝以解血热；莲米、甘草、茯苓健脾胃，使中气得以宣畅，虽方中有碍脾胃之品，如大黄、儿茶等，亦不致脾阳受损而食欲有所减退，共为佐药。甘草调和诸药，还可为使。本方活血化瘀，使气周流畅达，健脾养胃，使化源旺盛，为损伤之骨、筋、肉等组织的修补，创造了条件。

【禁忌】因方中有破瘀药物，能动胎动血，故孕妇、月经期妇女、风湿病及胃溃疡禁用。

一号接骨丸

【组成】秦归 80 g　白芍 80 g　茯苓 80 g　莲米 80 g　血竭 40 g　川红花 40 g　儿茶 40 g　丁香 40 g　广木香 40 g　熟大黄 40 g　丹皮 40 g　甘草 8 g　自然铜 40 g　土鳖虫 40 g

【功用】生血活血，接骨续筋

【主治】广泛用于一切筋骨损伤后，肿痛减轻，筋骨已为手法理顺或接正者。也可用于骨质疏松脱钙之症。

【用法】共研细末，炼蜜为丸。每日 2~3 次，每次服 3~6 g，以开水吞服。

【方解】本方为正骨紫金丹加入自然铜、土鳖虫而成。自然铜辛苦平，功能散瘀止痛，接骨续筋，与土鳖虫等药配合，对骨折愈合有促进作用，治跌打损伤，消瘀痛，接骨续筋。从本方组成来看，它具有下列作用的药物：①活血祛瘀药，使气血流畅，脉络通达，骨骼、筋腱、肌肉等组织得到充分营养；②健脾胃助消化吸收功能的药物，因为脾胃是化源之本，化源不绝，营养得到充分供应，损伤的骨、筋、肌肉组织才能得到修复；③使用直接作用于骨、筋药物，如自然铜、海马、脆蛇、土鳖虫之类的接骨续筋药，这样整体治疗与局部治疗相结合，既辨证又辨病，这是本方的精义所在。

【禁忌】因方中有破瘀药物，能动胎动血，故孕妇、月经期妇女、风湿病及胃溃疡禁用。关节内的骨折使用接骨丸的时间要短，以免导致关节僵硬。

二号接骨丸

【组成】制首乌 30 g　月季花 30 g　当归 15 g　合欢皮 15 g　土鳖虫 15 g　广木香 6 g　鸡血藤 30 g　骨碎补 15 g　白及 15 g

【功用】行气活血，补骨续筋。

【主治】新旧韧带伤和关节脱位、骨折久不长骨痂、脱钙等。

【用法】上药共研细末，炼蜜为丸，每丸重 6 g，每日 2~3 次，每次 6 g，开水送服。

【方解】骨痂日久不形成有各种原因，根据本方审药测证，是肝血不足而又血脉瘀滞、骨髓失于营养所致，故应用活血化瘀之品，且补肝阴、肝血为治。

方中土鳖虫化瘀行滞，月季花芳香甘温，入肝活血调经，治跌打损伤，能散瘀消肿，并能治由于气血阻滞的筋骨疼痛；合欢皮甘平入肝，解郁活血，宁心，消肿痛，共为君药。当归、鸡血藤活血、补血；木香行气止痛。诸药协同，则活血祛瘀之力迅即增强，无经不通，无络不畅。制首乌补肝阴肝血，使骨髓得养，精血得生，骨痂固而得长；白及、骨碎补补肝肾、强筋壮骨。诸药共为臣药。综观本方，君、臣药均为入肝，或补肝或调肝之品，故为骨痂久不生长的常用药。

三号接骨丸

【组成】鸡蛋壳 150 g　三七 50 g　制首乌 75 g　白及 75 g　当归 40 g

【功用】生血活血，增加钙质。

【主治】用于跌打损伤、骨折、脱钙，对于佝偻病及骨折患者合并有泛酸、胃痛者尤为适宜。

【用法】共研细末，炼蜜为丸，每丸重 6 g。每日 2～3 次，每次 1 丸，开水送服。

【方解】鸡蛋壳制酸止血、增加钙质为本方之君。三七甘苦温善于止血，入血化瘀，止中兼散，化瘀血而不伤新血，止血不留瘀，内服外敷均可，为理血妙品，跌打损伤的要药。当归活血、行血、生血，与三七同用，更能推陈出新，畅通血管。兼与补肝肾何首乌配合，则能益肝血，养肾精，壮筋骨。白及多用以止血、生肌，敛疮而补肺，但往往认为性黏多脂，收而凝滞，实则本品苦凉而辛甘，敛中有散。用于虚中夹热，久不生肌敛口者，正是妙品，与首乌共为补阴要药，诸药用为臣药。辨病用药与辨证用药相结合是本方的特点。

【禁忌】便秘者慎用。

双龙接骨丸

【组成】脆蛇 30 g　广土鳖虫 45 g　秦归 60 g　血竭 30 g　白地龙 15 g　续断 30 g　自然铜 30 g　苏木 30 g　茯苓 30 g　熟大黄 30 g　广木香 30 g　朱砂 15 g　龙骨 15 g　白芍 30 g　牛膝 30 g　乳香 30 g　没药 30 g

【功用】生血活血，通经络，调气血，安神镇痛，续筋接骨。

【主治】新旧骨折，骨痂不易形成；废用性脱钙；半月板损伤。

【用法】上药共研细末，炼蜜为丸，或做水丸，朱砂穿衣，每丸重 3 g。每日 2～3 次，每次 1～2 丸，用开水或酒吞服。

【方解】秦归、白芍、血竭、苏木祛瘀、生血、补血，脆蛇、自然铜、龙骨能续骨，补骨质，镇惊安神为君药。地龙、土鳖、续断、广木香、熟大黄、牛膝通行全身经络，调气行血为之臣。茯苓、朱砂、乳香、没药能安神镇痛为佐。诸药配伍应用，起到调气血、通经络、安神定志，促进骨质生长的作用。

【禁忌】服药后勿食冷食。龙骨味涩性敛，有瘀血者慎用。朱砂有毒，宜慎用。孕妇忌服。

寄生续断汤

【组成】桑寄生 30 g　续断 12 g　自然铜 9 g（先煎）　土鳖虫 6 g　骨碎补 12 g　当归 12 g　赤芍 12 g　威灵仙 12 g　甘草 6 g

【功用】活血养血，祛风通络，补肝肾，强筋骨。

【主治】外伤骨折，肢节不利，痿软疼痛诸症。

【用法】水煎服，每日1剂。每日服2~3剂。

【方解】桑寄生、续断祛风湿，补肝肾，强筋骨，调血脉同为君药；自然铜、骨碎补、土鳖虫活血散瘀、止痛、续损共为臣；当归、赤芍补血活血、通经止痛，威灵仙祛风通络、止痹痛为佐；甘草调和诸药为使。

黄芪熟地汤

【组成】黄芪15 g　熟地15 g　当归12 g　白芍12 g　骨碎补12 g　自然铜（先煎）9 g　土鳖虫9 g　威灵仙12 g　木瓜12 g　续断12 g　天花粉12 g　砂仁（后下）5 g

【功用】补虚益损，滋阴养血，坚骨。

【主治】骨损筋伤，筋骨疼痛，肾虚耳鸣，消渴身热，虚损羸瘦等症。

【用法】水煎服，1 d 1剂。每日服2~3次。

【禁忌】腹胀便泻，消化不良者慎用。

【方解】黄芪补中益气，熟地、白芍滋阴养血，补精益髓为君药；当归活血补血，然铜、碎补、土鳖虫活血散瘀，止痛为臣药；续断补肝肾，强筋骨，威灵仙、木瓜舒筋活络，祛风止痛，花粉清热生津，砂仁化湿行气为佐药。

碎补莲米汤

【组成】骨碎补（去毛）15 g　钻地风15 g　土鳖虫9 g　续断12 g　秦归9 g　红花9 g　桃仁6 g　熟地9 g　茯苓9 g　莲米9 g　甘草6 g

【功用】生血活血，养心健脾，接骨续筋。

【主治】各种筋骨折伤有余瘀者。

【用法】水煎服，1 d 1剂。每日服2~3次。

【禁忌】孕妇、月经期、风湿病、胃溃疡忌用。

【方解】骨碎补补血活血，续损，莲米补脾益肾，养心，续断补肝肾，强筋骨调血脉为君，三药共奏生血活血，养心健脾，续损之功，为君药；当归、土鳖虫、桃仁、红花补血，活血，散瘀通经，助君祛瘀生新为臣；熟地滋阴养血，钻地风舒筋活络，茯苓健脾渗湿为佐；甘草调和诸药为使。

一号接骨外用药

【组成】黄柏30 g　续断30 g　大黄15 g　木通15 g　龙骨15 g　红花15 g　延胡索15 g　牛膝15 g

【功用】行气活血，消肿止痛，散瘀。

【主治】骨折后伤处疼痛，肿胀，皮下充血。

【用法】共研细末，用少量蜂蜜和开水调匀，敷患部。

二号接骨外用药

【组成】续断30 g　补骨脂30 g　延胡索15 g　秦艽15 g　独活15 g　木香15 g　白芷15 g　自然铜15 g　木通15 g

【功用】行血活血，化瘀通络，接骨续筋。

【主治】骨折后 3～4 周肿痛减退，皮下瘀血基本散改善时，即可用。

【用法】共研细末，用少量蜂蜜和开水调匀，敷患部。

三号接骨外用药

【组成】自然铜 15 g　蟹粉 15 g　血竭（或苏木）15 g　木香 15 g　白芷 15 g　当归 15 g　乳香 15 g　骨碎补 30 g　白及 30 g　儿茶 30 g　羌活 9 g　血余炭 9 g

【功用】止痛，接骨，强骨。

【主治】骨折后 3～4 周，瘀血肿胀消失，折端骨痂形成少，有时疼痛，不能着力。

【用法】共研细末，用少量蜂蜜和开水调匀，敷患部。

四号接骨外用药

【组成】苏木 15 g　黄芪 15 g　骨碎补 15 g　赤芍 15 g　儿茶 15 g　血余炭 15 g　木香 15 g　没药 15 g　羌活 15 g　独活 15 g　川芎 15 g　丹参 15 g　何首乌 30 g　白及 30 g　丁香 9 g

【功用】补益气血，行气活血，促进骨折愈合。

【主治】骨折后瘀血已退，肿已消，可以轻微着力，但有痛感。影像学检查有脱钙现象。

【用法】共研细末，用少量蜂蜜和开水调匀，敷患部。

五号接骨外用药

【组成】五加皮 18 g　海桐皮 18 g　防风 15 g　骨碎补 15 g　苍术 15 g　自然铜 15 g　威灵仙 15 g　细辛 14 g　白芷 14 g　秦艽 14 g　川芎 14 g　草乌 14 g　川乌 14 g　续断 30 g

【功用】祛痹化瘀，通经活络，续骨。

【主治】伤前即有风湿性关节疼痛，伤后 3～4 周，伤处酸胀麻木，或天气变化时伤处即有反应。

【用法】共研细末，用少量蜂蜜和开水调匀，敷患部。

六号接骨外用药

【组成】白及 30 g　苏木 30 g　骨碎补 30 g　自然铜 15 g　蟹粉 15 g　何首乌 15 g　鱼鳔胶 5 g　桑枝 15 g　月季花 15 g　当归 18 g　紫河车 18 g　红毛五加皮 18 g　合欢皮 18 g

【功用】生血补气，促进骨痂形成。

【主治】骨折 5～6 周，骨痂不生，折端疼痛，患肢浮肿。最适用于体虚、阴亏，或老年病人使用。

【用法】共研细末，用少量蜂蜜和开水调匀，敷患部。

外敷接骨药

【组成】自然铜 15 g　蟹粉 15 g　骨碎补 30 g　血竭 15 g　儿茶 30 g　白及 30 g　木香 15 g　白芷 15 g　羌活 15 g　当归 15 g　血余炭 9 g　乳香 15 g

【功用】活血，促进骨痂生长，强骨。

【主治】骨折后 3~4 周（不包括粉碎性骨折）瘀肿消失，骨折处已有纤维性粘连或少量骨痂，尚不能着力者。

【用法】共研细末，用少量蜂蜜和开水调匀，敷患部。其无蟹粉，可用活螃蟹去大爪，每次用 2~3 个，捣碎加入上药。

【方解】自然铜、骨碎补、白及、儿茶、蟹粉有续骨补骨促进骨痂形成作用。当归、血余、血竭有活血生新作用，乳香、木香、白芷、羌活，散风行气止痛。

【加减】如骨折后 4~5 周，局部尚有烧热肿，可去自然铜、蟹粉加黄柏、红花、芙蓉叶，上肢加桑枝，下肢加牛膝；如久而不生骨痂，可加合欢皮、黄芪、鸡血藤；如因锻炼不力，气血不足所致脱钙，功能受限，去自然铜、蟹粉、血余炭、羌活，重加首乌、合欢皮、鸡血藤、黄芪。

第六节　强筋壮骨方

一、补气血、强筋骨类

人参紫金丹（《医宗金鉴》）

【组成】人参 9 g（可用 24 g 党参代替）　丁香 30 g　五加皮 60 g　茯苓 60 g　当归 30 g　血竭 30 g　没药 60 g　骨碎补 30 g　五味子 30 g　甘草 24 g

【功用】提补元气，舒筋活血，健骨。

【主治】伤后体弱者、食欲不振、精神不爽者。

【用法】炼蜜为丸或作水丸，每丸重 6 g。每次 1 丸，每日 2~3 次，开水送服。

【方解】方中人参、茯苓、当归、血竭、甘草益气和中，健脾补血为君；五加皮、骨碎补、没药舒筋壮骨为臣；五味子收敛肺气，丁香和脾胃为佐。本方以大补为主，辅以舒筋活血，用五味子、丁香来调节心、脾、胃，合乎治本之原则。

大力丸

【组成】龟板（油酥）60 g　紫河车 60 g　黄柏（盐酒炒）45 g　杜仲 45 g　牛膝（酒浸）36 g　天冬 36 g　麦冬 36 g　五味子 21 g　制生地 90 g　牡蛎 15 g　人参 30 g（亦可用潞党参 60 g 代替）

【功用】补气血，强心肾，滋阴提神。

【主治】神经衰弱，食欲不振，骨劳骨痿，气血虚弱，遗精等。

【制法】将以上除生地外的诸药研细，再用茯苓 60 g、砂仁 15 g 用布包好加水适量同生地煮。至生地成泥烂，取出再捣如泥，用烂泥生地汤加酒米（或面）粉（酌量加）同煮成糊后与各药粉混合为丸，如梧桐大（每丸约重 3 g）。

【用法】每服 1~2 丸，每日服 2~3 次，开水送服。

【方解】本方主治肝肾两虚，气阴（气血）两损的各种症状。方中人参、五味子补气益脾；龟板、紫河车滋阴扶阳共为君。杜仲、牛膝、牡蛎固精壮骨，平肝潜阳；生地、黄柏退虚热，治相火；天冬、麦冬滋阴生津共为臣。茯苓、砂仁与生地同煮，能改造生地的过凉与凝滞为之佐。注意本方滋腻、重镇药物过多，若有风、寒、湿邪，以及脾胃失于健运者，都应慎用或忌用。

【禁忌】纯粹风湿麻木者。

加味八珍汤

【组成】当归9 g　熟地12 g　白芍12 g　川芎6 g　党参9 g　白术12 g　茯苓12 g　炙甘草4.5 g　黄芪15 g　续断12 g

【功用】行血补血，健脾益气，强筋壮骨。

【主治】骨折后期，气血两亏、形体消瘦、面色萎黄以及骨折连接迟缓者。

【用法】水煎服，每日1剂，每日服2～3次。

【方解】本方用于治疗气血虚弱，肝肾不足的骨折后期病人。方中黄芪补气为君。续断入肝肾，补肝肾，续筋骨，调血脉；四君子汤补气健脾；四物汤补血调血，共为臣药。

八珍汤气血两补，正气健旺，不但抗病能力增强，而对筋骨伤损的修复能力也随之提高。八珍汤是一般补气补血的方剂，使用于筋骨折之虚弱患者尚嫌力量不足，故本方加入黄芪、续断，一则大补气血、肝肾的力量增强；再则入肝肾的药物增多（如当归、川芎、白芍入肝，熟地、续断入肝肾）。因这样会使药力更能集中肝肾，发挥其补益肝肾的作用，故气血、肝肾虚弱患者之形体消瘦，面色萎黄，以及骨折连接迟缓诸症，都随之得到治疗。

加味补中益气汤

【组成】黄芪15 g　党参12 g　白术12 g　炙甘草4.5 g　当归9 g　陈皮3 g　升麻3 g　柴胡3 g　菟丝子12 g　补骨脂9 g

【功用】益气升阳，调补脾胃，生精明目，补肝肾。

【主治】骨折后期或习惯性脱位患者，而又证见气虚下陷、中气不足，如脱肛、子宫脱垂、气虚生热、动则气喘、不思饮食、四肢困倦者。

【用法】水煎服，每日1剂，每日服2～3次。

【方解】本方为补中益气汤加补骨脂、菟丝子而成。补中益气汤能补益中气而升阳，故治脾胃气虚，食少神疲，畏寒自汗；或见发热，脉虚大无力，渴喜热饮，少气懒言，舌淡苔白，中气下陷，内脏下垂，以及小便失禁，妇女崩漏，属于气不摄血等。凡属阳气不升，气虚不固，以及因气虚无力排出浊邪者，都可用补中益气汤加减治疗。

本方中黄芪、党参、白术、炙甘草补气，当归活血，使气固血脉流畅而更加旺盛，陈皮补气而不致壅塞，升麻、柴胡使下陷之气因之而举发上升，元气得以输布全身。补中益气汤诸药为君。补骨脂辛温入肾，补肾助阳，治肾虚冷泻，遗尿滑精，腰腿酸软疼痛；菟丝子辛性平，入肝脾肾三经，能补肝肾、益精髓，治腰腿酸软疼痛，辛而不燥、补中有通、滋而不滞、性平不猛，诚补肝肾药中之纯品。此二味药使补中益气汤之补气升陷之力，因之而引入肝肾下焦，发挥升阳补气作用，故既为臣药，亦为使药。综观本方，补中气、益脾胃、增强化源之本，元气得以充沛，并输布全身，故名加味补中益气汤。

二、补养肝肾强筋骨类

虎潜丸（《丹溪心法》）

【组成】虎胫骨（酥炙）30 g　陈皮60 g　白芍（炒）60 g　熟地60 g　锁阳（酒润）

45 g　知母（盐酒炒）60 g　黄柏（盐酒炒）150 g　龟板（酒炙）120 g　干姜15 g（春夏秋季不用）

【功用】滋阴降火，强筋壮骨。

【主治】用于治肝肾不足、阴虚内热、腰膝痠软、筋骨痠弱、腿足消瘦、步履乏力、舌红少苔、脉细弱等。亦可用于老人骨折，愈合迟缓，骨关节损伤后期。对于小儿麻痹后遗症、慢性关节炎、中风后遗症而见腰膝痠软者，亦有一定的疗效。

【用法】上药共研细末，作水丸或炼蜜为丸，每丸重约6 g。口服2～3次、每次6 g，饭前淡盐汤送服。

【方解】本方常用于治肝肾皆热、阴血俱虚之证。肝主筋，肾主骨，肝肾有热，则耗伤阴血，不能濡养筋骨，故发为筋痿、骨痿。

方中重用黄柏配合知母以泻火清热；熟地、龟板、白芍滋阴养血，以补肝肾之阴为之君药。锁阳甘温补肾、润肠，治腰膝痿弱；虎胫骨辛温，能追风定痛，健骨镇惊，其为臣。陈皮、干姜温中，健脾理气而和胃，使方中药物，滋而不腻，补而不滞为佐。诸药配伍，共具滋阴降火，强壮筋骨之功。于是气血交流，阴阳相济，由热清而至步健。

【加减】又一方，加金箔以平肝，加山药以滋肾益脾，换熟地为生地以行血凉血，总未背离制方之旨，仍可酌取。

《医方集解》收载的虎潜丸，比上方多当归、牛膝、羊肉三味。当归与地黄合，更能补血养血；牛膝与锁阳配，引药力下行而坚强筋骨；羊肉与龟板并用，一壮阳，一滋服，调平升降则力量愈雄。

【禁忌】孕妇禁忌。

玉带丸

【组成】杜仲180 g　续断180 g　补骨脂150 g　香附（炙）120 g　延胡索60 g　木通120 g　白术120 g　熟地120 g　狗脊120 g　当归120 g　黄芪120 g　川芎60 g　骨碎补60 g　凤仙花60 g　炙甘草60 g　胡桃仁120 g

【功用】行气补气，补血温肾，镇痛。

【主治】陈旧性腰胀痛及肾腰软无力似冷，两肢行步软弱。

【用法】上药共研细末，作水丸或炼蜜为丸，每丸重约6 g。每日服2～3次，每次6 g。

【方解】方中当归、熟地、川芎、黄芪、甘草补气补血为君。补骨脂、白术、胡桃仁温肾，固下焦；狗脊、杜仲、续断、碎补、凤仙花益肝肾、通血脉共为臣。香附、延胡索行气益血；木通泻火行水、通利血脉，既能监制诸药辛温燥烈，也能监制方中补益药之过于固涩，共为佐药。

【禁忌】风湿腰痛及新伤后1～2周腰痛胀。

壮阳丸

【组成】茯苓15 g　当归9 g　木通9 g　远志9 g　黄芪15 g　枸杞15 g　菟丝子12 g　牛膝9 g　苍术15 g　白术12 g　五加皮18 g　补骨脂9 g　首乌9 g　荜茇9 g

【功用】补气血，强筋骨，养心神，调脾胃，壮阳。

【主治】腰酸腿软，惊悸失眠，食少倦怠。

【用法】上药共研细末，炼蜜为丸，每丸重 3 g。每次 1~2 丸，每日 2~3 次，开水送服。

【方解】方中枸杞、首乌、补骨脂、菟丝子、远志补精益髓，强筋骨为君；白术、当归、茯苓、黄芪补中益气和血为臣；苍术、萆薢、五加皮胜湿化痰，远志养心安神，木通利水为佐；牛膝引药下行达于腰膝为使。

六味地黄丸（《小儿药证直诀》）

【组成】熟地 24 g　山茱萸 12 g　干山药 12 g　泽泻 9 g　茯苓 9 g　丹皮 9 g

【功用】滋补肝肾。

【主治】阴虚火旺之证，如腰酸足软、自汗、盗汗、头目眩晕、耳鸣耳聋、或虚火牙痛、舌燥喉痛，或骨蒸潮热，或消渴、遗精等症。

【用法】炼蜜为丸，每丸重 3 g，每次 1~2 丸，每日 2~3 次。

【方解】方中熟地甘温滋阴补肾，填精补血为君。臣以山茱萸酸温补养肝肾，涩精止遗；山药补脾阴，固肾涩精，共成三阴并补，以收补肾治本之功，是为三补。泽泻配熟地以泻肾降浊，丹皮配山茱萸以清肝泻火，茯苓配山药以淡渗脾湿，是为三泻为佐。补泻并用，目的在于三阴并补治本，三阴并泻治标，且补而不腻。三补剂量明显大于三泻，说明本方以补为主。本方用药不燥不寒，为平补肝肾的基本方剂。

抗骨质增生丸

【组成】熟地 45 g　鸡血藤 30 g　骨碎补 30 g　鹿含草 30 g　狗脊 24 g　独活 24 g　海桐皮 15 g　肉苁蓉 12 g　焦神曲 15 g　焦麦芽 15 g　焦山楂 15 g

【功用】补肝肾，强筋骨，活血止痛。

【主治】增生性脊柱炎、颈椎病、退化性关节炎、老年跟骨骨刺和创伤性关节炎等。

【用法】上药共研细末，炼蜜为丸，每丸重 6 g。每次服 1 丸，每日 2~3 次。

【方解】骨质退化性增生，一般发生于四五十岁以上的人。由于肾气渐衰，肾主骨，肾气衰减，骨质发生退化性，以致出现增生。好发于足跟及颈、脊、腰、膝关节之间易摩擦之处。往往因风、寒、湿、热邪侵袭而增剧。大补肝肾的同时，须兼治痹证。方中熟地、骨碎补、鹿含草、狗脊、肉苁蓉补肾为君。鸡血藤补血祛风；独活、海桐皮、羌活祛风寒湿痹，共为臣。由于补肝肾药物，味厚性滞，往往碍胃，故加焦三仙以化滞助消化为佐。

【禁忌】外感胸腹胀满痛者忌用。

狗脊寄生汤（《千金要方》）

【组成】金狗脊 30 g　桑寄生 30 g　钻地风 30 g　菟丝子 12 g　补骨脂 9 g　续断 12 g　木香（后下）5 g　独活 12 g　威灵仙 9 g　土鳖 6 g　牛膝 9 g

【功用】补肝肾，强筋骨，破瘀行气，通经活络。

【主治】腰脊损伤后期，肝肾亏损，风寒湿邪入侵，慢性腰痛等症。

【用法】1 d 1 剂，水煎，分 3 次服。

【方解】方中狗脊味甘苦性温，补肾益血，燥湿祛风；桑寄生味苦甘性平，补肝肾养血，强筋骨通络共为君。菟丝子、补骨脂、续断补肝肾；独活、钻地风、威灵仙祛风除湿，通经络，利关节，土鳖虫化瘀通脉，共为臣。牛膝通利血脉并引药下行，达于腰膝；木香行气，则气血无不流畅，百节亦随之通利为之佐。

【加减】若腰膝掣痛，则是风重，可加钩藤 12 g、地龙 9 g，以镇风止痛而解拘挛。若嫌地龙太凉，而掣痛又不甚者，可以桑枝 15 g 代替。桑枝味苦性平，祛风湿，利关节而行水气，力量较平和。

白芪丸

【组成】黄芪 120 g　白术 120 g　杜仲 30 g　狗脊 30 g　淮牛膝 15 g　甘草 15 g　乳香 9 g　没药 9 g

【功用】益腰肾，通经络，止痛。

【主治】体虚气弱，虚证水肿，肾虚腰痛。

【用法】作蜜丸，每丸重 6 g。每次服 1 丸，每日 2～3 次，饭前服。有严重风寒湿痹证者禁忌服用。

人参三七酒

【组成】人参 4 g　三七 10 g　川芎 10 g　当归 40 g　黄芪 40 g·　五加皮 22 g　白术 22 g　茯苓 14 g　五味子 14 g　甘草 7 g

【功用】补气血，养心安神，壮筋骨。

【主治】身体虚弱，失眠，不思饮食。

【用法】上药加白酒 1 200 g，浸泡 2 周。每次最多服 30 mL，每日 1～2 次。胃溃疡及肺结核患者忌服。

乌红散

【组成】煅乌鸡骨 60 g　煅龟板 50 g　血竭 10 g　白及 30 g　麝香 1 g

【功用】活血生新，通经络，强筋骨。

【主治】张腱末端病，髌腱病及肌肉、肌腱劳损。

【用法】上药研为细末，混合均匀。用温开水和少许蜂蜜调匀，外敷患部。

跌打补伤散

【组成】当归 60 g　黄芪 60 g　土鳖虫 60 g　儿茶 30 g　乳香（去油）30 g　没药（去油）30 g　续断 40 g　骨碎补 30 g　象皮 30 g　苏木 20 g　合欢皮 30 g　紫河车 30 g　白及 30 g　脆蛇 30 g

【功用】生血活血，强筋壮骨。

【主治】用于陈旧性损伤，慢性劳损，骨折迟缓愈合。

【用法】上药共研细末混合均匀，用温开水调匀，外敷伤部。

脊背续骨汤

【组成】杜仲　乳香　没药　当归　赤芍　生地　补骨脂　土鳖虫　地龙　川续断　远志　骨碎补

【功用】行气止痛，强筋壮骨。

【主治】脊柱损伤。

【用法】1 d 1 剂，水煎，分 3 次服。

劳损丸

【组成】当归 60 g　黄芪 50 g　鸡血藤 100 g　白及 50 g　血竭 20 g　儿茶 30 g　羌活 20 g　独活 20 g　紫河车 30 g　象皮 15 g　阿胶珠 30 g　桑螵蛸 30 g　土鳖 30 g　续断 30 g　骨碎补 30 g

【功用】补气血，强筋骨。

【主治】用于各种劳损，陈旧性损伤。

【用法】上药共研细末，炼蜜为丸，每丸重 6 g，每次 1 丸，每日 3 次，淡盐水或黄酒送下。

强筋丸

【组成】四制香附 120 g　乳香 15 g　没药 15 g　牛膝 30 g　续断 30 g　甘草 15 g　远志 15 g

【功用】通经络，强筋。

【主治】关节、韧带、肌肉陈旧性损伤。

【用法】上药共研细末，炼蜜为丸，每丸重 6 g。每次服 1 丸，每日 2~3 次，用开水或酒吞服。

【方解】四制香附通经络，活血；续断补肝肾，行血脉，续筋骨共为君。远志安神入志，祛痰助主药强筋；乳香、没药、牛膝既通气血止痛，又强筋骨，诸药为臣。甘草补脾益气，助强筋为之佐。本方适用于筋肉损伤之后期。

虎骨归龙丸

【组成】虎骨（酥）（可以 8 倍猴骨代替）　龟板　自然铜（煅）　安息香　四制香附　甜瓜子　秦归　血竭　上桂（去皮）　乳香　没药　骨碎补　地龙　木香各等份

【功用】逐风，疗骨蒸，强筋健骨。

【主治】陈旧性骨伤经常疼痛，患肢麻木，骨烧感，软弱无力，两腿挛缩。

【用法】上药共研细末，炼蜜为丸，或做水丸。每次服 2~4 g，每日 2~3 次，用酒或开水送服。服药期间，忌生冷。

第七节　祛痹方

身痛逐瘀汤

【组成】桃仁 10 g　红花 10 g　当归 10 g　五灵脂 10 g　制香附 10 g　牛膝 10 g　乳香 10 g　秦艽 10 g　羌活 10 g　炙甘草 4 g　炙地龙 5 g

【功用】活血祛瘀，通经络，止痹痛。

【主治】全身痹痛，经久不愈，按之更痛，出现唇舌青紫或有瘀斑。

【用法】1 d 1 剂，水煎，分 2 次服。

【按语】跌打损伤常致气滞血瘀作痛，加之风寒湿邪侵袭成痹，痹瘀纠结，其痛更甚。本方用桃仁、红花、五灵脂、牛膝化瘀滞，利血脉，为君药；地龙通络，配合香附、乳香行气而止痛，是为臣，助君药行气活血化瘀；用秦艽、羌活祛风寒湿痹，使痹瘀两解，亦为臣药。

【加减】若痛甚，加全蝎，止挛急而缓痛，或用药力更猛的蜈蚣，则止痛更佳。痛在腰腿部者，加乌梢蛇；痛在上部者，去牛膝；出现寒象者，去秦艽，加制川乌，以祛除风寒。

类风湿关节炎丸

【组成】制马钱子 300 g　苍术 36 g　川牛膝 36 g　麻黄 36 g　乳香 36 g　没药 36 g　全蝎 36 g　僵蚕 36 g　甘草 36 g

【功用】搜风通络，活血舒筋，止痛。

【主治】类风湿关节炎，关节僵直，畸形。

【用法】研细末，做小水丸如米粒大，晚睡前服 0.7 ~ 1.5 g。有心、肝、脾、胃、肾病者不宜用。

乌头汤（《金匮要略》）

【组成】麻黄 9 g　白芍 9 g　黄芪 9 g　炙甘草 9 g　制川乌 9 g　蜂蜜 60 g

【功用】温经散寒，补气血，镇痛。

【主治】痛痹，遍身关节疼痛，不可屈伸者。

【用法】将制川乌、麻黄、白芍、黄芪、炙甘草加水煎取三分之一药汁（去滓），加入蜂蜜再煎取二分之一，并将药汁混合，分 2 次服。每日 1 剂。

【方解】伤后风寒湿邪乘虚而入，留于关节，经脉痹阻，气血运行不畅，则关节疼痛。治当温经散寒，补气血，镇痛之法。

方中乌头性热，温经散寒，麻醉止痛；麻黄发汗宣痹共为君药。白芍、甘草缓急舒筋；黄芪益气固卫，助麻黄、乌头温经止痛，又可防麻黄过于发散共为臣药。白蜜甘缓，解乌头之毒为佐药。诸药配伍，能使寒湿之邪微汗而解，则病邪去而疼痛止。

【加减】寒湿盛者加入细辛、苍术；上肢疼痛加桂枝；下肢疼痛加牛膝。

三妙丸（《医学正传》）

【组成】苍术 120 g　黄柏 120 g　牛膝 60 g

【功用】清热，燥湿，通利关节。

【主治】关节、肌肉湿热性疼痛。

【用法】上药共研细末，炼蜜为丸，每丸重 6 g。每次服 1 丸，每日 2 ~ 3 次。

冷膝丸

【组成】白术 100 g　巴戟天 200 g　茯苓 60 g　牛膝 60 g　石斛 60 g　防风 20 g　香附 20 g　草薢 40 g

【功用】祛风湿，强筋骨。

【主治】风湿性关节痛，坐骨神经痛，鹤膝风或肢冷，用之最佳。

【用法】炼蜜为丸或做水丸。每次服 4~7 g，每日 2~3 次。忌生冷。

铁霜丸

【组成】长瓜仁30 g　丁香15 g　黄芪15 g　续断30 g　川芎15 g　广木香15 g　五加皮15 g　厚朴15 g　血竭6 g　乳香7.5 g　没药7.5 g　杜仲15 g　海桐皮15 g　木通9 g　三七3 g　当归9 g　麝香1.5 g　元胡15 g　制二乌各15 g　脆蛇9 g　朱砂1.5 g　自然铜6 g　骨碎补6 g　炙甘草9 g　白芷6 g

【功用】舒筋活络，消肿散瘀，续筋壮骨，镇痛。

【主治】外伤骨折引起的肌肉痉挛，功能障碍，关节疼痛，骨折连接不牢。

【用法】做蜜丸或水丸朱砂穿衣，每丸重3 g。每日 1~3 次，每次 1~2 丸。

【方解】长瓜仁、自然铜、脆蛇、骨碎补、续断、杜仲能强筋骨为君。元胡、广木香、麝香、川芎能逐风，行气；五加皮、海桐皮、木通能利湿坚骨；朱砂安神镇心；黄芪、血竭、三七、当归能生血补气，共为臣。厚朴、丁香暖中行滞；制二乌、乳香、没药、白芷能散风通络，镇痛为佐。甘草调和诸药为使。

【禁忌】孕妇，皮肤病患者忌用，忌生冷。

【按语】郑怀贤教授认为，长瓜仁为甜瓜子。

补益散结丸

【组成】黄芪30 g　当归30 g　龟板30 g　炒鳖甲30 g　炒龟板30 g　丹参20 g　白术20 g　川芎20 g　白芍20 g　狗脊20 g　肉桂20 g

【功用】补气补血，软坚散结。

【主治】肌肉、肌腱劳损，局部发硬、疼痛乏力。

【用法】炼蜜为丸或做水丸。每次服 2~4 g，每日 2~3 次。

风湿酒

【组成】五加皮15 g　茵陈15 g　杜仲15 g　续断12 g　羌活9 g　独活9 g　天麻12 g　广木香9 g　虎骨6 g　木瓜9 g　牛膝12 g　白花蛇12 g　当归12 g　海桐皮12 g　香橼9 g　白酒3 000 mL

【功用】祛经络之风，行气活血，强筋骨。

【主治】慢性风湿关节炎、风湿窜行、下肢软弱无力、且发胀。

【用法】可结合按摩外擦。也可内服，每次 15 mL，每日 1~2 次。

软骨膏

【组成】牛角炭35 g　血余炭35 g　火麻炭25 g　生半夏20 g　生南星22 g　穿山甲22 g　白及22 g　巴豆霜8 g

【功用】软坚，散结。

【主治】伤后软组织粘连或有硬结、骨质增生、骨化性肌炎等。

【用法】把软骨膏摊于油纸或纱布上，贴敷患部，或再用红外线照射。

【巴豆霜制法】见通导丸。

【牛角炭、血余炭、火麻炭】将碎牛角、乱发或火麻，分别装入砂罐内，罐口用厚牛皮纸封好，放炭火上烧 1 h 左右。待厚牛皮纸变为褐黑色，把砂罐放在干燥的石板或砖上，冷却后开封，取出即为牛角炭、血余炭或火麻炭。

【软骨膏熬制】把以上诸药研为细末，每 120 g 药粉加醋 500 g，均入砂锅，在炭火上熬沸后改小火，边熬边搅拌，熬糊状后，将药膏倒入瓷坛内。

狗皮膏

【组成】羌活 15 g　独活 15 g　白芷 15 g　虎骨 15 g　萆薢 15 g　当归 15 g　木通 15 g　广木香 15 g　松节 15 g　防风 6 g　麻黄 3 g　细辛 3 g　王不留行 36 g

【功用】散寒逐风，强筋健骨。

【主治】陈旧性风湿疼痛、麻木、畏寒，肌肉痉挛，筋骨痛。

【用法】烤化后揉匀，待膏药不烫伤皮肤时，贴于伤部。

熊油虎骨膏

【组成】千年健 30 g　合欢皮 15 g　红花 15 g　檀香 15 g　血竭 15 g　羌活 15 g　独活 15 g　黄芪 15 g　上桂 30 g　虎骨 30 g　狗脊 9 g　广木香 9 g　丁香 9 g　当归 9 g　麝香 0.5 g　没药 5 g　乳香 5 g　党参 60 g　人参须 9 g（每 500 g 桐油加 30 g 熊油）

【功用】散寒逐风，生血补气。

【主治】陈年风湿及阴亏血虚，各关节肌肉酸软无力，麻木疼痛。

【用法】贴患处。

乳香膏

【组成】松香 40 g　乳香 40 g　香油 80 g

【功用】散结，消积块。

【主治】乳疬瘰疬。

【用法】贴敷患部。

【制法】将松香和香油一起放在耐火瓦罐中熬，直到滴水成珠后，即加入乳香（火力变小），边搅边熬，使之均匀，变为银灰色时，即可取出。等稍冷后，倒入水中，在水中捏成团，取出反复拉扯，直到从银灰色变为白色，再放入罐内，罐置热水中温化，摊于皮氏上，即成白膏药。

利水消肿散

【组成】黄芪 15 g　茯苓 30 g　防己 30 g　龙骨 20 g　牡蛎 20 g

【功用】利水消肿。

【主治】关节损伤后肿胀积液。

【用法】上药研为细末，混合均匀。用冷开水和少许蜂蜜调匀，外敷伤处。

滑囊炎散

【组成】穿山甲 30 g　生南星 20 g　生半夏 20 g　茯苓 20 g　防己 20 g　龙骨 15 g　牡蛎 15 g　山豆根 20 g　白蔹 30 g

【功用】软坚散结，利水消肿。

【主治】滑囊炎、黏液囊炎等。

【用法】上药研为细末，混合均匀。温水、热醋各半将药粉调匀，外敷患部。

腱鞘炎散

【组成】黄柏30 g　白蔹30 g　山豆根20 g　白及20 g　昆布40 g　海藻40 g　穿山甲20 g　生南星20 g　生半夏20 g　三棱15 g　莪术15 g　红花15 g　防己20 g

【功用】消炎除湿，软坚散结。

【主治】腱鞘炎，腱鞘囊肿等。

【用法】上药研为细末，混合均匀。用水醋各半加热后将药调匀，外敷患部。

软坚散

【组成】黄芪90 g　鸡血藤90 g　海藻90 g　川芎60 g　生南星60 g　莪术60 g　赤芍60 g　白蔹60 g　山豆根60 g　生半夏30 g　苍术30 g　生川乌30 g　生草乌30 g　穿山甲15 g

【功用】活血散瘀，温筋，镇痛，软坚散结。

【主治】损伤后期局部软组织肿硬、关节功能受限、骨化性肌炎、骨质增生等。

【用法】上药研为细末，混合均匀。用水、醋各半调成糊状，外敷患部。

软坚药水

【组成】山豆根 g60 g　海藻60 g　白蔹60 g　川芎30 g　鸡血藤30 g　川红花30 g　莪术30 g　生南星30 g　生川乌30 g　生草乌30 g　生半夏30 g　赤芍30 g　木瓜15 g　一枝蒿15 g　穿山甲15 g

【功用】活血散瘀，软坚散结，止痛。

【主治】用于陈旧性损伤患部肿硬、关节功能障碍、骨化性肌炎等。

【用法】棉花或纱布浸湿药水后，外敷患处，或红外线照射20～30 min。

【制法】上药研成粗粉，分装入纱布袋中，每药50 g加75%酒精500 mL坛中浸泡，每周翻动1次。1月后，再将每500 mL浸液加500 mL蒸馏水或冷开水稀释后即可使用。

一号消结散

【组成】丹参40 g　三棱30 g　莪术30 g　赤芍30 g　生南星30 g　生半夏30 g　半枝莲30 g　生川乌20 g　生草乌20 g　茯苓20 g　萆薢20 g　马钱子10 g　甘草10 g

【功用】软坚散结，温筋镇痛，活血散瘀。

【主治】损伤后期局部软组织肿硬、关节功能受限、骨化性肌炎、骨质增生等。

【用法】上药研为细末，混合均匀。用水、醋各半将药粉调匀，外敷患部。

二号消结散

【组成】海藻40 g　荔枝核30 g　归尾30 g　生南星30 g　牙皂30 g　川芎15 g

【功用】消瘀，散结，软坚。

【主治】足球踝、网球肘等。

【用法】上药研为细末，混合均匀。用水、醋各半将药粉调匀，外敷患部。

一号半月板外敷药

【组成】黄柏15 g　合欢皮15 g　白及15 g　续断15 g　千年健15 g　萆薢15 g　甜瓜子9 g　土鳖虫9 g　牛膝9 g　檀香9 g　赤芍6 g　川红花6 g

【功用】散瘀，消肿，止痛，续筋。

【主治】半月板损伤后，新伤症状消失、休息无肿胀、走路过多出现肿胀疼痛者。

【用法】共研细末，用开水和蜂蜜少许调用，隔日换药1次。

二号半月板外敷药

【组成】白及15 g　合欢皮15 g　骨碎补15 g　黄芪15 g　续断9 g　紫河车9 g　千年健9 g　云苓9 g　白芍9 g　苏木9 g

【功用】补气血，续折伤。

【主治】半月板伤经治疗后，瘀肿消散，但走路疼痛。

【用法】共研细末，用开水和蜂蜜少许调用，隔日换药1次。

三号半月板外敷药

【组成】紫河车15 g　白及15 g　土鳖虫15 g　儿茶15 g　血竭15 g　丹参15 g　骨碎补15 g　乳香12 g　没药12 g　象皮12 g　云苓9 g　牛膝9 g

【功用】补气血，增加胶质，强筋健骨。

【主治】半月板伤经治疗基本好转后，巩固效果。

【用法】共研细末，用开水和蜂蜜少许调用，隔日换药1次。

南星豆根汤

【组成】生南星12 g　山豆根12 g　白蔹12 g　海藻9 g　川芎9 g　归尾9 g　茯苓9 g

【功用】软坚散结。

【主治】肌腱、关节韧带损伤后遗功能受限等。

【用法】上药加醋、水各增煎煮，熏洗患部。

加减海藻汤

【组成】海藻7 g　昆布10 g　川乌10 g　草乌10 g　川芎10 g　穿山甲10 g　黄芪15 g

【功用】软坚散结。

【主治】各关节损伤后，关节囊及韧带发硬、功能受限。

【用法】上药加醋、水各增煎煮，熏洗患部。

艾叶暖筋汤

【组成】陈艾20 g　官桂14 g　细辛10 g　川芎10 g　羌活10 g　独活10 g　红花10 g　防风10 g　木通15 g　甘松15 g　藁本15 g

【功用】活血散寒，温经止痛。

【主治】伤后局部发凉，变天加重。

【用法】水煎，熏洗患部。

【加减】病在上肢者，加桂枝 7 g；病在关节者，加松节 20 g；病在下肢者，加牛膝15 g。

祛风湿熏洗药

【组成】海风藤20 g　络石藤15 g　刺五加15 g　莶草15 g　水芹菜10 g　尿珠根 1 株　土茯苓20 g

【功用】祛风，除湿。

【主治】风湿酸痛，筋骨不利，疼痛等。

【用法】水煎，熏洗患部。

一号熏洗药

【组成】川红花60 g　赤芍60 g　木通60 g　合欢皮40 g　松节40 g　香附40 g　威灵仙40 g　三七根20 g　木瓜20 g　生川乌15 g　生草乌15 g　生南星15 g

【功用】活血散瘀，解痉止痛。

【主治】用于陈旧性损伤局部冷痛、酸痛，肌肉萎缩，骨折，脱位后关节功能受限。

【用法】以上各药切片，混合均匀，分装成袋，每袋重 70 g。水煎，外用熏洗患处。每日熏洗 2~3 次。

【编者注】此方原列《实用伤科中药与方剂》祛痹化瘀条目下，名为"温经止痛熏洗药"，但据其功效置此似为更妥，改名一号熏洗药，与下述二号、三号相对应。

二号熏洗药

【组成】通桂45 g　吴茱萸45 g　甘松45 g　独活45 g　土茯苓45 g　威灵仙45 g　陈皮30 g　木通30 g　川芎30 g　藁本30 g　骨碎补30 g　钻地风30 g　苍术15 g　细辛15 g

【功用】行气，通经络，散寒，暖筋骨。

【主治】用于筋骨冷痛，腿脚麻木、胀痛、风湿性关节痛。

【用法】水煎，外用熏洗患处。每日熏洗 2~3 次。

三号熏洗药

【组成】生南星45 g　白蔹45 g　赤芍45 g　川红花30 g　川芎30 g　王不留行30 g　木鳖子30 g　泽兰30 g　川木香30 g　海桐皮30 g　土茯苓30 g　鸡血藤30 g　三棱30 g　莪术30 g　生川乌20 g　生草乌20 g　木瓜20 g　穿山甲15 g

【功用】活血通经，软坚散瘀积，解痉挛。

【主治】陈旧性损伤，局部肿胀发硬，关节功能受限，骨化性肌炎等，骨折、脱位、软组织损伤的后遗症。

【用法】水煎，外用熏洗患处。每日熏洗 2~3 次。

归尾泽兰汤

【组成】当归尾10 g　红花10 g　川芎10 g　莪术10 g　木通10 g　红泽兰10 g　香附10 g　苏木10 g　土牛膝10 g　松节10 g

【功用】活血化瘀，消肿止痛。

【主治】陈旧性损伤，患肢肿胀发烧。

【用法】水煎，熏洗患部。每日洗 1~2 次，2~3 d 1 剂。

第八节 疏肝理气方

小柴胡汤 （《伤寒论》）

【组成】柴胡 15 g　黄芩 9 g　半夏 9 g　人参 6 g　甘草 3 g　生姜 9 g　大枣 4~6 枚

【功用】和解少阳。

【主治】在伤科主要用于调肝平肝，如胸胁苦满、心烦不食、时寒时热、恶心欲吐等。

【用法】水煎内服。1 d 1 剂，分 2 次服。

【按语】小柴胡汤是和解小阳，治疗半表半里证的代表方。

疏肝宣肺汤

【组成】柴胡 10 g　丹参 20 g　瓜蒌皮 20 g　当归 15 g　赤芍 15 g　郁金 15 g　延胡索 10 g　杏仁 10 g　枳壳 10 g　甘草 7 g

【功用】疏肝宣肺。

【主治】胸胁损伤疼痛。

【用法】水煎内服。1 d 1 剂，分 2 次服。

【方解】本方化裁于四逆散，以赤芍代白芍，增强通利血脉之力，枳壳代枳实，则宽胸破气之力更集中于胸胁上部。郁金辛苦寒，行气活血，疏肝利胆，清心凉血，助柴胡疏理肝气。延胡索行瘀镇痛，瓜蒌皮甘寒清肺化瘀，利气宽胸，与杏仁合则开肺气通大肠，引邪下行。丹参活血行瘀，安神宁心，一物而有"四物"之功。综观全方，疏肝理气十分平稳有效。

加味逍遥散 （《医宗金鉴》）

【组成】白术 7 g　茯苓 7 g　当归 7 g　白芍 7 g　柴胡 4 g　薄荷 2 g　山栀子 5 g　丹皮 5 g

【功用】疏肝理脾，清热养血。

【主治】跌打损伤肝郁气滞、两胁作痛、心烦不宁，或患处及诸窍出血者。

【用法】水煎内服。1 d 1 剂，分 3 次服。

柴胡疏肝散 （《景岳全书》）

【组成】柴胡 9 g　白芍 12 g　枳壳 9 g　炙甘草 3 g　川芎 6 g　香附 12 g

【功用】疏肝行气，活血止痛。

【主治】肝气郁滞、胁肋疼痛，或时寒时热。

【用法】水煎内服。1 d 1 剂，分 3 次服。

加味犀角地黄汤

【组成】犀角 0.9 g（锉细末，冲服。也可以水牛角 9 g 代替）　生地 30 g　赤芍 9 g

丹皮12 g　藕节15 g　三七末5 g（冲服）　甘草6 g

【功用】清热解毒，凉血散瘀、清心。

【主治】内伤初期热入血分而证见高热、神志不清、动血（如吐血、衄血、便血等）舌质红绛、脉细数等。此外尚可用于各种败血症、尿毒症出血和内科诸症属于血热者。

【用法】水煎服，每日1～2剂。

【方解】外损内伤，导致邪热迫血妄行，阳络伤血从上溢，则吐血、衄血、咳血；阴络伤血从下溢，则便血、溲血；血溢肌肤，则发斑成片；热甚则斑色紫黑；离经之血，留积成瘀，则漱水不欲咽，胸中烦热，大便色黑而易解；瘀热攻心，扰乱神明，则如狂、善忘；舌红少苔或有瘀点瘀斑，脉数而弦，皆为瘀热之证。治当清热凉血，化瘀止血之法。

方中犀角、生地、丹皮、赤芍清心凉血为之君，心为一清，其血自宁。凉血止血必须防瘀，瘀不去则血不宁，故配以三七、藕节散瘀止血为臣，瘀去则血自归经；甘草调和诸药为使。

【加减】发热气促加黄芩12 g、苏子9 g；咳痰多加北杏12 g、瓜蒌仁9 g；吐血、咯血加十灰散5 g（冲服）；尿血加小蓟9 g、木通12 g；便血加蒲黄炭9 g（冲服）、地榆9 g。

【附方】犀角地黄汤（《千金方》）：生地30 g，赤芍12 g，丹皮9 g，犀角0.6 g（锉细末）。水煎服。生地先煎，犀角锉末冲，或磨汁和服。具有清热凉血解毒之功效。主治热入血分，疮疡热毒内攻，表现吐血，衄血，便血，皮肤瘀斑；高热神错谵语，烦躁等症。

筋导散

【组成】秦归30 g　白芍30 g　白术30 g　白芷30 g　大黄7 g　犀角2 g　麝香1 g

【功用】凉血活血，镇静镇痛。

【主治】肌肉、关节损伤伴有发灼热、红肿、疼痛或血热者。

【用法】共研细末，每次服3～6 g，1 d 3次。也可用蜜丸。孕妇、月经期及虚寒证者忌服。如无犀角，可用水牛角6 g。

镇静散（脑宁片）

【组成】朱茯神　煅鱼脑石　制首乌　天麻　水牛角粉各等份

【功用】安神，镇静，除烦。

【主治】脑震荡后遗症所引起的头痛、头昏。

【用法】共为细末，每服0.9～1.5 g。

第九节　舒筋活络方

小活络丸（《中国医学大辞典》）

【组成】胆南星80 g　制二乌各80 g　乳香（去油）30 g　没药（另研）30 g　白地龙（瓦焙干）80 g　麝香0.4 g

【功用】活血通络，温经散寒。

【主治】跌打损伤、瘀阻经络、四肢麻痹、关节障碍、坐骨神经痛及全身痹痛经久不愈者。

【用法】蜡丸：上药共研细末，用白酒 200 mL，倒入 90 g 白面中，调成团，做丸晾干，每丸重 3 g。每服 1 丸，饭前温开水化服，1 d 2 次。水丸：共研细末，做水丸，每次 3 g，每日 2~3 次，饭前温开水送服。

【方解】方中川乌、草乌均为大辛大热之品，有祛风散寒，除湿通痹之功，而尤擅止痛为君。胆南星性味苦凉能熄风化痰，其走而不守；乳香、没药行气活血，化瘀通络，以使气木通畅，则风寒不复留滞，且二药又有止痛之功，能增强二乌止痛的作用，与南星共为臣。麝香活血散结，开经络之壅滞以止痛为佐。地龙活木通络，其性最善走窜，为入络之佳药也，宣导诸药直达病所为使。

【禁忌】孕妇、月经期、6 岁以下幼童及胃溃疡者忌服。若血虚者可用四物汤送服。

【胆南星制法】将生南星研为细末，装入阴干的猪膀胱内，倒入牛苦胆或猪苦胆汁，使之浸透，将口用绳拴紧，挂于当风处（避日光晒和雨淋），过 3~6 月后即可用。

小活络丸（《太平惠民和剂局方》，原名活络丹）

【组成】制川乌 180 g　制草乌 180 g　地龙 180 g　制南星 180 g　乳香（去油）66 g　没药（另研）66 g

【功用】祛风除湿，化痰通络，活血止痛。

【主治】风寒湿邪留滞经络之证。肢体筋脉挛痛，关节伸屈不利，疼痛游走不定。亦治中风，手足不仁，日久不愈，经络中有湿痰死血，而腰腿沉重，或腿臂间作痛。

【用法】上药研细末，混匀，炼蜜为丸，每丸重 3 g。一次 1 丸，温开水或陈酒送服。1 d 2 次。

【方解】方中川乌、草乌祛风除湿，温经活络，以散络中风寒湿邪为君；南星祛风燥湿活络，祛络中之痰为臣；乳香、没药行气活血，以化络中之瘀血，使气木通畅，兼以止痛为佐；地龙通经活络，并加用陈酒以助药势，引诸药直达病所为使药。合而用之，则风寒湿邪与痰浊、瘀血均能祛除，使经络得通，诸证可愈。

铁弹丸（五灵二香丸）

【组成】五灵脂 120 g　乳香（去油）30 g　没药（去油）30 g　制二乌各 45 g　麝香 0.3 g　薄荷冰 3 g

【功用】活血镇痛，通经活络。

【主治】坐骨神经痛，麻木不仁，风湿关节痛，肢节拘挛麻痹，四肢陈旧性损伤，经常肿痛发硬。

【用法】上药共研为细末，炼蜜为丸，每丸重 6 g。每次服 1 丸。或成水丸（梧桐子大），每次服 3 g。每日 2~3 次，开水吞服。

【方解】方中五灵脂行血止痛；川乌、草乌祛风除湿，祛痹共为君。乳香、没药，行气活血止痛为之臣。麝香香窜及薄荷冰辛凉窜透，行气活血为之佐使。本方组方简明精干，疗效良好。

【禁忌】孕妇、月经期，贫血症、心脏病禁忌。

五加皮丸

【组成】五加皮120 g　远志30 g　甘草15 g

【功用】强筋，祛湿，健脾。

【主治】韧带松弛，关节软弱无力。

【用法】上药共研为细末，炼蜜为丸，每丸重6 g。每次服1丸，每日2～3次，饭前用开水吞服。

【方解】本方治主由于风寒湿痹阻塞经络，肝血不能滋养筋腱，以致筋腱失养，而软弱无力。

方中五加皮辛温，祛寒湿邪，且能壮筋骨，活血祛瘀为之君；远志苦辛温，祛痰解郁，助五加皮祛筋骨间痰湿为之臣；甘草协合二药补中而坚筋骨，长肌肉为之佐。如此则筋骨经络得舒，得养，筋也随之强健有力。

【禁忌】孕妇及风湿性心脏病患者。

活络丸

【组成】川芎40 g　秦艽40 g　千年健40 g　续断32 g　杜仲32 g　泽泻32 g　桑寄生32 g　松节32 g　天麻24 g　当归24 g　何首乌24 g　防风24 g　独活24 g　川牛膝24 g　牡蛎24 g　石斛24 g　金银花24 g　川厚朴24 g　狗脊16 g　桂枝16 g　钻地风16 g　甘草16 g

【功用】祛风湿，舒筋络，活血止痛。

【主治】一切跌打损伤后关节不利，患处酸软胀痛，风湿痹痛。

【用法】做水丸，每次服2～4 g，每日2～3次，开水或酒送服。孕妇、月经期忌服。

【用法】本方以清利之秦艽治痹痛挛急，配通达走窜之川芎，通经活络力显，共为君药。何首乌补肝肾之精阴，狗脊强肾而祛风湿痹，补而不滞，长于治疗下肢痹痛痿软；杜仲补肝肾，壮筋骨；续断补中兼行，为续筋要药；桑寄生补肝肾强筋骨，且能祛风除湿；上述诸药携甘草的补中强筋，扶正以除邪，能提高经络脏腑的抗病和修复能力，共为臣药；千年健、防风、独活、钻地风搜湿除风，配松节以入关节，配桂枝引邪外达，配石斛以拟性，共奏祛邪之功，共为臣药。当归、牛膝以通血脉，考终有邪滞阻络，入牡蛎以破局部气血凝结，引诸药入里达病，金银花以制他药之燥性，共为佐使用。全方以秦艽、川芎为君，通经活络祛风湿，更臣之以补肝肾和搜湿除风之品，以牡蛎破结先行，当归、牛膝通养血脉，诸药合用，共奏祛风湿、舒筋络、活血止痛之效。

大活络丹（《兰台轨范》引《圣济总录》方）

【组成】白花蛇60 g　乌梢蛇60 g　威灵仙60 g　两头尖60 g　草乌60 g　天麻60 g　全蝎60 g　首乌60 g　龟甲60 g　麻黄60 g　贯仲60 g　炙甘草60 g　羌活60 g　官桂60 g　藿香60 g　乌药60 g　黄连60 g　熟地60 g　大黄60 g　木香60 g　沉香60 g　细辛30 g　赤芍30 g　没药30 g　丁香30 g　乳香30 g　僵蚕30 g　天南星30 g　青皮30 g　骨碎补30 g　白蔻30 g　安息香30 g　黑附子30 g　黄芩30 g　茯苓30 g　香附30 g　玄参30 g　白术30 g　防风75 g　葛根45 g　虎骨45 g　当归45 g　血竭21 g　地龙15 g　犀角15 g　麝香15 g　松脂15 g　牛黄4.5 g　龙脑4.5 g　人参90 g

【功用】祛风扶正，活络止痛。

【主治】中风瘫痪、痿痹、阴疽流注、跌打损伤等。

【用法】上药共为细末，炼蜜为丸，每丸重 4 g。每服 1 丸，每日 1～2 次。陈酒送下。

【方解】本方药物组成达 50 味之多，其组方意义在于邪正兼顾，集祛风、散寒、除湿、清热、行气、活血、通络之品与补气养血，补肝肾强筋骨药合用。祛风通络除邪而不伤正，益气血补肝肾而不恋邪，则邪去正复而诸证可愈。

方中草乌、附子、天麻、麻黄、羌活、细辛、肉桂、防风、葛根祛风散寒；白花蛇、乌梢蛇、全蝎、地龙搜风通络祛邪；藿香、乌药、木香、沉香、丁香、白蔻、青皮、安息香、香附行气化湿；两头尖、赤芍、没药、乳香、血竭活血止痛；僵蚕、南星祛风痰；麝香、牛黄、冰片香窜开泄除浊邪；黄连、黄芩、贯仲、犀角、大黄、玄参清伏热，亦有监制它药燥热之意；人参、白术、茯苓、甘草即四君子补气也；熟地、当归补血；首乌、龟甲、骨碎补、虎骨、威灵仙、松脂补肝肾强筋骨。诸药合用，共奏祛风扶正，活络止痛之功。

本方与小活络丸祛风除湿通络之功相仿。但小活络丸专事攻邪，药力峻猛，治疗邪盛而体壮者，较为适合。本方则邪正兼顾，加之药味众多，故药力稍缓，用于邪实而体虚者，较为相宜。

五加皮酒

【组成】红毛五加皮 60 g　远志 15 g　甘草 15 g　续断 30 g　木通 6 g　广木香 6 g　香橼 6 g　羌活 6 g　独活 6 g　巴戟 6 g　云苓 6 g　苍术 6 g　狗脊 6 g　上桂 6 g　天麻 6 g　木瓜 30 g　茵陈 30 g　威灵仙 30 g　牛膝 30 g

【功用】祛风除湿，通经活络。

【主治】风湿关节胀痛和有麻木感者。

【用法】按 60 g 原药 500 g 酒比例浸泡，浸泡 1～2 周。每服最多 30 mL，或根据饮酒量酌减，每日 1～3 次。

【方解】本方祛风除湿，通经活络，止痛。方中五加皮益气，壮筋骨，祛风除湿，活血化瘀为君。羌活、独活、天麻、威灵仙、木瓜、苍术祛风除湿痹；远志除痰，益心安神；木通、茯苓利水渗湿；上桂祛风除寒诸药共为臣。香橼、木香行气；续断补肝血，续筋；巴戟、狗脊益肾壮骨而逐寒湿，牛膝利血脉，壮肝肾而治腰腿瘀痛；茵陈苦辛凉，清热利湿，渗湿，通利关节，共为佐。甘草和中益气协调诸药为使。

【禁忌】孕妇、月经期慎用。

虎骨木瓜酒（《简明中医词典》）

【组成】虎骨（酥制）30 g　川芎 30 g　当归 30 g　续断 30 g　玉竹 60 g　五加皮 30 g　天麻 30 g　川红花 30 g　牛膝 30 g　香橼 30 g　白茄根 30 g　秦艽 15 g　桑枝 120 g　松节 60 g　桑寄生 60 g　佛手 45 g　防风 15 g　细辛 15 g　木瓜 90 g

【功用】祛风除湿，强筋壮骨，活血镇痛。

【主治】关节痛、四肢麻木、半身不遂、脚腿拘挛、陈旧性损伤疼痛等。

【用法】按原药 60 g 加 500 g 酒比例浸泡 1～2 周后可用。每 1～2 次，每次最多用 30 mL 或根据饮酒量酌减。任何虎骨药酒，以冬天服较适宜，夏天少用。

【禁忌】孕妇、月经期及其他病患者使用宜慎用。

活络酒

【组成】当归9 g　天麻9 g　何首乌9 g　防风9 g　独活9 g　牛膝9 g　牡蛎9 g　石斛9 g　金银花9 g　川芎15 g　秦艽15 g　千年健15 g　续断12 g　杜仲12 g　泽泻12 g　桑寄生12 g　松节12 g　狗脊6 g　川厚朴6 g　桂枝6 g　钻地风6 g　甘草6 g

【功用】祛风,通络,健胃,止痛。

【主治】风湿关节痛,坐骨神经痛,陈旧性损伤。

【用法】上药加白酒1 kg,泡15 d后即成。每次服20~30 mL,每日1~2次,根据饮酒量酌性加减。

独活寄生酒

【组成】独活7 g　秦艽7 g　川芎7 g　人参7 g　防风7 g　当归身10 g　生地10 g　白芍10 g　桂心10 g　茯苓10 g　杜仲10 g　牛膝10 g　桑寄生15 g　细辛4 g　甘草4 g

【功用】逐风寒湿痹,利关节。

【主治】痹证偏枯、麻木不仁、脚气。

【用法】上药加白酒1 kg,泡15 d后即成。每次服20~30 mL,每日1~2次,根据饮酒量酌性加减。此方也可煎服。

百汇酒

【组成】羌活　独活　威灵仙　细辛　麻黄　红花　当归　大黄　苍术　白术　五灵脂　续断　骨碎补　血竭　白芍　川乌　草乌　胆南星　五加皮　防风　鸡血藤　牛膝　茯苓　草薢　海桐皮各等份

【功用】祛风湿,散寒,活血止痛。

【主治】陈旧性损伤、关节肿痛、寒凝气滞、冷痛酸胀等。

【用法】上药加白酒适量,浸泡28 d后,作为按摩介质用。不可内服。

舒活酒

【组成】樟脑150 g　冰片90 g　生地100 g　薄荷冰30 g　三七3 g　血竭3 g　川红花6 g　麝香0.3 g

【功用】活血散瘀,消肿止痛,舒筋活络。

【主治】一切新旧软组织挫伤,骨折脱位后遗症,关节肌肉疲劳、酸痛,神经麻痹等。

【用法】适量伤部外搽,配合按摩,疗效显著。不能内服。

【按语】有些成分可根据气候酌情加减。如冬天冰片及薄荷冰可减少1/2,热天或气候炎热地区,可将冰片及薄荷冰多加1/3,血竭酌减。

【禁忌】皮肤破损及发疹者不宜使用,寒湿病者不宜用。

蠲痹汤（《杨氏家藏方》）

【组成】当归45 g　羌活45 g　姜黄45 g　黄芪45 g　白芍45 g　防风45 g　炙甘草15 g

【功用】祛风除湿，益气和营。

【主治】风痹、身体烦痛、项背拘急、肩臂肘痛、举动艰难及手足麻痹。

【用法】加生姜 3 片，水煎服。每日 1 剂，每日 2～3 次。

【方解】本方为营卫两虚，风、寒、湿三气乘袭的风痹而设，故以祛风除湿、益气和营主法。方中羌活、防风祛风胜湿、遂痹止痛为君。黄芪益气实卫；当归、芍药养血和营，使营卫和而利于祛邪，共为臣药。姜黄活血行气，长于治肩臂挛痛，为之佐。甘草益气，调和诸药为使。

【加减】若寒邪偏重而剧痛者，加桂枝、细辛等，以温经散寒止痛；若肢体沉重疼痛者，加苍术、防已、薏仁以除湿；若手臂麻木较重者，可重用黄芪，加桂枝、全蝎等，以增加补气和血，通络止痛的作用。

【方源】各版高等医药院校教材《方剂学》均谓《是斋百一选方》（1196 年），而同是宋代的《杨氏家藏方》成书于 1178 年，较前者为早，故蠲痹汤应出自《杨氏家藏方》。

舒筋汤

【组成】钻地风 12 g　鸡血藤 12 g　五加皮 12 g　续断 12 g　石楠藤 12 g　木瓜 9 g　木通 9 g　牛膝 9 g　川芎 9 g　威灵仙 9 g　独活 6 g　桂心 3～6 g　桑枝 15 g

【功用】舒筋活络，强筋健骨，祛风寒湿，活血。

【主治】损伤后期、患肢无力痠楚胀痛、屈伸不利等。

【用法】水煎服，每日 1 剂，分 3 次服。

【方解】本方是专用于筋不舒患者。方中钻地风、木瓜、石楠藤、威灵仙、独活、桂心、桑枝、五加皮祛风寒湿邪；川芎、牛膝、木通通利血脉；鸡血藤、续断补肝益血。筋舒络活，则四肢有力，痠胀疼痛、屈伸不利等症状亦随之消失。

本方在选药上，尽量选用一药二用者。石楠藤既能强壮腰膝，又能祛风寒湿邪而止疼痛。对于腰膝无力而兼风寒湿者尤宜。五加皮既强心益气，又能祛除风湿。续断、牛膝既补肝肾，又通利血脉。鸡血藤既能活血以舒筋，又能强壮补血。

本方用药，性多辛燥，易伤阴伤血，故对阴血素虚者应慎用，或配伍养阴补血之品组方应用。

穿阳散

【组成】制马蹄 120 g　三七 30 g　虎骨 30 g　牛膝 60 g　乳香 30 g　没药 30 g　萆薢 60 g　四制香附 60 g

【功用】追风止痛，通经活络

【主治】陈旧性损伤兼风湿、肌肉胀痛或萎缩，坐骨神经痛，两腿麻痹。

【用法】上药共研细末，每次服 2～4 g，每日 1～2 次，温开水送服。

【方解】马蹄、虎骨能追风、逐湿，治骨肉间风为之君。三七祛瘀，萆薢祛湿，四制香附通经活血，乳香、没药行气血止痛为之臣。牛膝通血脉并引药下行为佐。以上诸药共同起到舒筋活络，祛风止痛作用。

【禁忌】妇女月经期、孕妇、神经衰弱及小孩忌用。

一号活络膏

【组成】麝香 1.5 g　玉桂 156 g　丁香 156 g　红花 156 g　檀香 156 g　排草 156 g　白

芷 186 g　羌活 186 g　独活 186 g　没药 186 g　川芎 186 g　木香 186 g　山奈 36 g　当归 162 g　续断 195 g　血竭 42 g

【功用】活血散瘀，逐风，散寒，止痛。

【主治】损伤后期肌肉关节疼痛、风湿关节痛。

【用法】烤化后揉匀，待膏药不烫伤皮肤时，贴于伤部。

【制法】以上各药研为细末，混合均匀备用。先将桐油 500 g，菜油 50 g，红丹 250 g，放入铁锅或砂锅内混合拌匀，成为土红色，然后放于火上，慢慢搅拌，搅到油已满锅起滚泡，则停止搅拌。这时油锅内的红色，开始变成紫红色，出现灰色泡沫。熬时应防止火力过大，以免造成油泡外溢。熬好后，待灰白色泡沫逐渐消失，则用棒蘸几点油膏滴在水盆或水碗中，以观察其滴下油膏的变化。若油膏滴于水中成 1 珠或 1 凝固片状，则已成熟（若成散片，又有油分散，则未成熟）。然后将锅从火上提到其他处，快速搅拌，同时向锅内喷冷水，连喷 3 ~ 4 口，使之烟熏分散。这时锅内就立即成黑黝黝的油膏。油膏有老嫩之别，过老贴不上，过嫩贴于身上要流走。将油膏蘸几点入水内，用手将它捏成条，若尚粘手，则为过嫩，即可复火再熬；若不粘手，而是硬脆，则为过老，可另熬一锅较嫩的混合则成；若不粘手，搓细条略软，指弹可断，则为合适。待膏降温到 50 ℃ ~ 60 ℃ 时，加入混匀的药粉 60 g，搅拌均匀，然后摊于膏药布上，每张活络膏重 20 ~ 25 g。

【禁忌】皮肤病及孕妇患者。

二号活络膏

【组成】麝香 2 g　玉桂 210 g　丁香 210 g　檀香 210 g　丁香 210 g　山奈 48 g

【功用】散寒，通经，活血，止痛。

【主治】损伤后遗症、风湿关节痛。

【用法】烤化后揉匀，待膏药不烫伤皮肤时，贴于伤部。

第十节　止血方

血竭散（《伤科补要》）

【组成】血竭　血余炭　白茅根　韭菜根各等份

【功用】凉血，止痛，生肌。

【主治】治跌打损伤、血从口鼻出。

【用法】水煎服，或用童便、酒煮服。

【按语】白茅根甘寒，凉血止血，对衄血、尿血甚为适宜。血余炭苦温，能消瘀止血，治吐血、鼻衄及诸种出血，烧灰存性，研细末用。韭菜根辛温，温中行气、散瘀，治吐血、衄血、跌打损伤。童便为健康儿童尿液，无浑浊者，此药具清热止血作用，为脏腑跌伤后急救的民间验方，本方各药配合，共同起止血和血作用。酒则行血活血，但只宜少用，本方意在止血而不滞，凉血而不凝，温而不燥。

十灰丸（散）（《十药神书》）

大蓟、小蓟、莲叶、侧柏叶、茅根、茜草根、大黄、栀子、棕榈皮、丹皮各等份，炒成炭，研极细末，每服 9 g，用藕汁或萝卜汁，或磨好陈墨，或温开水调服。有清热凉血、涩血止血的作用，用于各种出血证，如呕血、便血、咯血等，以作急救之用，但本方药物经煅炭后，凉血之力减弱，而收敛之力增强，只作一时急救治标之用，故止血之后，则应审因治本，不宜久服。

小蓟饮子（《济生方》）

【组成】鲜生地 40 g　小蓟 40 g　滑石 40 g　木通 5 g　炒蒲黄 5 g　淡竹叶 5 g　藕节 5 g　当归 5 g　山栀子 10 g　炙甘草 4 g

【功用】凉血止血，清热通淋。

【主治】血淋，尿血。

【用法】1 d 1 剂，水煎，分 2 次服。

槐花汤（《张洁古方》）

【组成】炒槐花 10 g　炒侧柏叶 10 g　炒黑荆芥 10 g　炒枳壳 10 g

【功用】清大肠湿热，止血理气。

【主治】便血、痔疮出血、血色鲜红者。

【用法】1 d 1 剂，水煎，分 3 次，空腹时温服。

【按语】此方可用于运动量过大所致的小便出血。

第十一节　止痛方

止痛麻药方（《疡医大全》）

【组成】川乌头 20 g　草乌头 20 g　生半夏 20 g　天南星 20 g　荜茇 20 g　胡椒 20 g　蟾酥 5 g

【功用】麻醉止痛，通气祛寒，消肿散结。

【主治】用于损伤中后期局部疼痛、发硬等症。

【用法】上药共研为细末，鱼胶烊化，入药拌匀阴干，水磨外敷。

定痛散（《伤科要补》）

【组成】川乌 20 g　草乌 20 g　乳香 40 g　白地龙 40 g　没药 40 g　川椒 40 g　蟾酥 5 g

【功用】祛痹止痛。

【主治】伤后复感风寒疼痛不止者。

【用法】上药共研为末，醋调敷患处。皮肉破损者不可用。

【按语】白地龙咸寒，可监制其他辛温之品性，对整个方剂有改造、中和、反佐之妙。

七厘散

【组成】血竭 90 g　儿茶 60 g　红花 60 g　乳香 30 g　没药 30 g　朱砂 9 g　麝香 0.5 g

【功用】活血散瘀，开窍镇痛。

【主治】肋间神经伤痛、胸背部软组织损伤、陈旧性胸肋痛，尤其对深层肌肉伤疗效更好。

【用法】上药共研为细末，每次服 4 g，每日 2~3 次，酒或开水送服。亦可用水调敷患部。

【方解】方中血竭甘咸性平，行瘀止痛，治跌打损伤瘀滞作痛，为本方君药。红花行血散瘀，乳香、没药行气化瘀止痛，为臣药。儿茶苦涩凉，清热化痰滞；朱砂镇心安神，以治兼症共为佐药。麝香辛窜开窍，行药力为使药，对于瘀滞作痛，有加速化瘀止痛作用。本方为跌打损伤瘀痛常用药方，与《良方集腋》七厘散基本相同，但少冰片。冰片苦辛性凉，开窍散郁，清热止痛，加入此药，使全方功能仍为活血散瘀，定痛止血，治跌打损伤、闪挫、岔气、骨断筋伤等。

【禁忌】孕妇、月经期，10 岁以下小儿不宜服用。

安神丸

【组成】龙骨 3 g　朱砂 3 g　三七 3 g　没药 1.5 g　乳香 1.5 g　麝香 0.3 g

【功用】安神，定痛。

【主治】受重伤后失眠。若胸肋受伤后疼痛范围大者可与七厘散交替服用（早晨和中午服七厘散，晚服安神丹）。

【用法】上药共研细末，睡前服 3 g，小儿酌减。

【方解】龙骨、朱砂重镇安神治神志不安、心悸、失眠为之君；三七、乳香、没药祛瘀活血止痛为之臣；麝香活血散结，开经络之壅滞，助君臣以止痛，并引药入经为之佐使。

【禁忌】孕妇、月经期、重病者忌用。

定痛膏 （《医宗金鉴》）

【组成】芙蓉吐 80 g　紫荆皮 20 g　独活 20 g　生南星 20 g　白芷 20 g

【功用】通气活血，散瘀，退烧，止痛。

【主治】跌打损伤肿痛。

【用法】上药共研为细末，加鲜马齿苋 40 g（捣极烂），与药末混合，用葱汁、老酒，炒热敷患处。

止痛药 （《医宗金鉴》）

【组成】当归 40 g　牛膝 40 g　川芎 40 g　怀地 40 g　赤芍 40 g　白芷 40 g　羌活 40 g　独活 40 g　杜仲 40 g　续断 40 g　肉桂 20 g　八角、茴香 20 g　乳香 20 g　没药 20 g　南木香 10 g　丁香 10 g　沉香 10 g　血竭 10 g

【功用】祛风寒湿痹，活血行气，止痛强筋。

【主治】跌打损伤中后期，风寒湿痹，气滞血阻，而致筋软、疼痛等症。

【用法】上药共研细末，老酒调敷患部。

失笑散 （《和剂局方》）

【组成】五灵脂 90 g　蒲黄 60 g

【功用】止痛，散瘀，行气，活血。

【主治】胸腹挫伤、疼痛难忍、腹内瘀血作痛。

【用法】上药共研细末，每次服 6～10 g，每日 2～3 次。

第十二节　祛风镇静方

玉真散（《普济本事方》）

【组成】制白附子 360 g　防风 30 g　制南星 30 g　天麻 30 g　制半夏 30 g　白芷 30 g　羌活 30 g

【功用】熄风定搐，解痉，镇痛。

【主治】破伤风症见牙关紧闭、口嘬唇紧、肢体强直、角弓反张。外用撒布伤口，有预防破伤风作用。又治狂犬咬伤。

【用法】共为细末，每服 1～2 g，每日 1～2 次，用温白酒或开水调服，服后忌风。外用以白酒或米醋调敷患处。服用不可过量。孕妇忌服。

【按语】本方解痉药力较强，力量集中。

羚玉散

【组成】制白附子 360 g　防风 30 g　制南星 30 g　天麻 30 g　制半夏 30 g　白芷 30 g　羌活 30 g　羚羊角 6 g

【功用】熄风定搐，解痉，镇痛。

【主治】破伤风症见牙关紧闭、口嘬唇紧、肢体强直、角弓反张。外用撒布伤口，有预防破伤风作用。又治狂犬咬伤。

【用法】共为细末，每服 1～2 g，每日 1～2 次，用温白酒或开水调服，服后忌风。外用以白酒或米醋调敷患处。服用不可过量。孕妇忌服。

【按语】本方即为玉真散加入羚羊角而成。羚羊角有平肝息风、清热解毒作用，尤其对肝热生风、心热神昏而抽搐者为宜。羚羊角可用山羊角代替，因诸角均能入肝、心清解热邪，但用量应加倍。

羌活防风汤（《正体类要》）

【组成】羌活 120 g　防风 120 g　藁本 120 g　当归 120 g　白芍 120 g　川芎 120 g　甘草 120 g　地榆 60 g　细辛 60 g

【功用】祛风，解表。

【主治】破伤风邪在表者，急服此药以解之，如邪已入里，则此药无力。

【用法】水煎，每次服 15 g。

牵正散（《杨氏家藏方》）

【组成】白附子　僵蚕　全蝎（去毒）各等份

【功用】祛风痰，止痉挛。

【主治】口眼㖞斜、面部肌肉抽动。

【用法】共研细末，每次服 4 g，热酒调服，也可用汤剂服。不可过量。

第十三节　开窍安神方

回生丹

【组成】土鳖虫 30 g　乳香 12 g　自然铜 15 g　血竭 12 g　巴豆霜 12 g　麝香 0.9 g　朱砂 12 g

【功用】兴奋，回苏，祛瘀，通便，止痛。

【主治】外伤性休克、重伤后大便不通、心慌或昏迷不醒。

【用法】上药共研细末，成人每服 3～5 g，酒服。复苏解大便后停用。

【方解】跌打损伤，瘀血阻窍，腑气不通，故见昏厥或大便不通、心慌、昏迷不醒。

麝香辛温、开窍、避秽、通络散瘀（《本草经疏》说："其香芳烈，为通关利窍之上药。"）为本方之君；土鳖、乳香、自然铜、血竭行气活血，化瘀止痛，巴豆霜逐水通便，共为本方之臣；朱砂安神去惊，为之佐。诸药同用，使经脉的阻塞以及心窍的气滞血瘀，均得以通利而心窍得开，神志昏迷者得以苏醒，生命得以挽回，故名"回生丹"。

【禁忌】孕妇、月经期、轻伤且大便正常者。

通关散　（《丹溪心法》）

【组成】皂角　细辛各等份。

【功用】通关，开窍。

【主治】突然昏厥、人事不省、牙关紧闭、面色苍白、痰涎壅塞、口鼻气冷、手足不温、舌淡、苔白、脉迟之寒闭证患者。苏醒后可按病情辨证治疗。

【用法】上药共研细末，和匀，每瓶装 0.3 g，取少许吹鼻取嚏。

【方解】本方主治由于严重损伤，气滞血瘀，壅结于上；加之痰涎壅盛，一并阻塞心窍。症见神志昏迷、不省人事、面色青紫、手足厥冷、脉现沉迟或微细欲绝、牙关紧闭等。

方中皂角辛温，祛痰开窍，细辛辛温，宣散九窍，合用成为通关开窍之剂，研末吹鼻，使昏迷病人回苏。因肺主一身之气，肺气闭塞，则诸窍皆闭而昏不知人，得气则肺气宣通，气机畅利而人事可省。若痰涎壅盛者，当加白矾，增加祛痰之功。

【禁忌】脑部出血病人，或有出血倾向者慎用或禁用。

苏合香丸　（《和剂局方》）

【组成】白术 2 份　青木香 2 份　乌犀屑 2 份　香附子（炒去毛）2 份　朱砂（研水飞）2 份　诃黎勒（煨去皮）2 份　白檀香 2 份　安息香 2 份　沉香 2 份　麝香（研）2 份　荜茇 2 份　丁香 2 份　冰片（研）1 份　乳香（研）1 份　苏合香油 1 份

【功用】芳香化浊，温宣开窍。

【主治】中风、突然昏倒、牙关紧闭、不省人事，中寒气闭、心腹突然疼痛、欲吐不得吐、欲泻不得泻、甚至昏厥等。

【用法】固体药分别研成末，安息香以酒熬膏后与苏合香油混合，再将各药末加入，并炼蜜为丸，每丸重 3 g。每服 1 丸，温开水送服，每日 1～2 次，小儿减半。

【方解】本方有疏通气机，芳化湿浊，开窍醒神作用。属于温开法范畴。方中苏合香、安息香、麝香、冰片辛香以透窍开闭，且麝香、冰片能走窜经络，上下表里，无所不到。四药为君，共呈芳香辟秽开窍醒神之效。犀角清心解毒，朱砂镇心安神，沉香达肾，木香疏通三焦，白檀香行散冷气，香附疏肝，丁香、荜茇温中行气开郁，乳香活血行滞为之臣。白术温胃健脾，助诸香药运化输布于全身，调畅脏腑气机，增强芳香辟浊效力，诃黎勒湿涩而破胸膈结气，通利津液，与诸香配伍，可以防止清香过多，耗散正气为之佐。

若是跌打损伤、瘀血夹逆气上冲心脑而晕厥者，更应加入化瘀通腑、引血下行如生大黄、牛膝、红花、桃仁之类，才能起到化瘀开窍、清脑醒脑作用。如无犀角，可用水牛角代，因其成分、性能与犀角颇相类似，水牛角苦寒咸，能清热解毒，且有凉血止血作用，对热病昏迷、风热头痛有特殊作用。在本方中与其他药物配合，则有开窍醒脑清脑作用。不过用量应比犀角加 10 倍，才能达到治疗效力。

安宫牛黄丸（《温病条辨》）

【组成】牛黄 30 g　郁金 30 g　犀角 30 g　黄连 30 g　朱砂 30 g　栀子 30 g　雄黄 30 g　黄芩 30 g　珍珠 15 g　冰片 8 g　麝香 8 g

【功用】开窍安神，清热解毒。

【主治】热性病，热入营血、窍闭、神昏，甚至痉厥，亦可用于跌打损伤重症神昏惊厥者，但应与活血化瘀药配合运用。

【用法】上药研极细末，炼蜜为丸，每丸重 3 g。每次服 1 丸，每日 2 次。脉虚者人参煎汤，脉实者金银花、薄荷煎汤送服。小儿用量根据年龄酌减。

【方解】本方所治之神昏谵语，是因温热之邪内陷心包。痰热闭阻引起邪热壅盛，蒙蔽心窍，故神昏谵语，烦躁不安。中风昏迷，小儿惊厥，亦属热闭之证。治宜芳香开窍，清解心包热毒，结合开泄痰浊闭阴。

方中牛黄清心解毒，豁痰开窍；麝香开窍醒神，共为君药。犀角清心凉血解毒；黄连、黄芩、山栀清热泻火解毒，助牛黄以清心包之火；冰片、郁金芳香辟秽，通窍开闭，以加强麝香开窍醒神之效，共为臣药。朱砂、珍珠镇心安神，雄黄助牛黄以豁痰解毒，共为佐药。蜂蜜和胃调中为之使药。

至宝丹（《太平惠民和剂局方》）

【组成】犀角 30 g　玳瑁 30 g　琥珀（研）30 g　雄黄（水飞）30 g　朱砂（水飞）30 g　龙脑（冰片）0.3 g　麝香 0.3 g　牛黄 15 g　安息香 45 g

【功用】清热解毒，开窍醒神，镇惊安神。

【主治】一切昏厥闭证，但仍属凉开之剂，以治热闭之症（中暑、高热、神昏、谵语、抽搐；舌红、苔黄、脉数）为用。

【用法】将犀角、玳瑁研为细末，入余药研匀，将安息香隔水煮烊，与药末调和为丸。每丸重 3 g，每服 1 丸，小儿减半，研碎开水或人参汤送下。昏迷者鼻饲。

【方解】方中麝香协冰片、安息香以芳香开窍，辟秽化浊，犀角、牛黄、玳瑁清热解毒为之君。朱砂、琥珀镇心安神，雄黄豁痰解毒为之臣。

本方原用人参汤化服，对于病情复杂，正气虚弱者，借助人参益气扶正，与辛香开窍药配合，对苏醒神志，扶正祛邪，功效较著，但以脉虚者为宜。

本方与安宫牛黄丸、紫雪丹合称"三宝"，是凉开法中的常用代表方剂。吴瑭说："大抵安宫牛黄丸最凉，紫雪次之，至宝又次之。"从三方功用分析，各有所长，安宫牛黄丸长于清热解毒，紫雪丹长于镇痉，至宝丹长于芳香开窍。

【禁忌】本方芳香辛燥之药较多，有耗阴劫液之弊，故神错谵语由于阳盛阴虚所致者，不宜使用。孕妇慎服。

注：原方有金箔、银箔，现已不用。

石决明汤

【组成】石决明 30 g（先煎）　钩藤 24 g　白芷 9 g　当归 12 g　川红花 6 g　木通 9 g　茯苓 24 g　川芎 6 g　菊花 9 g　蔓荆子 12 g

【功用】熄风宁神，化瘀降逆。

【主治】头部损伤复苏期眩晕嗜睡、胸闷恶心等症。

【用法】水煎服，每日 1 剂。

【方解】石决明平肝潜阳，钩藤平肝息风，茯苓宁心安神共为君。当归、红花、川芎活血行血，祛瘀止痛，菊花、蔓荆子疏风散热，清利头目，诸药共奏化瘀降逆之功为臣。白芷、木通祛风燥湿，导热下行，以助君药潜阳降逆之功为佐。

龙齿汤

【组成】龙齿 30 g（先煎）　党参 12 g　何首乌 24 g　白芍 9 g　茯神 15 g　沙苑蒺藜 12 g　当归 12 g　川芎 6 g　炙甘草 5 g

【功用】镇静安神，补益调治。

【主治】伤后恢复期眩晕头痛、神疲体倦等症。

【用法】水煎服，每日 1 剂。

【方解】龙齿、茯神宁心镇惊、安神为之君，治伤后眩晕头痛之主症。党参、首乌、白芍补中益气，补肝肾，益精血为之臣。当归、川芎活血行气止痛，蒺藜平肝息风，明目为之佐。甘草调和诸药为之使。

黎洞丸（《医宗金鉴》）

【组成】三七 60 g　生大黄 60 g　阿魏 60 g　儿茶 60 g　天竹黄 60 g　血竭 60 g　乳香 60 g　没药 60 g　雄黄 30 g　山羊血 15 g　冰片 7.5 g　麝香 7.5 g　牛黄 7.5 g　制藤黄 60 g

【功用】开窍豁痰，活血化瘀。

【主治】跌打损伤、瘀阻气滞，症见疼痛剧烈，有如锥刺、刀劈、石压，目睛发胀、睡卧不宁、恶心呕吐、烦躁不安，甚则神昏谵语、哭笑失常、昏晕不省、舌红或有瘀点、苔黄或腻、脉弦涩者。

【用法】共为细末，将藤黄化开为丸，如芡实大，焙干，稍加炼蜜，外用蜡皮固封。每次服 1 丸，开水或酒送服。外用时用茶卤磨涂。

【方解】方中麝香开窍醒神，冰片、阿魏以助之；牛黄、天竹黄开窍豁痰，清心解毒，这是针对瘀血攻心，窍闭阻而致神昏谵语所设；配以大黄、血竭、三七、山羊血、乳香、没药逐瘀止痛；儿茶、雄黄、藤黄清热解毒，这是针对瘀阻经络，脉道不通而剧烈疼痛所设。两组药物配伍成方，以增开窍醒神、祛瘀止痛之功。

本章小结

伤科用药具有鲜明的特点，常常体现了一位中医骨伤科医生的辨证论治学术思想，从中可推测其构思治则治法的思维路径。然而其不利的两方面也较突出，其一，不利于他人（后学者）总结整理，以其方产生理论思想或佐证理论，较难进行，这不利于中医骨伤科的整体发展；其二，闭门造车，加之专利限制，使一些疗效显著的方药不能为更多的需要的病人所受用。

本章收录了150多个郑氏伤科临床常用方剂，除少数为传统方剂外，大多数都是郑老在数十年临床实践中创订的经验方，这些方剂通过多年临床实践都有良好效果。

郑氏伤科中药的辨证立法，仍是以中医的八纲、气血等理论为基础，辨证和辨病结合起来，施治于不同的损伤疾病，标本兼治。

郑氏伤科的药物分类选用方法体现了伤科用药特色。

郑氏伤科成方针对性强，少有大方，临证选用当需辨证以用。

因外用药方的拟定亦遵循辨证治则而定，故列相应治法下，与内服方剂共论。

（解　勇　王　煜　黎万友）

第九章　郑氏伤科手法

《医宗金鉴·正骨心法要旨》开篇明义道："夫手法者，谓以两手安置所伤之筋骨，使仍复于旧也。"伤科手法，自古即有"正骨"与"理筋"之别。正骨手法以骨骼是否折错，筋肉是否伤损，即以恢复其解剖位置的正常与否为准绳。理筋手法则是以促使损伤部位"骨正筋柔，气血以流"，而达到功能的恢复。理筋手法亦即现代之按摩疗法，或称推拿疗法。

郑氏伤科的正骨手法和按摩手法都有独到之处。概括地说，他的正骨手法，简便易行，操作灵活，可一人操作，亦可多人协同配合施治，广泛运用于全身各部骨折和关节脱位的整复，能获满意的效果。郑氏的按摩手法，以轻缓柔和、舒适大方、疗效独到为其特点。外伤论治，强调辨病证之机转变化，在此基础上巧用手法施治，主张在运用按摩治疗时，将药物（药酒）和经穴按摩结合同时施治，达到协同作用，增强效果的目的。

具有代表性的郑氏伤科手法，可列为正骨手法 11 法，按摩手法 13 种，经穴按摩手法 12 法（常用的有 8 法）。

第一节　正骨手法

根据古人经验，郑怀贤教授整理归纳了 11 种正骨手法，数十年的临床实践证明，只要熟练地掌握了这些手法，就会取得良好的疗效。这 11 种手法并非一成不变，而是要根据具体伤情灵活运用，或单用或配合或变化以应。

一、捏法

【手法】用单手或双手对向捏握患处，称为捏（图 9-1）法。

【要领】根据不同的部位和损伤，采用不同的手形手势。掌骨、指骨、跖骨和趾骨等短骨骨折或关节脱位，最适于手指捏握整复，通常可一手顺势拔伸牵引，另一手顺力捏拿，而使之复位。对胫、腓、尺、桡骨等四肢长骨骨折，则需要双手对向抱挤，错合用力。若有重叠者，需先行牵引矫正。

【应用】尺桡下关节、胫腓下联合分离损伤者，应尽早整复，根据患者骨节大小，可单手捏握或双手抱挤而使之复合。

小儿桡骨小头半脱位的整复也是在轻缓牵拉下，或捏，或按桡骨小头使之复位（图 9-2）。

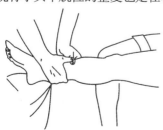

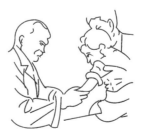

图 9-1　胫骨骨折有高突时的捏法（《郑怀贤医著集粹》）

图 9-2　小儿桡骨小头半脱位的单手捏法（《郑怀贤医著集粹》）

二、按法

【手法】顾名思义，按法即指向下按压，按之以平，抑其高突。

【要领】可用单手或双手的掌根、手指操作。对明显移位者，除辅以牵引外，常需配合远侧端助手的迎送推转。

【应用】按法常用于撕脱骨折的处理，如第五跖骨基底部撕脱骨折、内外踝的撕脱骨折、肱骨内上髁的撕脱骨折、肱骨大结节撕脱骨折以及肩锁关节脱位等。也可用于矫正骨折侧向移位、成角畸形（图9-3和图9-4）。

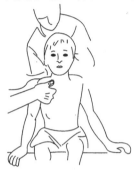
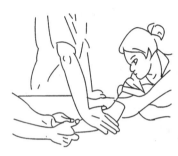

图9-3　小儿锁骨青枝骨折高突时拇指按　　图9-4　尺桡骨青枝骨折向前成角时手掌按
　　　　法（《郑怀贤医著集粹》）　　　　　　　　　法（《郑怀贤医著集粹》）

不同于捏法的对向用力，按法常指单向用力。如单纯胸椎轻、中度压缩骨折时，患者身体条件许可情况下，可使患者俯卧硬板床上，医生双手重叠向下按压向后高突之棘突，力沉而稳，可矫正椎体前缘皱褶组织或使椎体回复一定高度，均有利于较快地缓解病人疼痛。

骨折整复后小夹板外固定期间，若出现轻微成角等移位，也可采用按法一次性矫正或用压垫渐行调整。具体方法应视患者身体情况、病程及骨折部位而定。

对上位胸椎（$T_{3\sim7}$）小关节紊乱的整复，短促有力的按法也是最有效的方法之一。现称关节紊乱症者，即古之谓骨错缝。

三、提法

【手法】提法原指将下陷之骨折端提起复位。根据病情症状，有时也可用一手或两手握住骨折端处，向上提起。

【要领】根据骨折程度及骨位，整复时提法常与其他手法配合以用。如整复典型移位的桡远骨折时，必须拉、提、按、推、捏配合使用。其实，绝大多数四肢长骨骨折的手法整复，都需要手法的综合应用，才能成功（图9-5）。

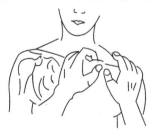
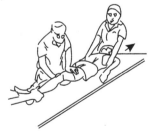

图9-5　锁骨骨折内陷时提法　　　　　图9-6　股骨骨折错位时单提法（《郑怀
　　　　（《郑怀贤医著集粹》）　　　　　　　　　贤医著集粹》）

【应用】锁骨骨折经牵拉重叠大部分纠正后，手法复位即是一手按压内侧端向前下的同时，另一手用拇指和食指（或中指）夹住内陷之远折端向后上提拉，使折端复位（图9-6）。

四、推法

【手法】用拇指或手掌将错移之骨推回正常位置。关节脱位和骨折移位无重叠者，可用推法使之回位（图9-7和图9-8）。

【要领】单向用力。

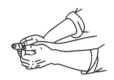
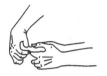

图9-7　指关节错位时推法（《郑怀贤医著集粹》）

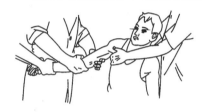

图9-8　肘关节侧方脱位时推法（《伤科诊疗》）

【应用】肱骨外科颈骨折成角矫正后，可纵向推挤使骨折端产生部分嵌插，以增加断端稳定性。

颈椎小关节紊乱者，可在用肘向上端提的同时，另一拇指侧向推动偏歪的棘突，常能立竿见影。胸椎小关节紊乱则可判断明确方向后，患者俯卧位，医生用双手重叠在病变棘突一侧向前下用力推压，或一次短促用力的复位，或轻缓连续多次操作，则视伤情而定。

五、拉法

【手法】施力于骨折部上下两端或关节两端，对抗牵拉，古称拔伸（图9-9和图9-10）。

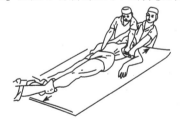

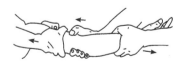

图9-9　股骨骨折重叠时拉法（《郑怀贤医著集粹》）

图9-10　桡尺骨骨折重叠时拉法（《郑怀贤医著集粹》）

【要领】操作时用力均匀而持久，动作缓和，不可用猛力牵拉，力量应逐渐加大。常维持一定时间的稳定牵引力。

【应用】拉法虽不直接针对骨折端操作，但却是矫正重叠移位的最安全有效的手法，是进一步采用其他手法施治的前提。牵拉在矫正重叠的同时常使成角畸形同时矫正，还可矫正一部分侧方移位。牵拉时必须保持均衡、稳定的持续牵引力量。

对儿童的长骨青枝骨折或骨骺分离，拉法是最安全有效的手法，但必须注意力量不可过大过猛。肩关节脱位的脚蹬手拉法是单人操作的典范。

也可用于骨错缝、筋腱移位、肌肉痉挛、关节僵硬等症，需要较长时间的连续牵拉时，则多用器械牵引。

六、送法

【手法】以一手或两手握住受伤骨骼的一端进行推送，使错离者复位，恢复正常解剖位置。

【要领】送法都有连续的拉开、推送两步骤。

【应用】肱骨外科颈骨折后，断端轻度嵌插和成角，则可采用送法予以矫正。一手按住肩峰以稳定肱骨头，另一手握固肘部，先轻拉，然后转侧移动，最后上送。

如对因关节组织结构松弛所引起的盂肱关节紊乱，可采用握固上臂顺上臂纵轴急拉后，即刻反向肩胛盂方向向上推送肱骨头复位，则可纠正关系紊乱（图 9-11）。若未成功，或可试一次，或改用郑氏挂法操作。髋关节滑膜嵌顿症也可采用送法，以膝为着力点，拉送股骨干而使力传导致关节。

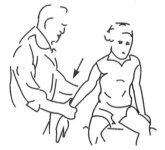
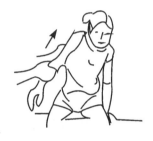

图 9-11　肩关节习惯性脱位时送法（《郑怀贤医著集粹》）

原发性距下关节紊乱早期的手法整复也可以采用送法复位。方法为操作者先顺势牵拉略加大前足旋后，然后在维持牵引力情况下，快速将全足旋前外翻并同时加大牵拉力。如为踝关节扭伤后遗距下关节紊乱者，因关节周围组织的张力较高，上法不能成功者，则可采用挂法操作，后述。

七、端法

【手法】端法即向上托起之意，常用以矫正关节紊乱。因最常用于颈部，故民间有"端脖子"之称呼。

【要领】端颈椎时，双手前后扶托枕部和下颌，稳固头颅后，双手同时用力向上端起头部，可持续一定时间，在此基础上根据伤情酌情将头向相应方向进行被动活动（图 9-12）。

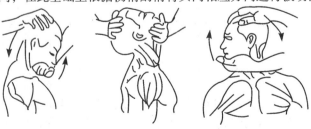

图 9-12　头部端法（《郑怀贤医著集粹》）

另一种颈部端法，患者端坐，操作者站在患者背后，用双手拇指顶在患者枕骨下方，两掌根托住两侧下颌骨的下方，并用两前臂压住患者两肩，两手向上用力，两前臂下压，同时作相反方向用力。

也可以在坐位颈椎牵引仪器的牵引下，指导患者自行活动。

【应用】寰枢椎半脱位、颈椎或上位胸椎小关节错位、关节源性颈椎旁肌张力增高或疲劳等都可应用端法。

在颈部施用端法，首先必须要有明确的解剖学诊断，一定要明确诊断后操作，否则对伴有急性颈髓损伤（水肿、横断伤、挤压、占位等）、先天性颅底凹陷征、关节突短小等发育不良、颈部骨与脊髓肿瘤等，手法应用不当则可能产生不良或严重后果。

八、搬法

【手法】搬法即按摩手法中的扳法，通过施加于关节轴面的旋转力，也就是用双手作相反方向或同一方向扳动肢体的方法，是关节被动运动的一种手法。有纠正解剖位置的失常、松解粘连、放松肌肉、拉伸挛缩、恢复关节功能的显著效果。

两手或两人配合进行，即一手（或一人）扶握固定关节近端，另一手（或另一人）扳动关节远端肢体，作适当幅度的单一屈曲、伸展、旋转、内收或外展等活动，并常在关节活动到一定程度后，施加一个短促的相同运动方向的有力快速的继续运动。常用于颈、胸背和腰背部。

【要领】扳法操作时，最后短促扳动必须快速果断，稳准协调，扳动幅度不能超过各关节的正常生理活动范围。

【应用】在临床上，扳法常和其他手法配合使用，多用于脊柱及四肢关节。关节错位或关节功能障碍等症常用本法治疗。扳法必须在其他手法使肌肉痉挛缓解后，在摇法的基础上进行，不能强拉硬扳。

【四肢扳法】对陈旧性关节功能障碍，因其关节杠杆传递力大，容易损伤正常组织，必须严格掌握适应证，认真考虑手法技巧。每次扳动的进度幅度控制在10°~20°，不能急于求成。扳动中常可听到粘连组织的撕裂声，扳后立即冷敷，并运用止血消肿药物，适当进行肢体和关节的主动活动，一般间隔7 d左右才能施行第2次扳法。

【脊椎扳法】

1. 颈部扳法

颈部斜扳法：患者头略向前屈。操作者站于患者体后，一手抵住患者头后侧部，另一手抵住对侧颌部，使头向一侧旋转至最大限度时，两手同时用力作相反方向的扳动(图9-13)。

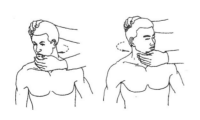

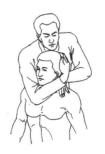

图9-13　颈部斜扳法（引用自梁岷，解勇著　　　图9-14　旋转定位扳法（《伤科推拿
　　　　《伤科推拿学》）　　　　　　　　　　　　　　　　学》）

旋转定位扳法：患者坐位，操作者在其背后，一手拇指抵住要扳动的棘突旁，若需要向右推扳用右手，向左扳则用左手；用另一肘部托住患者下颌部，手则扶住其头侧。托扶其头部的手用力，根据需要使患者颈略前屈或略后仰，在作颈项部向上牵引的同时把患者头部作被动向需要的方向旋转15°~30°，同时另一拇指推扳棘突（图9-14）。

2. 胸背部扳法

后伸顶扳法：患者坐位，令其两手交叉扣住，置于颈后部。操作者站于患者体后，两手托住患者两肘部，并用一侧膝部顶住患者背部拟扳法椎体的棘突旁，嘱患者自行俯仰，并配合深呼吸，即俯身时呼气，后仰时吸气，在患者后仰伸腰时双手向后牵引扩胸（图9-15）。

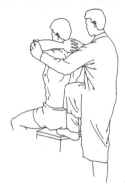 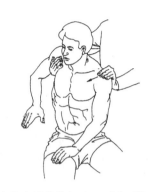

图9-15　胸椎扳法（《伤科推拿学》）　　　　图9-16　坐位直腰旋转扳法（《伤科推拿学》）

坐位直体旋转扳法：患者坐位，两腿分开。按摩者在患者体侧或背后，侧对患者并用腿夹住患者一侧下肢，一手抵住患者近己侧的肩后部，另一手经患者另一侧腋下伸入抵住肩前部，两手同时用力作方向相反的扳动（图9-16）。

其他的方法还有环抱夹挤法、上肢相向牵拉法、向上提抖法、靠墙法等。

3. 腰部扳法

腰部斜扳法：患者侧卧位，下侧腿伸直，上侧腿屈膝屈髋，下侧手自然放置，上侧手置于体后。操作者一手抵住患者肩前部。另一手抵住臀部，或一手抵住患者肩后部，另一手抵住髂前上棘部。使腰部被动向前旋转至最大限度后，两手同时用力作相反方向的扳动（图9-17）。

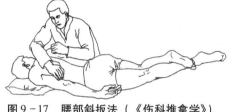

图9-17　腰部斜扳法（《伤科推拿学》）

屈髋角度将影响扳动的椎体节段，屈髋角度越大，所活动腰椎节段越下移，相反，则上移，通常而言，屈髋超过90°则主要活动骶髂 L_5S_1 部位，伸髋位斜扳则主要活动 $L_{2,3}$ 区域，临证时应注意。

弯腰旋转扳法：患者坐位，一助手帮助固定患者下肢及骨盆。操作者站于患者背后，用一手拇指按住需扳动的脊柱的棘突（向左旋转时用右手），另一手从患者腋下伸出，勾扶住患者项背后（向左旋转时用左手），然后使其腰部向前屈曲再向患侧旋转后伸。当旋转后伸接近至最大限度时加速，同时按住棘突的拇指用力向对侧推顶棘突（图9-18）。

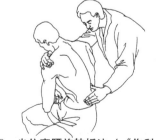

图9-18　坐位弯腰旋转扳法（《伤科推拿学》）

腰部后伸定位扳法：患者俯卧位。操作者一手托住患者两膝部或一侧膝部，缓缓向上提起，另一手压在腰部椎体棘突对侧或骶髂关节处，当腰后伸至最大限度时，两手同时作相反方向的短促用力扳动（图9-19）。

九、摇法

【手法】握骨折远折端顺向牵拉下向相应方向活动，可松解骨折端的嵌插或矫正成角、侧向移位。

【要领】根据损伤情况，掌握摇转时的方向、幅度、速度等重要因素。

【应用】关节附近松质骨骨折若有嵌插伴成角移位畸形时，应用摇法松解嵌插后，再用其他手法纠正移位。

或是其他手法整复大体完成后，对残余的骨碎片的整复，也有较好的效果。粉碎性桡远骨折大体复位后，可在维持牵引下，轻缓摇转手腕，通过关节囊的牵拉作用，有利于骨碎片的复位，应用得当，常能解剖对位。

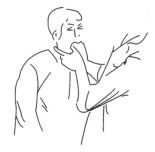

握关节远端作各方向的旋转活动，则有分解粘连、松弛痉挛、恢复关节活动机能的作用，适用于急性骨关节损伤后遗肌性关节功能障碍。

图9-19　腰椎后伸扳法（《伤科推拿学》）

十、挂法

【手法】端法和送法的连贯性联合应用。

【要领】相对于送法的拉、送两环节而言，挂法是以端法和送法为主的几个手法的连贯动作。不同部位的不同损伤，挂法方式有别，但其基本路线要领都是加大分离、对位、推送入位三步。

【应用】杵臼关节脱位、半脱位或关节紊乱可采用挂法（图9-20）。

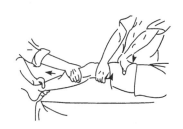

图9-20　颞下颌关节脱位时挂法（《郑怀贤医著集粹》）

郑怀贤教授整复肩关节脱位的"郑氏挂法"也是变化于端法和送法。

应用送法不能成功的距下关节紊乱，可采用挂法操作。方法为患者仰卧屈膝，助手以肘部向上牵拉膝后，操作者双手分别握患者前足、足跟，牵拉下内、外翻摇摆患足数次后，尽力加大前足旋后，然后快速外翻抖摆全足。

十一、推转法

【手法】一手握骨折近端，另一手握其远端用力相向推旋、转动，目的在于使骨折断端旋转错移、回复原位。

【要领】推转方向与骨折旋转畸形方向相反。

【应用】适用于骨干骨折有旋转移位，锁骨骨折、股骨干骨折时可采用此手法(图9-21)。

图9-21　股骨干骨折时推转法（《郑怀贤医著集粹》）

第二节　按摩手法

一、抚摩

【手法】五指自然分开并伸直，用手掌或指腹贴放于皮肤上，轻轻地作来回直线或圆形或螺旋形的轻缓抚摸运动（图9-22、图9-23、图9-24），多用单手操作。

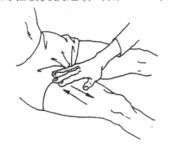

图9-22　全掌摩腿（《伤科推拿学》）

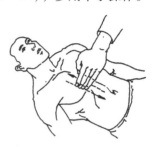

图9-23　四指指腹推摩胸腹（《伤科推拿学》）

【要领】松肩，肘微屈，腕关节自然伸直。操作时发力在肩，由肩而肘至手，抚摩时手不离开皮肤，动作轻缓、柔和，用力均匀，使被抚摩者有舒适感。抚摩力量轻，只作用于皮肤。"摩法不宜急，不宜缓"，以每分钟100次左右为宜。

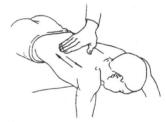

图9-24　背部直线抚摩（《伤科推拿学》）

【作用】抚摩能使皮肤表层的衰亡细胞脱落，改善皮脂腺及汗腺机能，恢复皮肤敏感性，缓解肌肉疼痛及其紧张状态，有助于局部消肿、止痛和消除麻木。对神经末梢的良好刺激有镇静、催眠等作用。

【应用】推拿开始和结束时都常用此手法，推拿开始时用抚摩作为过渡手法，结束时则作为整理性手法使用。适用于男女老幼的全身各个部位及多种伤痛。在较大部位，如四肢、躯干可用全掌或四指指腹操作，在小部位则可用拇指指腹。新伤48 h内或骨折后骨痂形成之前，一般只运用表面抚摩作推拿治疗，可以起到止痛效果。长时间包扎后萎缩、麻痹的肢体，最初几天的推拿治疗亦可只作表面抚摩。本法与揉、推、按等法配合运用，可治疗胸腹胀满、胃脘痛、消化不良等症。

古人虽有"缓摩为补，急摩为泻"之说，但因抚摩轻缓柔和，一般都将其作为补法应用。《圣济总录》载："……按止以手，摩或兼以药。"在进行抚摩时，佐以药膏，可增强手法的治疗作用。古人作摩法时擦以药膏，称为"膏摩"。近代多用酒剂、油剂、膏剂等介质作为按摩的辅助用药。

二、揉

【手法】以全掌、掌根或指腹紧贴于皮肤上，作直线来回或圆形回旋的揉动。可用单手或重叠双手操作（图9-25、图9-26、图9-27、图9-28）。根据使用部位的不同，可分为掌揉法和指揉法等等。

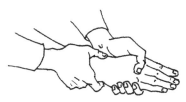

图9-25 拇指揉腕（《伤科推拿学》）

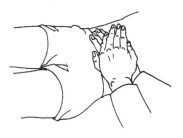

图9-26 双手重叠揉腹（《伤科推拿学》）

【要领】松肩垂肘，手掌或指腹紧贴皮肤，并使皮肤、皮下组织或肌肉随手的动作一起运动。用力较大时，作用力直达深部组织，手法操作后皮肤表面不应发红。发力在肩，以肘为支点，带动手的运动。用力均匀，动作协调，速度不宜过快，一般每分钟60～100次。

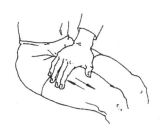

图9-27 全掌揉腿（《伤科推拿学》）

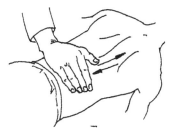

图9-28 掌根揉腰背（《伤科推拿学》）

【作用】加快血液循环，促进组织新陈代谢，使局部肿胀、凝滞消散，并可缓解深部肌肉、韧带的紧张或挛缩状态。有松解粘连和疤痕组织、缓和强手法的刺激、减轻疼痛的作用。对软组织损伤后瘀血肿痛、伤部僵硬、慢性劳损、胸胁痞闷、胃脘胀痛、小儿发烧等症，均有一定疗效。

【应用】适用于男女老幼的全身各部位及多种伤病。掌揉法多用于较大部位如腰背、大腿和臀部，指揉法多用于小的部位如关节附近、手及足。在肌肉丰厚部位可用掌根、全掌或双手重叠操作以使力量达到深层组织。揉法可单独使用，也可贯穿运用于各个手法中，其目的主要是使推拿效果能达深部组织。

三、捏

【手法】手掌自然分开，四指并拢，拇指外展和四指成钳形，对合用力挤按肢体肌肉或其他组织，间断或不间断用力。可循肢体纵轴方向运动或固定在一处操作（图9-29、图9-30、图9-31、图9-32、图9-33）。

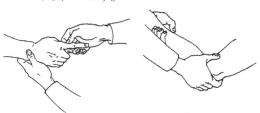

图9-29 捏指和捏肘（《伤科推拿学》）

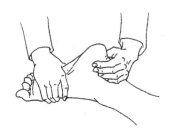

图 9 - 30　捏跟腱（《伤科推拿学》）

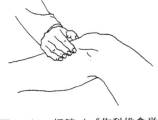

图 9 - 31　捏膝（《伤科推拿学》）

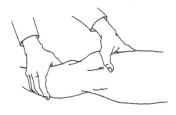

图 9 - 32　捏腿（《伤科推拿学》）

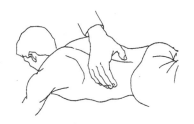

图 9 - 33　捏腰（《伤科推拿学》）

【要领】松肩、沉肘，并保持一定力量，用拇指和四指对合用力握住肢体，五指一齐用力作间断的捏合动作。肌腱、韧带用指尖捏，肌肉用指腹捏。频率为每分钟 50～60 次。

【作用】促进萎缩肌肉张力的恢复，同时也可消除气血凝滞、组织肿胀和肌肉酸胀的疲劳感，缓解肌肉痉挛及肌腱挛缩等。

【应用】肢体肿胀、关节脱位、四肢骨折后期肌肉萎缩、关节功能障碍、肌肉劳损、肌腱末端病以及运动后肌肉疲劳等，尤其是陈旧性肘关节及指关节伤患所致的功能障碍，常用此手法。

在四肢应用时，常由肢体远端向近端捏，移动至一定距离后手不离开皮肤迅速返回，如此反复进行。

四、揉捏

【手法】揉捏法是揉法和捏法的协同动作，其手法是四指并拢，拇指外展，手呈钳形，将大小鱼际、掌根及各指指腹紧贴于皮肤上，拇指和四指一起用力作揉捏和捏的动作，或拇指多作揉的动作，四指多作捏的动作，不移动或作直线向前的运动。在移动到一定的距离后，手掌不离开皮肤迅速返回，如此反复进行（图 9 - 34、图 9 - 35、图 9 - 36）。

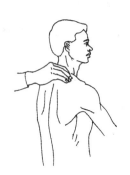

图 9 - 34　揉捏颈部肌肉（《伤科推拿学》）

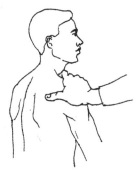

图 9 - 35　五指揉捏肩部（《伤科推拿学》）

【要领】揉捏用力主要在手指上，要求动作圆滑、连贯，力量可深达骨面，手法轻重视伤情轻重和病部深浅而不同。在操作上有揉和捏的动作，拇指圆形揉的动作明显，而四指捏的动作明显，总之揉和捏是同时进行的。

【作用】使深部组织、血管及神经都受到良好刺激，松解深部肌肉、肌腱的粘连，通经活血，旺盛深部组织新陈代谢，是消除疼痛、肿胀和瘀血的有效方法。

【应用】揉捏多用于治疗肌肉劳损、风湿症及陈旧损伤瘀血肿胀迟迟不消，凝滞不通，

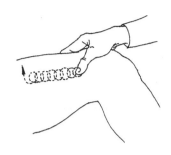

图 9 – 36　揉捏腿部（《伤科推拿学》）

软组织内有硬块、硬条索状病变，关节伤后肌腱、韧带紧缩粗硬等病症。无论四肢、关节或腰背部均可采用此法。

五、搓

【手法】两手自然伸直，五指并拢，两手夹住肢体对称部位，相向用力，方向相反，来回搓动肌肉或（和）肢体，并往返来回运动。搓法操作必须双手进行（图 9 – 37、图 9 – 38、图 9 – 39、图 9 – 40）。

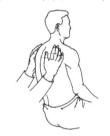

图 9 – 37　搓背（《伤科推拿学》）

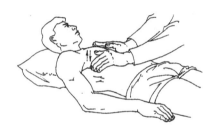

图 9 – 38　搓胸（《伤科推拿学》）

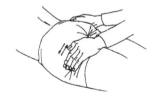

图 9 – 39　搓臀（《伤科推拿学》）

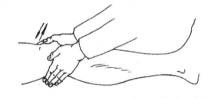

图 9 – 40　搓膝（《伤科推拿学》）

【要领】沉肩垂肘，两手合夹伤患肢体，利用前臂屈伸来带动手作上下或前后往返的搓动。动作轻快、协调，双手力量均匀、连贯，始终保持一定的对向压力。双手对向移动距离短，频率快，每分钟可达 150 ~ 200 次。在腰、背、臀和胸部，双手分开呈"八"字形置于两侧操作。应视伤情的不同，确定手法力量的轻重。

【作用】使皮肤、肌肉放松，血液流畅，促进组织代谢，消除肌肉酸胀、疲劳，提高皮温和肌肉的工作能力。

【应用】四肢、胸部和腰背部的肌肉，以及肩、膝关节等处多用搓法，常在按摩后阶段运用。在腰背和臀部应用时，一次操作常须持续 1 ~ 2 min。搓法可消除肌肉疲劳，是运动按摩的一个常用手法。

由于此手法对操作者的力量及持久性要求较高，负荷较重，初学者较难掌握，因此平

时应加强手臂力量的训练。

六、摩擦

【手法】手掌自然伸开，五指伸直并拢，全掌紧紧贴于皮肤上，作直线或回旋形的摩擦。也可用拇指指腹操作（图9－41、图9－42、图9－43）。

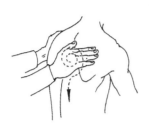

图9－41　全掌摩擦背部（《伤科推拿学》）

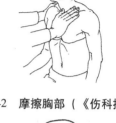

图9－42　摩擦胸部（《伤科推拿学》）

【要领】先摩动，然后再擦。操作时手掌要紧贴在皮肤上，摩擦时力量大而均匀，发力在肩，以肘带动手的运动，垂肘定腕而擦，力达深部组织，动作快而灵活，连续不断，使肌肉皮肤有舒热感，频率一般为每分钟120次左右。

【作用】擦法是一种强有力的良性刺激，能兴奋肌纤维和神经。摩擦后局部产生大量的

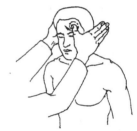

图9－43　拇指摩擦头额部（《伤科推拿学》）

热，能提高局部温度，加速血液、淋巴液的循环，调整血液重新分配和改善组织营养等。施用于胸腹、腰背部，可宽胸理气，调理脾胃，温肾壮阳。用于劳损虚证，则有补益气血的功效。

【应用】多用于腰背、胸腹、上臂和腿部。对于肌肉麻痹、萎缩以及慢性劳损所产生的酸痛和风湿痛等症，用此手法效果明显。经常摩擦胸腹和腰背，可治疗多种慢性伤病如慢性胃肠炎、肾虚膝痛和神经衰弱等。

七、推压

【手法】手掌自然伸开，四指并拢，拇指外展，以掌根和小鱼际紧贴于皮肤上，作直线向前的单向推压动作。也可以单用拇指作单纯的推动。在脊柱上操作时两手伸开呈"八"字形，沿脊柱两侧推压（图9－44、图9－45、图9－46）。

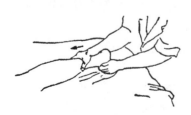

图9－44　推腿部（《伤科推拿学》）

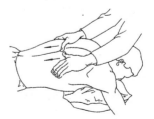

图9－45　拇指推脊柱（胸部手形同此）（《伤科推拿学》）

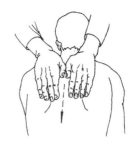

【要领】操作时，沉肩，垂肘，塌腕，手贴皮肤，有节奏地作间断性的一推一压，或不间断的推、压连续进行，缓慢向前推动，推时不宜过快过猛。推压至一定距离时，将手撤回，撤手动作缓如抽丝，如此重复操作。

推压腰背时，最好取弓箭步姿势。要求扎根在足，发力在腿，主宰于腰，形于手指。可着力于拇指推，或掌推。

图9-46 掌根推背部（《伤科推拿学》）

【作用】促进血液运行和淋巴液回流，理气散积，祛瘀解痉，舒筋活血，消肿镇痛。

【应用】常用于四肢、腰背和胸腹。对局部损伤瘀肿，可从肿胀部向四周推压。对骨伤后肢端肿胀，可从肢端作向心性推压。还可治疗胸腹胀满、腰肌劳损、肌肉痹证等慢性疾患。作为保健按摩及伤后康复阶段的推压，动作可稍快；在治疗肿胀时，动作宜缓慢。

在四肢作推压时，虚证向心操作，实证离心操作。运动按摩则应向心性操作。一般来说，四肢推压手法在阴面是向心性的，在阳面则多为离心性的。在脊柱上推压的方向，多为由上而下，分别在脊柱左右两侧进行。在腹部则是从上而下，且要求动作柔和轻缓。

八、摇晃

【手法】一手握关节近端，另一手握关节远端肢体，使关节远端作被动的回旋转动或外展内收或（和）屈伸运动。

摇晃是关节被动运动的一种手法，其操作方法随部位而异。主要关节及部位的摇晃手法，分述如下。

1. 手指及掌指关节

一手抓握患肢的手掌，另一手持患指指尖，作屈伸和环转运动（图9-47）。

2. 腕关节

一手握患肢腕关节上部，另一手持患手四指远节，作旋转摇晃（图9-48）。

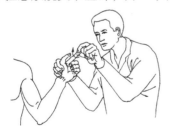 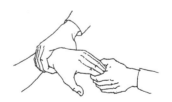

图9-47 摇晃手指及掌指关节（《伤科推拿学》）　　图9-48 摇晃腕关节（《伤科推拿学》）

3. 肘关节

一手握患肢的手背或腕部，另一手托肘关节后部，在上肢外展位进行肘关节的屈伸和环转活动。以摇晃右肘作逆时针的环转动作为例，在拉伸前臂伸直的过程中，托肘关节后部的手使肘关节上抬，伸直时，使前臂由旋前位转为旋后位后，接着使前臂继续运动，由伸转屈，在前臂屈曲的过程中使前臂逐渐旋前，同时托肘关节的手略下压肘部，在由屈转伸时，协助抬肘，如此反复进行（图9-49）。

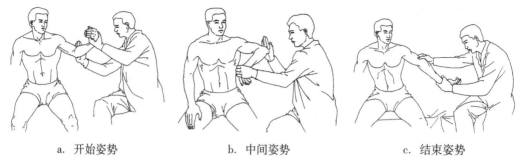

| a. 开始姿势 | b. 中间姿势 | c. 结束姿势 |

图 9-49　　摇晃肘关节（《伤科推拿学》）

4. 肩关节

一手握患肢肘部，使手臂伸直，另一手按着近侧肩头以固定，作肩臂的环绕运动（图 9-50）。

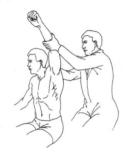

图 9-50　摇晃肩关节（《伤科推拿学》）

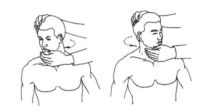

图 9-51　摇晃颈部（《伤科推拿学》）

5. 颈部

一手扶按病人枕后部，另一手扶托下颌部，轻轻地作左右旋转，或作前俯后仰的屈伸运动，待肌肉放松适应后，突然用力向患侧扳动，但用力不宜过大，此法常与正骨手法中的端法及搬法配合应用（图 9-51）。

6. 腰部

患者仰卧位，尽量屈髋屈膝，两踝交叉。一手扶持两膝下部，另一手扶按踝上，使臀部抬离床面，并作下肢的左右摆动、上下摇晃和以腰骶为中心的环转运动（图 9-52）。

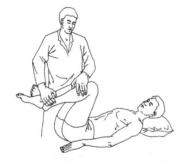

图 9-52　摇晃腰部（《伤科推拿学》）

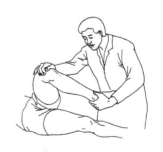

图 9-53　摇晃髋关节（《伤科推拿学》）

7. 髋关节

患者仰卧位。一手握踝关节上部，另一手按于膝关节上部，膝关节始终保持屈曲成锐角，作由内向外，或由外向内的运动，使髋关节旋转（图 9-53）。

8. 膝关节

一手握小腿下部，另一手扶胫前膝下，作屈伸运动，并在膝半伸直位作向内或向外的旋转摇晃（图 9－54）。

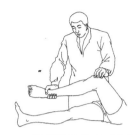

图 9－54　摇晃膝关节（《伤科推拿学》）

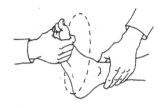

图 9－55　摇晃踝关节（《伤科推拿学》）

9. 踝关节

一手握小腿下部，一手握足作旋转运动（图 9－55）。

【要领】摇晃操作时要求动作柔和，缓慢而有节奏，连续不断。活动幅度由小至大，不能超过关节的生理活动范围。操作时，被摇晃的关节一定要充分放松，病人应采取舒适的体位或姿势。

【作用】松解关节滑膜、韧带、关节囊的粘连和皱缩，促进滑液的分泌，增加关节灵活性。尤其在关节功能障碍、僵硬等情况下，用此手法有益于关节功能的恢复。

【应用】多用于四肢关节及颈部。应根据关节活动范围，作不同幅度的摇晃，不可用力过猛。一般的关节酸软痛、陈旧性损伤和功能障碍等都可应用。严重损伤或新伤后不能使用，尤其是撕裂伤、关节附近骨折和关节脱位等更不能使用。

九、抖动

【手法及要领】用手握住患者肢体远端，在向远端拉伸的基础上，将肢体用力作连续的小幅度的上下或左右的颤动。

施行抖法操作时，被抖动的关节及其上下肌肉充分放松，用巧劲而不用拙力。抖动时幅度小，频率快。抖动幅度逐渐增加，不使其有难受的感觉。频率一般每分钟 120 次左右。

抖动是一种关节和肌肉的被动运动手法，其操作方法随部位而异。主要关节和部位的抖动方法分述如下：

1. 腕部

一种方法是两手握腕关节上部，使患者的手下垂，作轻轻地上下柔和抖动（图 9－56）。另一种是操作者一手握腕关节上部，另一手握住远端 2～3 个手指远节，稍向外牵引，然后作连续的抖动。

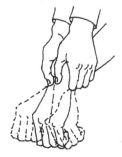

图 9－56　抖腕关节（《伤科推拿学》）

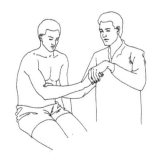

图 9－57　抖肘关节（《伤科推拿学》）

2. 肘部

一手握持患者的手掌，另一手握持同侧肘关节上部，使肘关节屈曲，作缓和地左右或上下方向的抖动（图9-57）。

3. 肩部

一手扶按肩峰部加以固定，另一手握持同侧患肢的手掌，向下略牵直肘关节并缓和抖动肢体（图9-58）。或双手握持腕关节，在牵引下抖动肩关节。

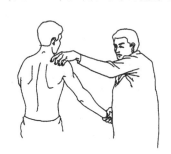
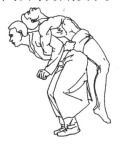
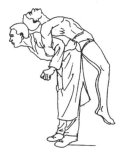

图9-58　抖肩关节（《伤科推拿学》）　　　图9-59　背负抖动法（《伤科推拿学》）

4. 腰部

相互背对背、肘挽肘地背起患者，用臀部抵住患者的腰骶部，作左右摇摆后，屈膝位用力蹾地可抖动患者腰部（图9-59）。

此外，也可让患者俯卧，双手上举握固床前沿，医生站于病人足端一侧，双手握小腿下部踝关节稍上处，在牵引下抬高下肢并作上下抖动；亦可在助手牵引下，双手重叠置于患者腰部作上下快速抖动（图9-60）。

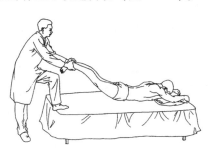
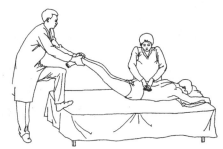

图9-60　俯卧牵引下抖动腰部（《伤科推拿学》）

5. 髋部

患者仰卧或俯卧，医生双手握踝部，提起下肢抖动（图9-61）。

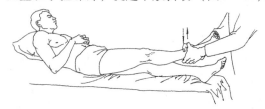

图9-61　抖髋关节（《伤科推拿学》）

【作用】松解粘连，缓解痉挛，滑利关节，增大关节活动范围。缓解伤后所引起的关节功能障碍。在腰部施行抖动，可以松弛肌肉骨节，加宽椎间隙，有利于解脱腰椎后关节紊乱。

【应用】多用于四肢关节及腰部，常与摇晃手法配合应用，以取得协同作用。对骨折、脱位、筋伤引起的关节功能障碍，关节软骨病，胸腰椎屈曲性稳定型压缩骨折等症都有一定治疗效果。关节骨性强直不宜施行抖法。

十、提弹（附：拨法）

【手法】根据部位的不同，用拇、食、中三指或拇指与其余四指，将肌肉或肌腱提起，然后当放开时用手指弹动肌肉或肌腱（图9－62、图9－63、图9－64、图9－65）。

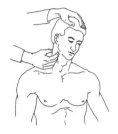

图9－62　提弹胸锁乳突肌（《伤科推拿学》）

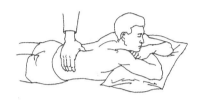

图9－63　拇指弹骶棘肌（《伤科推拿学》）

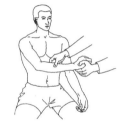

图9－64　提弹前臂伸肌群（《伤科推拿学》）

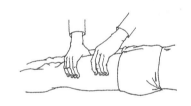

图9－65　提股四头肌（《伤科推拿学》）

【要领】操作时手指抓紧肌肉或肌腱，提弹时要有力而迅速，快提快放。具体应用时，可单作提而不弹，而作弹时需先作提，继以横向拨动肌肉，并且拨动的手指应在肌腹的中间位置。

【作用】能强烈地刺激神经、肌肉和肌腱，有助于使紧张的肌肉松弛，促进血液畅通，恢复神经感觉，强健萎缩的肌腱，松解粘连。

【应用】适用于胸锁乳突肌、斜方肌、胸大肌、背阔肌、肱二头肌、股直肌、骶棘肌、小腿三头肌、跟腱、肩胛区等处的劳损紧缩和麻痹萎缩以及坐骨神经痛等病症。临床常与拨法配合应用，对促进粘连的松解，效果更好。

【附：拨法】以拇指或四指指端按于一定部位或穴位上，再对肌束作横向拨动，称为拨法。可视之为单独弹法或揉法的极端方式。

指端用力，手法移动范围较小，操作时注意横向于肌肉纵轴方向操作。手法求稳，动作轻巧，一拨一放，每遍可拨动10次左右。用力以患者能忍受为度。

松解组织粘连，缓解肌肉痉挛，消肿散结，止痛。

常用在肌腹和关节韧带部位。在腰背等肌肉丰满处，可双手重叠用力操作。若手下肌肉有筋结感可加大力量操作。适用于损伤后软组织粘连，骨折、脱位后期肌肉僵硬、挛缩或萎缩，肌腱末端病等症，如在前臂上段拨动伸肌群可减轻肱骨外上髁炎的症状。

拨法刺激强度大，应注意用力大小的掌握，以患者能忍受为度，并在操作后给予揉、搓、抚摩等手法缓和强刺激，同时也可增强拨法的治疗效果。

十一、振动

【手法】一手掌贴于皮肤上，另一手握空拳有节奏地击打置于皮肤上的手背（图9-66、图9-67）。

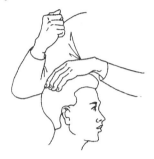 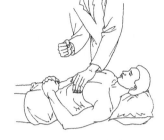

图9-66 振动头部（《伤科推拿学》）　　　图9-67 振动胸部（《伤科推拿学》）

【要领】击打力量轻重适度，使被推拿者感觉内部组织有被震动的感觉。击打的频率应随击打的力量而改变，轻者快，重者慢，动作沉稳而不过重，以达到肌肉层为宜。一般每分振动60~80次。

【作用】间接振动深层组织和内脏各器官，有顺理气血，消除闷气、凝滞等作用。

【应用】多用于胸、背部深层组织的损伤、脑震荡后遗症、胸部迸伤、胸内痞满、感冒头痛等症。

十二、叩击

【手法】用手指指腹、指尖或握空拳，双手交替或单手击打身体。根据手形的不同，可分为以下六种。

1. 空拳盖击

各指屈曲，呈空拳状，以各指中节指背和掌根部叩击肌肉（图9-68、图9-69）。

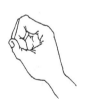 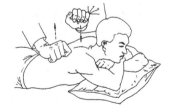

图9-68 空拳盖击手法（《伤科推拿学》）　　　图9-69 空拳盖击背部（《伤科推拿学》）

2. 空拳竖击

手握成空拳状，与盖击手法相似，但在叩击时，是以手的小指侧锤击，接触面较空拳盖击小，振动力量较深而重（图9-70、图9-71）。

 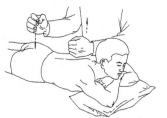

图9-70 空拳竖击手形（《伤科推拿学》）　　　图9-71 空拳竖击背部（《伤科推拿学》）

3. 指尖叩击

各指略为分开，并微屈手指指关节，用指尖叩击（图9-72）。

4. 掌侧击

两手各指伸直，并自然微微分开，以手的小指侧交替叩击肌肉（图9-73）。

5. 拍击

以手指或手掌在肢体上作有节律的轻轻拍击动作，单手或双手操作均可（图9-74）。

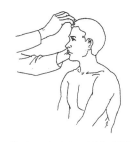

图9-72 指尖叩击头部（《伤科推拿学》）

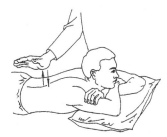

图9-73 掌侧击背部（《伤科推拿学》）

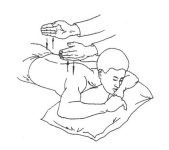

图9-74 单手拍击背部（《伤科推拿学》）

6. 拍打

手指自然并拢，掌指关节微屈，以全掌周缘平稳而有节奏地拍打肌肉。注意力量掌握，不宜过重。

【要领】空拳盖击、竖击和掌侧击，多以双手交替进行，动作快而迅速。指尖叩击和拍击则常用单手操作，动作稳准，速度适中。拍打可用单手或双手交替操作。叩击手法动作轻松，协调并有节奏，手腕灵活而不僵硬。手法力量均匀，由轻到重，不可用猛力，快慢适中。空拳盖击、指尖叩击、拍击和拍打发力在腕，空拳竖击和掌侧击发力在肘。六种手形的用力，以掌侧击和拍打最重，拍击和指尖叩击最轻。

【作用】使肌肉受到较大振动，兴奋肌纤维和神经，消除因伤而引起的瘀血凝滞，促进血液循环畅通，消除疲劳、酸胀和神经麻木。

【应用】在肩、腰、臀、腿等肌肉丰满处，用空拳盖击、竖击、掌侧击或拍打；胸背部用拍击；头顶部用指尖叩击。可治疗肌肉劳损，筋骨痹证，骨折后期肌肉萎缩和运动后肌肉酸胀疲劳等症。

十三、按压

【手法】用掌根或掌心紧紧地贴在肌肤上，用较大的力量向下按压，单手或双手重叠操作（图9-75）。

【要领】躯干稍向前倾，沉肩伸肘，充分塌腕，手紧紧按贴在皮肤上。用力由轻而重，逐渐增加，需要时可借助操作者的体重施压于患部。

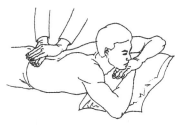

图9-75 双手重叠按压腰部（《伤科推拿学》）

按压具体操作时有两种方法：一种是慢速间断按压，频率慢，力要足，有间歇，每分钟作

20 次左右，重复次数不宜过多，每次作 1 分钟即可。另一种是快速连续按压，发力连续，频率快，每分钟 120～180 次，持续 30 秒至 1 分钟，力达深部。

【作用】能消散局部瘀肿，整复腰椎小关节轻微移位和腰骶关节错缝。

【应用】适用于背及腰骶部损伤，如腰椎间盘突出、脊柱小关节紊乱以及骶髂关节轻度错缝等症。此外，还可用双手重叠紧紧贴按腰部，作较大幅度的来回压晃。

第三节 指针手法

推摩经络、点按穴位，捏拿经筋，擦、搓皮部，由外达内，以疏经通络，行气活血，调和脏腑，濡润筋骨，从而达到防治疾病目的。经穴按摩，手法多种多样，根据郑老的临床经验，把它归纳为按、摩、推、拿、分、合、揉、掐、运和搓等十二法。常用的有按、摩、推、拿、分、合、揉、掐八法。

一、基本手形简介

由于手法不同，操作时手形也各异，其基本手形归纳为 7 种（图 9 - 76）。了解基本手形的目的在于更好地利用手指的解剖功能特点，充分发挥各手指在经穴按摩操作中的作用和灵活性。

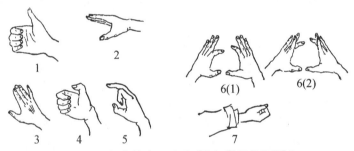

图 9 - 76 经穴按摩手形（《郑怀贤医著集粹》）

1. 四指屈曲拇指伸

拇指伸直，其余四指向掌心屈曲成半握拳状，常用拇指指腹作按、摩、分、合、推、揉、运等手法。

2. 拇指分开虎口圆

拇指伸直，其余四指自然分开，拇指下塌用其指腹作按、摩、运、推等手法。

3. 三指并拢拇小分

食指、中指和无名指并拢伸直，拇指和小指分开，用并拢的三指作摩、运、推、压、按等手法。

4. 四指半屈拇指弓

拇指关节屈曲成直角，其余四指托病人被按摩的肢体，用拇指指端作掐的手法。

5. 中指弯弓余空拳

中指弯成弓形，其余四指屈成空拳，且自然分开，用中指指端作掐的手法。

6. 拇指相对成半圆

拇指与食指或中指相对成半圆，拇、食（中）两指作拿或捻等手法。其余手指自然轻微屈曲，或紧贴食指或夹紧中指以助力。

7．拇指伸直食中贴

拇指伸直，其余四指屈曲，且食中指指端紧紧贴扶于拇指指间关节处，用拇指指端作掐、按的手法，这种手形多用于肌肉丰满、穴位较深的部位。

二、按法

【手法】用拇指指腹用力按在腧穴上，其余手指协助用力。可在按的基础上施加其他手法，如拨、揉等，以加强对腧穴的刺激作用。

【要领】施力时必须由轻而重，切忌猛然用力。力量须达肌肉或组织深部。单独作按的操作时，手指不移动，只是用力有轻重之别（图9－77）。在穴位上按时，指不移动，只是力量轻重有所增减。在经络循行途径上按时，则是移动的间断性按压。若局部肌肉有硬结，则可在其周围作圆形的按法。

【作用】通滞，通络。

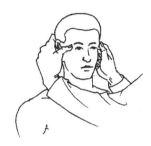

图9－77　双手按太阳穴（《伤科推拿学》）

《医宗金鉴》载："按其经络，以通郁闭之气。"可见点按之法具有行气导滞、开启郁闭的作用，故其止痛作用是十分明显的。《内经》载："按之则热气至，热气至则痛止矣。"

【应用】凡因经脉不通而致的疼痛、肿胀、包块均可用此法。如头昏时，用两手中指，对称按压双侧太阳穴、宾角穴，然后用手掌按颈后部。胸闷气时，用两手食指和中指顺肋间隙来回按压。若系肌肉酸胀疲软，轻度扭伤或腹胀，可按局部及其邻近的经穴。此外，刺激浅在的穴位（如跟内、跟外），亦可使用此法。

施术时需要配合揉、摩等较轻柔的手法，以缓解局部不适，提高穴位的兴奋性，降低兴奋阈值。

三、揉法

【手法】多用拇指远端指腹在腧穴上作圆形或螺旋形揉动（图9－78）。

【要领】揉动时手指不离皮肤，范围小，力量深沉、轻缓、柔和而均匀，使皮下组织随手指的揉动而运动。操作时，应使患者感到舒痒、微热。

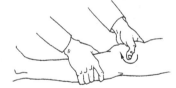

图9－78　揉血海穴（《伤科推拿学》）

【作用】散寒，行气，通络，止痛。

【应用】凡因寒邪所致的疾病，以及其他原因引起的经脉不通均可用本法。如胃寒可揉足三里、中脘、气海等穴以健脾和胃、散寒止痛。

四、拿法

【手法】拇指与食指或中指成弧形分开，用其指端部钳住对称的两个腧穴，对合用力。有类似针灸中的透穴作用（图9－79）。

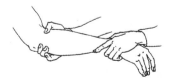

图9－79　拿少海和尺泽穴（《伤科推拿学》）

【要领】手的力量贯注于指端。其强度以达到酸胀为宜，拿后按摩者感到轻松舒适。

【作用】通滞，调气，止痛。

【应用】拿法主要应用于左右对称的两个穴位上，如背部脊柱两侧的肾俞、大肠俞以及夹脊穴等；还应用于阴阳成对的对称两个穴位上，如腕部的内关和外关穴为一对，掌部的内外劳宫为一对，膝下的阴陵泉和阳陵泉为一对等。

五、掐法

【手法】拇指指间关节呈屈曲状，用拇指指端或指尖在腧穴部向深部用力。在掐的同时根据需要可辅以推、拨、揉的动作（图9-80）。

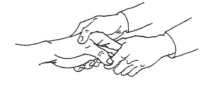

图9-80 掐合谷穴（《伤科推拿学》）

【要领】手的力量贯注于手指端，动作不能峻猛，其强度以酸胀为宜。掐后应轻揉该部缓解掐的刺激强度。

【作用】通络，活血，消肿，散寒祛风，兴奋神经。

【应用】神经肌肉敏感性差而又需强刺激者可用掐法，如伤后水肿、血肿、损伤后遗症、肌肉萎缩等症。

【注意】该手法刺激较强，在有神经、血管走行的浅表部位施行掐法时应注意，以免损伤神经、血管。掐法与摩、分、弹、推、揉、拨等手法配合运用时，应注意在布有神经血管处，预先分开血管、神经和肌腱，用揉、摩等手法使穴位预先受到轻微刺激，避免紧张；然后使用重力掐按，掐到深部并进行推；需通而补者，应顺经脉的走向推动；需行而泻者，应逆经而推；手法结束时，压力应逐渐减轻，并应轻揉被掐部位，避免局部组织出血和疼痛等现象。

六、摩法

【手法】用拇指指腹或手掌小鱼际，在躯体某部或穴位上作轻缓的盘旋摩动。以拇指摩时，其余四指起支撑作用，但不用力。根据患部的大小，可单用一拇指，也可用双手拇指；双手摩时，着力要均匀，动作要协调（图9-81）。

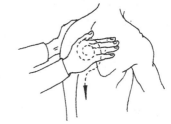

图9-81 摩背部膀胱经（《伤科推拿学》）

【要领】施力宜轻，力量应保持恒定，不能时轻时重，手法应轻软柔和，不宜过快，使被按摩者感到肌肤舒痒和微热。

【作用】理气和中，止痛。

【应用】用于治疗各种陈旧伤，胸大肌凝气、腹胀，大腿内侧肌肉拉伤及一切轻度挫伤。

【注意】该手法力轻而柔和，开始着力是由轻变重，结束时是由重变轻，本法施术的面较小，只局部操作。着力轻而保持恒定，它与按法不同，按法是按而不动，摩法是手指虽不离开病人的肢体，但要移动，即抽谓"按而留之，摩以去之"。在一般轻度新伤或凝气之后，可立刻施用。此法多用于狭窄、肌肉皮肤薄弱或敏感性强的部位，可补助按摩之不足。

七、推法

【手法】用指腹或掌根在肢体经络上作直线形的推动，推动的方向随部位而异，四肢一般由下向上，胸腹部可用单指或多指或全掌分开贴于体壁，作由内向外"八字"推法或由上向下的直线推（图9-82）。

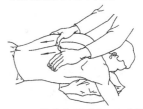

图9-82 推背部膀胱经（《伤科推拿学》）

【要领】施力应大于摩法，宜达肌肉深处，使被按摩者有舒畅、轻松的感觉。在胸部推时，手指指腹应贴在肋间隙用力。

【作用】通经络，行气。

【应用】肋间肌痛，背阔肌酸痛或腹部胀满，可采用此法。

【注意】推法多用于经络的操作，推动时，单向进行。四肢多向心性操作，躯干部则多由上而下操作。亦可根据补泻需要，采取顺、逆经操作（但在四肢阴面，多向心性操作）。

八、分法

【手法】用双手的拇指、食指或掌面，由一处向左右方向作直线形或"八"字形的左右分推。分法的起止点多在穴位上。

【要领】起手时着力应稍重，而在分动时，力量应逐渐减轻。犹如毛笔画竹叶。通过分法使病人能感到舒适。

【作用】舒筋活络，行气镇痛。

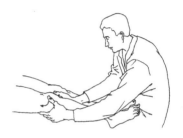

【应用】头痛，在额部印堂穴下方，再由此向两侧作分法。颈肌僵硬，由两侧池旁穴开始，沿颈肌向下分。腹胀痛，由胸剑开始循两侧肋下缘作"八"字分。背部肌肉麻痹，由脊柱向左右两侧分。小腿肌肉胀硬抽筋时，由腓隆开始顺腓肠肌循肌纤维方向分。踝关节扭伤后肿胀，则沿内外踝前后分，膝关节积液则可沿髌骨缘由下向上分（图9-83）。

图9-83　分推膝部（《伤科推拿学》）

【注意】力量不可太过，可循经操作，也可在关节周围沿骨突周围分推、分摩为主。

九、合法

【手法】用两手拇指或食指指腹，从一条经络线某段的两头或两个对称穴位上（并不意味着用同名穴）向中间合拢。此法恰与分法相反。合法的起止点多在穴位上。

【要领】作合法后，应使病人有微热胀、温热的感觉。

【作用】调和阴阳，解热散寒。

【应用】用于腿部出冷汗、四肢麻木或伤后患肢感到时烧时凉等。

第四节　郑氏伤科经验穴

郑怀贤教授在几十年的骨伤和运动创伤临床医疗中探索和总结了一些行之有效的独特穴位。这些穴位具有恒定的部位和一定的主治作用。在中医文献中尚无记载。它是郑氏伤科按摩的一大特点，在临床中确有疗效，值得推广。

这些穴位的所在，均有一定的规律性，如多在肌束之间，或肌肉与肌腱交接处，或肌肉的起止点，或神经干和神经分支出没的部位，或骨的内外边缘等，其中有的虽不在十四经脉所过之处，但具有共同的解剖学特征。另外，在取穴时，有的穴位表浅，一触即得，有的须用指端避开血管，甚至达肌肉间隙的深部。医者指下有几种不同类型的异常感，如棱形、条索状、棉花样或圆球滚动等特殊感觉。病人除有发麻胀痛等自我感觉外，还有肌肉收缩或神态的微细变化。

郑氏伤科按摩经验穴共有55个（单侧），在图中以"●"示之。

一、头颈部（10 个）

1. 鬓角

【位置】太阳穴直上 1 寸① （图 9 - 84）。此处有面神经和三叉神经。

【主治】面神经麻痹，头痛。

【手法】按，揉。

【指针感】同侧面颊和头部胀。

2. 耳上

【位置】耳尖直上 1 寸，或曲宾穴直上，平悬厘穴处（图 9 - 84）。此处为颞肌后部，皮下有耳颞神经分布。

【主治】项强，面部麻痹，偏头痛。

【手法】按，揉。

【指针感】同侧头部、面部胀。

3. 耳垂前

【位置】耳垂根部向前一横指处，或下关穴与颊车穴连线的中点（图 9 - 84）。此处为咬肌后部，分布有面神经。

【主治】颞颌关节功能紊乱，口噤不开，牙痛。

【手法】按。

【指针感】同侧颌面胀，唾液分泌增加。

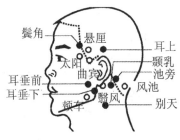

图 9 - 84 头部伤科经验穴

4. 颞乳

【位置】胸锁乳突肌颞乳突附丽部的后缘，或翳风穴后一横指处（图 9 - 84）。此处为胸锁乳突与头夹肌之间，布有枕小神经。

【主治】项强，头痛。

【手法】轻按。

【指针感】同侧头枕部和颈部胀。

5. 耳垂下

【位置】耳根与颊车穴连线的中点（图 9 - 84）。此处为胸锁乳突肌上端前缘，分布有腮腺、面神经。

【主治】咬肌痉挛，颞颌关节功能紊乱。

【手法】轻按，揉。

【指针感】下颌部胀。

6. 池旁

【位置】风池穴外 1 寸，向上 0.3 寸处（图 9 - 85）。此处为斜方肌与胸锁乳突肌上端，分布有枕小神经。

【主治】偏头痛，落枕，项强。

【手法】按。

【指针感】头枕部酸胀。

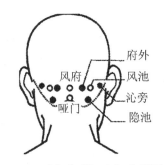

图 9 - 85 头部伤科经验穴（后面）

---

① 古代长度单位。一指宽为一寸。

7. 双灵

【位置】百会穴前外（45°）1寸处（图9－86）。此处为头皮和帽状腱膜。

【主治】头昏，头痛，脑震荡后遗症。

【手法】按。

【指针感】同侧头部，眼眶胀。

8. 府外

【位置】枕后粗隆与风池穴连线的中点，或风府穴旁开1寸处（图9－85）。此处为斜方肌上部的起点，布有枕大神经。

【主治】头昏，头痛，项强。

【手法】向上推。

【指针感】头颈部及向下可反应到肩颈部胀。

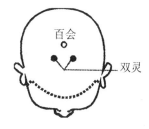

图9－86　头部伤科经验穴（顶部）

9. 隐池

【位置】风池穴直下1.5寸，略偏外（图9－85）。此处为斜方肌上部外缘，深层为头夹肌。

【主治】头痛，落枕，项强。

【手法】按。

【指针感】头、背胀。

10. 别天

【位置】胸锁乳突肌中上1/3交接处的后缘，或天牖穴与天窗穴之间（图9－84）。

【主治】项强，斜颈。

【手法】按。

【指针感】同侧头颈部胀。

二、上肢（17个）

1. 肩三对

【位置】从颈根（颈肩交界处）到肩峰端分作三等份，每等份中点分别向前后各1寸处，共三对（图9－87、图9－88、图9－89）。

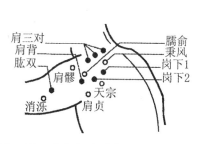

图9－87　肩部与上肢伤科经验穴（后斜位）

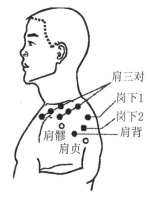

图9－88　肩部伤科经验穴（侧面）

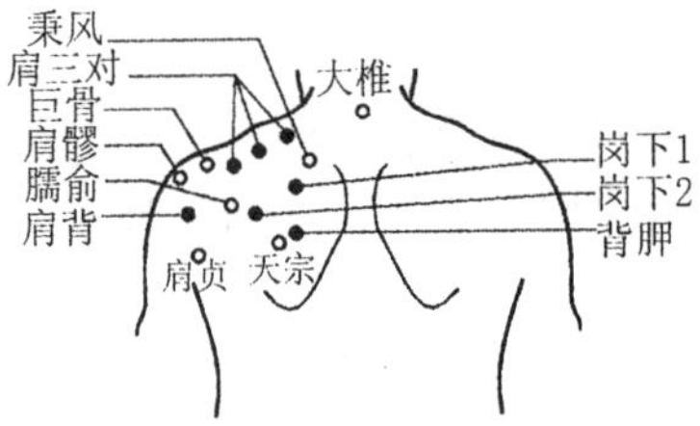

【主治】肩周炎，落枕，颈椎病，胸部迸挫伤。

【手法】单穴用按、弹，前后、对应两点对掐。或手指自然分开，以食指、中指和无名指与拇指对应掐按前后对应点。

【指针感】同侧肩颈部和耳后、头颞突部胀，还可反应到胸部和 3、4、5 指胀感。

图 9-89　肩部伤科经验穴（背面）

2. 岗下 1

【位置】肩胛冈中内 1/3 交接处，向下 1 寸凹陷中，或秉风穴下 1.5 寸，再向内 0.5 寸处（图 9-87、图 9-88、图 9-89）。此处为冈下肌下缘和小圆肌，分布有副神经和肩胛下神经。

【主治】肩周炎，肩背部外伤性疼痛和功能障碍。

【手法】按，弹。

【指针感】同侧肩臂和上臂胀，可反应到 4、5 指有胀感。

3. 岗下 2

【位置】肩胛冈中外 1/3 交接处，向下 1.5 寸，或臑俞穴与天宗穴连线的中点向外 0.5 寸处（图 9-87、图 9-88、图 9-89）。此处为三角肌后部的终点，深层为冈下肌和小圆肌，分布有腋神经、肩胛上神经的分支。

【主治】肩周炎，肩部软组织损伤。

【手法】推，揉。

【指针感】同侧肩颈部胀，可反应到手掌和小指。

4. 肩背

【位置】腋后皱襞向上 2 寸处，或臑俞穴与肩贞穴连线的中点（图 9-87、图 9-88、图 9-89）。此处为三角肌、大圆肌和背阔肌，分布有肩胛上神经和胸背神经。

【主治】肩周炎，肩关节损伤及其后遗症。

【手法】运，推。

【指针感】肩关节胀，可反应到 4、5 指胀。

5. 肩喜

【位置】肩胛骨喙突外 1 寸处，或中府穴外 1.5 寸处（图 9-90）。此处浅层为三角肌的前份，深层为肱二头肌长头腱，分布有腋神经和肌皮神经。

【主治】肩周炎，肩部和上臂损伤，胸部迸挫伤。

【手法】推、拿、运。

【指针感】肩关节和胸部有胀感。

6. 肱双

【位置】肱骨内、外上髁向上 6 寸处，一穴两个对应点（图 9-87、图 9-90、图 9-91）。外侧点为肱三头肌外侧头，分布有桡神经，内侧点位于肱三头肌内侧缘，分布有尺神经。

【主治】肱二头肌、肱三头肌拉伤，肩臂损伤后遗症，臂部麻痹。

【手法】取穴时手臂外展，内外两点可用对拿法，外侧点可用掐法，内侧点可用弹法，手法宜轻，切勿过重，以免损伤神经血管。

【指针感】触电样感觉，从上臂放射到手指。

7. 上泽

【位置】肘横纹桡侧头向上1寸处，或尺泽穴直上1寸向外2分处（图9-90）。此处为肱二头肌和肱桡肌，深层有桡神经。

【主治】肘关节功能障碍，前臂旋转功能障碍。

【手法】肘关节屈曲约90°取穴，按，掐。

【指针感】前臂和拇、食指如闪电样发麻。

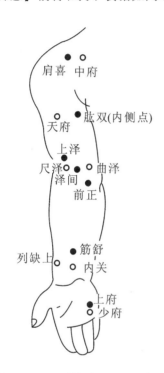

图9-90 上肢伤科经验穴（掌面）

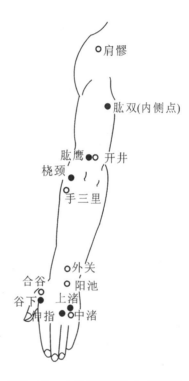

图9-91 上肢伤科经验穴（背面）

8. 泽间

【位置】桡骨小头的掌侧面，或尺泽穴下0.5寸处（图9-90）。此处浅层为肱二头肌和肱桡肌，深层为肱肌，分布有桡神经。

【主治】肘关节、前臂损伤及其功能障碍。

【手法】前臂旋后位取穴，推，按。

【指针感】前臂桡侧胀、麻，还可向拇、食、中指放射。

9. 桡颈

【位置】桡骨颈的桡侧缘，或手三里直上1寸，略向前3分处（图9-91）。此处为桡侧腕伸长、短肌之间，深部为旋后肌，分布有桡神经深支。

【主治】前臂损伤及其功能障碍，前臂骨折所致缺血性肌挛缩。

【手法】取前臂中立位，推，按。

【指针感】手腕部酸胀。

10. 肱鹰

【位置】屈肘，尺骨鹰嘴末端与肱骨外髁连线中后 1/3 交接处（图 9-91）。此处浅层为旋后肌上缘，深层为肱三头肌桡侧缘和肘关节的关节囊。

【主治】前臂屈肌挛缩，前臂旋转功能障碍。

【手法】拱手取穴（上臂外展，肘关节屈曲，两手相合）。按，掐。

【指针感】局部胀麻，并可向手指放射。

11. 前正

【位置】肘横纹中点直下 2 寸，或曲泽穴下 2 寸处（图 9-90）。此处为肘窝下部，有旋前圆肌和肱桡肌，分布有正中神经。

【主治】腕关节损伤及其功能障碍，旋前圆肌综合征。

【手法】深掐。

【指针感】前臂掌侧酸胀。

12. 筋舒

【位置】掌面，腕横纹直上 4 寸，桡骨的尺侧缘，或内关穴直上 2 寸处（图 9-90）。此处有肱桡肌和桡侧腕屈肌。

【主治】前臂、腕部肌肉痉挛。

【手法】掐，并可与背侧面的少阳络穴对掐。

【指针感】前臂和手指胀。

13. 谷下

【位置】手背第二掌骨中下 1/3 交接处的桡侧缘，或合谷穴下 1 寸处（图 9-91）。此处有掌骨间背侧肌，分布有桡神经浅支。

【主治】腕关节、第 1 至第 3 指间关节功能障碍，头痛。

【手法】掐。

【指针感】手掌及 1、2 指麻。

14. 上渚

【位置】手背第四、五掌骨间中点，或中渚穴上 0.5 寸处（图 9-91）。此处有第 4、5 掌骨间背侧肌和尺神经手背支。

【主治】掌心热，手部麻木无力，掌指关节挛缩。

【手法】掐，也可同时拿上渚与上府穴。

【指针感】掌及第 4、5 指胀。

15. 上府

【位置】掌面第四、五掌骨间中点（与上渚穴相对应），或少府穴上 0.5 寸处（图 9-90）。

【主治】掌指关节功能障碍。

【手法】掐，也可同时拿上渚与上府穴。

【指针感】局部胀和热感。

16. 伸指

【位置】手背面第 3、4 掌骨间，平中渚穴处（图 9-91）。此处有第 3、4 掌骨间背侧肌，分布有尺神经。

【主治】掌指关节挛缩，掌前筋膜挛缩。

【手法】掐。

【指针感】手掌及3、4、5指麻。

17．列缺上

【位置】桡骨茎突上2寸，或列缺上0.5寸处（图9-90）。此处为伸拇短肌、外展拇长肌和肱桡肌，分布有桡神经浅支。

【主治】拇、腕、肘关节功能障碍，桡骨茎突狭窄性腱鞘炎。

【手法】掐，揉。

【指针感】局部及拇食指胀。

三、躯干（9个）

1．胸锁

【位置】胸锁关节外下缘，锁骨下凹陷中，或俞府穴内0.5寸处（图9-92）。此处为颈阔肌、胸大肌起点，分布有肋间神经前支。

【主治】肋间肌损伤，肋间神经痛。

【手法】按。

【指针感】同侧胸部胀。

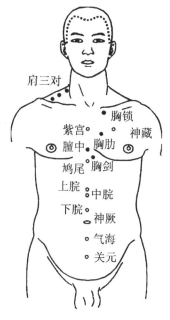

图9-92　躯干伤科经验穴（前面）

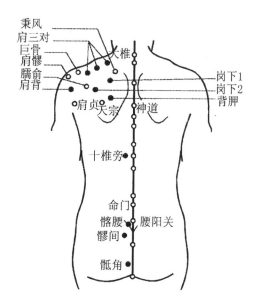

图9-93　躯干伤科经验穴（背面）

2．胸肋

【位置】胸骨外侧缘，平第三肋骨下缘，或紫宫穴与神藏穴连线中点下2分处（图9-92）。此处浅层为胸大肌，深层为肋间肌，分布有肋间神经前支。

【主治】胸部迸伤，肋间神经痛。

【手法】轻按。

【指针感】同侧胸部胀。

3. 胸剑

【位置】胸骨剑突外上1寸处，相当于第七胸肋关节下缘（图9-92）。此处为腹直肌前壁与该部腱膜可续之处，深层为腹直肌，分布有肋间神经前支。

【主治】下胸部损伤性疼痛，胃胀气。

【手法】按，揉。

【指针感】同侧下胸部胀。

4. 背胛

【位置】肩胛下角直上3寸凹陷中，或天宗穴内上0.5寸处（图9-93）。此处为冈下肌与小圆肌之间。

【主治】肩背痛。

【手法】揉，弹。

【指针感】同侧背部胀。

5. 十椎旁

【位置】第十胸椎棘突旁开一横指（图9-93）。此处浅层为腰背筋膜，深层相当于棘肌和最长肌之间隔处。

【主治】损伤性腰背痛。

【手法】按，掐，推。

【指针感】上腰段和背部胀，可反应到下肢。

6. 髎间

【位置】上髎与次髎连线的中点（图9-93）。此处浅层为腰背筋膜，深层是骶棘肌起点，分布有腰神经后支。

【主治】骶棘肌附丽处损伤，腰腿痛。

【手法】按，弹。

【指针感】腰骶胀，并可放射到大腿。

7. 髂嵴

【位置】髂前上棘向上两横指处（图9-94）。此处为腹肌附着点，分布有腹股沟神经。

【主治】腹股沟韧带拉伤，髋部痛。

【手法】按。

【指针感】同侧腹股沟、髋部胀。

8. 髂腰

【位置】髂后上棘内上缘，平第五腰椎棘突，或大肠俞向外斜下约一横指处（图9-93）。

【主治】骶部痛，腿痛。

【手法】按，掐，压，揉。

【指针感】局部及同侧臀部胀。偶有胀感到下肢或足跟。

9. 骶角

【位置】骶尾骨交接处，旁开约一横指（图9-93）。

【主治】下腰痛，臀腿痛。

【手法】按，掐，压，揉（卧位）。

【指针感】同侧臀、腿胀。

四、下肢（19个）

1. 臀池

【位置】侧卧位，微屈髋，环跳穴与股骨大转子连线中点直上1.5寸，或髂前上棘与坐骨结节连线的中点（图9-94）。此处为臀中肌和臀小肌。

【主治】腰腿痛，腿部肌肉拉伤，坐骨神经痛。

【手法】按。

【指针感】大腿后部胀，并可放射到小腿。

2. 臀边

【位置】臀横纹外侧端，或承扶穴外2寸处（图9-94）。此处有臀大肌和股二头肌，分布有股外侧皮神经和臀下皮神经。

【主治】大腿后侧肌群损伤。

【手法】按，弹，拔。

【指针感】同侧臀部胀，可反应到大腿。

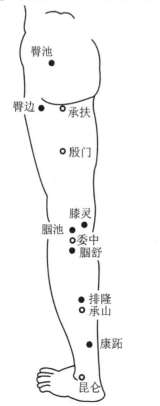

图9-94　下肢伤科经验穴（前面）

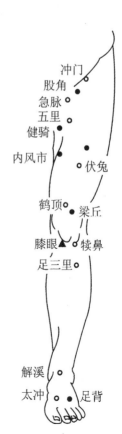

图9-95　下肢伤科经验穴（后面）

3．股角

【位置】仰卧，大腿外展15°，微外旋，腹股沟韧带中内1/3交界处向下2寸，或急脉穴与冲门穴连线的中点（图9-95）。此处为缝匠肌和腹直肌，分布有股神经。

【主治】内收肌扭挫伤，股四头肌伤。

【手法】按，掐。

【指针感】向上可放射到下腹部，向下可反应到大腿前面，小腿内侧面和外侧缘胀麻。

4．健骑

【位置】耻骨结节直下4寸，或足五里穴内1寸，再向下1寸处（图9-95）。此处为耻骨肌、内收长短肌、内收大肌，分布有闭孔神经。

【主治】内收肌拉伤。

【手法】按，掐。

【指针感】局部胀痛，可反应到股外侧胀。

5．内风市

【位置】大腿内侧与风市穴相对处（图9-95）。此处为股薄肌和内收肌，分布有隐神经。

【主治】膝关节损伤、痹证，内收肌拉伤。

【手法】按，掐。

【指针感】局部和膝关节胀。

6．腘池

【位置】腘横纹中点上1寸处，或委中穴上1寸处（图9-94）。此处为腘窝，分布有胫神经。

【主治】腰腿痛，膝关节损伤、痹证。

【手法】按。

【指针感】局部麻胀，并可放射到小腿和脚趾。

7．膝髎

【位置】屈膝，髌骨外缘向后一横指，或梁丘穴下1寸处（图9-96）。此处有股外侧肌和髂胫束。

【主治】膝关节损伤，膝关节风湿痛。

【手法】掐，按。

【指针感】膝关节和小腿外侧胀。

8．膝海

【位置】血海穴向内后1.5寸处（图9-97）。此处为缝匠肌和股薄肌，分布有隐神经。

【主治】膝关节内侧软组织损伤，膝关节痹证，下肢旋转功能障碍。

【手法】掐。

【指针感】局部和膝关节胀。

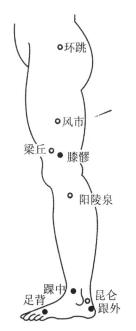

图9-96 下肢伤科经验穴（外侧）

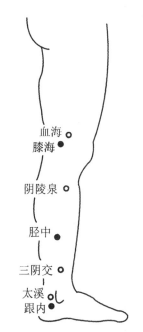

图9-97 下肢伤科经验穴（内侧）

9. 膝灵

【位置】腘横纹内侧端直上1.5寸，或委中穴向内1.5寸，再向上1.5寸处（图9-94）。此处为半腱肌、半膜肌。

【主治】膝关节肿痛，下蹲困难。

【手法】按。

【指针感】局部酸胀。

10. 腘舒

【位置】腘横纹中点下1寸处，或委中穴与合阳穴连线的中点（图9-94）。此处有腓肠肌的内侧头和外侧头，分布有胫神经。

【主治】跟腱劳损，腓肠肌痉挛。

【手法】按。

【指针感】麻木感，可放射到足趾。

11. 腓隆

【位置】小腿三头肌最隆起处，或承山穴上1寸（图9-94）。此处为腓肠肌和比目鱼肌，分布有胫神经。

【主治】小腿后群肌疲劳、痉挛，跟腱劳损。

【手法】按。

【指针感】小腿后侧强烈胀感。

12. 康跖

【位置】腘横纹与跟骨结节的中下1/3交界处，或承山穴下4寸处（图9-94）。此处为跟腱和胫后肌。

【主治】跟腱劳损，跖痛症。

【手法】按。

【指针感】胀麻感，放射到足跟。

13. 跟外

【位置】跟腱附丽点外侧缘向前一横指处，或昆仑穴下一横指（图9-96）。

【主治】跟腱腱围炎

【手法】掐。

【指针感】局部胀痛。

14. 跖内

【位置】足底内侧缘中点（图9-98）。此处为姆展肌，分布有足底内侧神经。

【主治】头痛，头昏，头胀。

【手法】掐。

【指针感】局部胀痛。

15. 跖外

【位置】足底外侧缘中点（图9-98）。

【主治】头痛，头昏，头胀。

【手法】此处为跖外短屈肌，分布有足底外侧神经。

【指针感】局部胀。

16. 足背

【位置】足背面第3、4跖骨间，平太冲穴（图9-95）。此处有骨间肌、蚓状肌和跖间肌。

【主治】足趾麻木不仁。

【手法】掐。

【指针感】局部胀感。

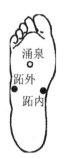

图9-98 下肢伤科经验穴（跖部）

17. 胫中

【位置】胫骨内侧缘，内髁尖与胫骨内踝连线的中点，或漏谷穴上0.5寸处（图9-97）。此处为比目鱼肌、趾长屈肌和胫骨后肌，分布有胫神经。

【主治】胫骨疲劳性骨膜炎，膝关节损伤，髌骨劳损。

【手法】用第2至第5指沿胫骨内侧缘上推。

【指针感】胀麻感自小腿内侧，上至膝关节下至姆趾。

18. 跟内

【位置】内踝尖后下0.5寸的凹陷中，或太溪穴下0.5寸处（图9-97）。此处有跖管。

【主治】跖管综合征。

【手法】掐，可同时拿跟内、跟外。

【指针感】局部胀。

19. 踝中

【位置】踝关节横纹中点向上1寸偏外大筋（趾长伸肌腱）处，或解溪穴外上一横指（图9-96）。此处为趾长伸肌腱，分布有腓浅神经。

【主治】腓总神经损伤，足下垂，第4、5趾麻木。

【手法】按，掐。

【指针感】第4、5足趾胀麻。

第五节　按摩常用经络腧穴

腧穴又称穴位、穴道。"腧"有转输和输布的意思，"穴"有空隙和聚集的意思。

指针常用腧穴多在伤患局部及其上下附近。损伤后遗症和陈旧性损伤，取穴多在损伤周围或正对痛点之处；创伤恢复期取穴多在伤患局部及其上下关节处；风湿性疾患则需循经取经脉的腧穴或在腧穴之间取穴，即在经脉循行的途径上取穴，使内外沟通，气血畅行，收到祛风除湿之效。

凡是具有一定的名称、确定的位置、分布在十四经脉上的腧穴称为"经穴"。没有列入十四经脉，而在临床实践中逐渐发现的经验穴，称为"经外奇穴"。无一定名称和位置，是以压痛点而定位的穴位称"阿是穴"，又称"天应穴"。

另外，根据不同的解剖部位，在肌束之间，肌肉与肌腱的交接处，肌肉的起止点，以及神经出入分叉的交接处等，也可采用指针刺激。

指针按摩需要选择敏感性大、比较表浅的穴位进行刺激。

一、手太阴肺经

起于中焦，下络大肠，回绕循胃上口过横膈，属肺，从肺系（肺与喉咙联络部）横出锁骨下（中府），循臂前外侧过肘、腕，循鱼际边缘出拇指桡侧端（少商）。腕部支脉从列缺分出，与手阳明大肠经相接于食指末端（商阳）。

本经腧穴主治咳嗽、气喘、咽喉肿痛、胸痛、失音等鼻、咽、喉、肺部疾患，潮热、小儿惊风、发热等全身病以及经脉循行部位的伤病。

1. 中府

【位置】前正中线旁开6寸，平第一肋间隙或锁骨下1寸处（图9-99）。

【主治】咳嗽，气喘，胸痛胀满，肩背痛，胸部肌肉伤痛等。

【手法】按，揉，摩，提弹。

【附注】此穴敏感性强，应注意手法力量轻重的掌握。

2. 尺泽

【位置】肘横纹中，肱二头肌腱桡侧缘凹陷中（图9-99）。

【主治】咳嗽，气喘，咳血，潮热，胸部痰多胀满，中暑吐泻，咽喉肿痛，舌干，乳痈，小儿惊风，肘臂挛痛等。

【手法】按，揉，拿。

3. 鱼际

【位置】第一掌骨中点，赤白肉际间（图9-99）。

【主治】痰少干咳，咳血，喉痛，失音，发热等。

【手法】按，揉，掐，拨。

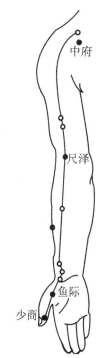

图9-99　手太阴肺经腧穴图

4. 少商

【位置】拇指桡侧指甲角旁约0.1寸处（图9-99）。

【主治】咽喉肿痛，干咳，鼻衄，发热，中风，癫狂。

【手法】掐。

二、手阳明大肠经

起于食指桡侧末端，循第一、二掌骨间背侧上行上肢后外侧，过腕、肘、肩，上出手足三阳之会（大椎），下入缺盆络肺属大肠。缺盆的支脉从缺盆上颈，贯颊入下齿中，回绕上唇交人中，左脉走右，右脉走左，布鼻两侧（迎香）。

本经腧穴主治咽喉肿痛、齿痛、鼻流清涕、鼻衄目赤肿痛、面肿等头面、五官、咽喉病，腹痛、肠鸣、泄泻、便秘、痢疾等胃肠病，热病，炎性感染，神志病，高血压和经脉循行部位的伤病。

1. 合谷

【位置】手背第一、二掌骨间，约平第二掌骨中点处（图9-100）。

【主治】耳聋，齿痛，面肿，面肌痉挛，面瘫，目赤肿痛，咽喉肿痛，口眼歪斜，发热，头痛，脘腹疼痛，便秘，泄泻，经闭，滞产，手指麻木，臂痛等。

【手法】揉，掐。

【附注】别名虎口。应辨证施治，可补可泻。

2. 阳溪

【位置】腕背横纹桡侧端，拇短伸肌腱和拇长伸肌腱间的凹陷中（图9-100）。

【主治】头痛、齿痛、目赤肿痛、咽痛属热者，耳鸣耳聋，腕部损伤。

【手法】按，掐。

3. 手三里

【位置】在阳溪和曲池连线中，曲池穴下2寸处（图9-100）。

【主治】齿痛颊肿，腹痛腹泻，半身不遂，肘臂酸痛，前臂伸腕肌伤痛，急性腰背痛。

【手法】揉，掐，拨。

【附注】伤科取穴用治腰痛，常重掐并横拨，同时活动腰部。

4. 曲池

【位置】屈肘，肘横纹外侧端与肱骨外上髁连线的中点（图9-100）。

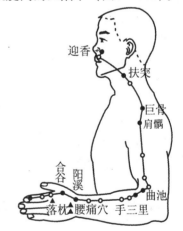

图9-100　手阳明大肠经腧穴图

【主治】发热，炎性感染，腹痛呕吐，咽喉肿痛，牙龈肿痛，月经不调，带下，高血压，手臂、肘部伤痛等。

【手法】掐，点，按。

【附注】泻热解毒常用穴，宜泻不宜补。配血海解热毒，配足三里降压，配尺泽治网球肘。

5. 肩髃

【位置】上臂外展平举时，肩外前呈现凹陷处（图9-100）。

【主治】肩痛，肩关节活动受限，半身不遂。

【手法】按，掐，捏。

【附注】治肩部伤痛的常用穴之一，如肩峰下滑囊炎、肩袖损伤、肩周炎、肩部骨折后遗肩关节功能障碍等。

6. 巨骨

【位置】锁骨肩峰端与肩胛冈之间的凹陷中（图9-100）。

【主治】肩臂痛。

【手法】掐，按，揉。

7. 扶突

【位置】喉结旁开3寸，胸锁乳突肌胸骨头与锁骨头之间（图9-100）。

【主治】咳嗽，气喘，咽痛失音，肩颈痛。

【手法】掐，按，揉。

【附注】扶突与肩髃、肩井等肩部诸穴配合，常用治颈椎病、肩周炎等颈肩部伤痛。

8. 迎香

【位置】鼻翼旁0.5寸，鼻唇沟中（图9-100）。

【主治】鼻渊，鼻塞，鼻衄，口眼歪斜。

【手法】掐，按，揉。

三、足阳明胃经

起于鼻旁（迎香），上行至鼻根与膀胱经交会，回下鼻外侧，入上齿，回出环绕口唇下，别出颏唇沟（承浆）交任脉，回向腮后出下颌大迎处，过颊车，上耳前交足少阳经（上关），循发际至额前（神庭）。面部支脉从前下人迎，循喉咙入缺盆，下过横隔，属胃络脾。缺盆部直行的脉从缺盆下乳，下挟脐入少腹两侧气街（气冲）。胃部支脉于胃口下循腹里至气街与前条经脉会合，再由此下行髀关，循腿前中至伏兔下膝，循胫外前缘过踝，经足跗入第二趾外侧端（厉兑）。胫部支脉从膝下3寸处（足三里）出，入中趾外侧端。足跗部支脉分出于跗上（冲阳）入大趾内侧端（隐白），交足太阴脾经。

本经主治颊肿齿痛、鼻衄、目赤肿痛、面瘫等头面部疾患，咳嗽、胸胁胀痛、乳痛等喉、胸、肺部疾患，食欲不振、消化不良等胃肠疾患，神志病及经脉循行部位伤病。部分腧穴并有保健强身的作用。

1. 颊车

【位置】下颌角前下方一横指凹陷中，咀嚼时咬肌隆起最高点（图9-101）。

【主治】口眼歪斜，齿痛，目痛，头昏。

【手法】按，揉。

2. 头维

【位置】额角发际直上0.5寸处（图9-101）。

【主治】头痛，头昏，目疾。

【手法】揉，按。

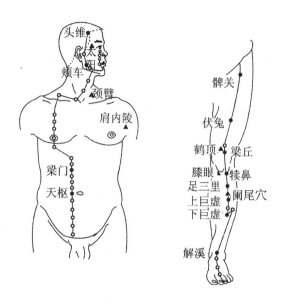

图 9 - 101　足阳明胃经腧穴图

3．梁门

【位置】脐上 4 寸，前正中线旁开 2 寸处（图 9 - 101）。

【主治】胃脘胀痛，呕吐，泄泻，食欲不振，胃肠神经功能紊乱。

【手法】摩，按，揉。

4．天枢

【位置】脐旁 2 寸处（图 9 - 101）。

【主治】脐周痛，腹胀肠鸣，便秘，泄泻，肠蠕动减慢，月经不调，带下。

【手法】摩，按，揉。

【附注】配气海，治手术后或老年气虚便秘。

5．髀关

【位置】髂前上棘与髌骨外缘的连线上，平臀沟处（图 9 - 101）。

【主治】腰痛膝寒，痿痹。

【手法】按，揉，拨。

【附注】伤科取穴常治疗股四头肌伤痛及肌肉萎缩。配阿是穴治疗股四头肌急性损伤，配伏兔、足三里治半身不遂。

6．伏兔

【位置】髂前上棘与髌骨外缘连线上，髌骨外上缘上 6 寸处（图 9 - 101）。

【主治】腰痛膝冷，痿痹。

【手法】按，揉，拨。

7．梁丘

【位置】髂前上棘与髌骨外缘连线上，髌骨外上缘上 2 寸处（图 9 - 101）。

【主治】膝肿冷痛，痿痹，胃痛，乳痈，血尿。

【手法】按，揉，拿。

【附注】治膝关节损伤常配合拿梁丘、血海。

8. 犊鼻

【位置】髌骨下缘，髌韧带外侧凹陷中（图9－101）。

【主治】膝痛，屈伸不利。

【手法】按，掐，拨。

【附注】伤科取穴常用治髌骨劳损，髌腱张腱末端病，脂肪垫损伤，半月板损伤及膝部骨折后遗关节功能障碍。

9. 足三里

【位置】犊鼻穴下3寸，胫骨粗隆向外一横指处（图9－101）。

【主治】腹胀、腹痛、腹泻、呕吐、滞食、胃脘痛、消化不良、胃下垂、胃溃疡等脾胃病症。贫血、心悸、头晕、头痛等脾胃不足所致的气血生化失司病症。阳明实热所致的面肿、齿痛、目赤、便秘、鼻衄等症。痰症所致头晕、癫痫等症。经脉循行所过关节的损伤病痛，肢体痿痹，肌肉冷痛，麻痹。低血糖和高血压等病。

【手法】按，揉，掐。

【附注】保健要穴，有强壮和提高机体防御机能的作用。配曲池有降压的作用。

10. 上巨虚

【位置】足三里穴直下3寸处（图9－101）。

【主治】肠鸣，腹痛，泄泻，便秘，肠痈，下肢痿痹，中风瘫痪。

【手法】按，揉。

11. 下巨虚

【位置】上巨虚穴下3寸处（图9－101）。

【主治】小腹痛，腰脊痛引睾丸，泄泻，便秘，下肢痿痹。

【手法】按，揉。

12. 解溪

【位置】足背踝关节横纹中央，拇长伸肌腱与趾长伸肌腱之间（图9－101）。

【主治】踝关节扭伤，足趾麻木，下肢痿痹，头痛，眩晕，腹胀，便秘。

【手法】掐，按。

四、足太阴脾经

起于足大趾内侧端（隐白），循大趾内侧赤白肉际间上行，经内踝前上胫，循胫后，于踝上约8寸处交足厥阴之前，上膝，循股内前入腹，属脾络胃，过横膈上行，挟咽系舌，散于舌下；胃部支脉上膈注心中，与手少阴心经相接。

本经腧穴主治胃脘痛、呕吐嗳气、脾胃虚弱、泄泻便溏等脾胃病，月经不调、痛经、遗精、小便不利、遗尿等妇科、前阴病，以及神经衰弱，失眠，身重无力等证和经脉循行肢体部位伤病。

1. 三阴交

【位置】内踝上3寸，胫骨内侧缘后（图9－102）。

【主治】经闭，滞产，不孕，月经不调，遗精，阳痿，阴痛，遗尿，尿潴留，尿失禁，水肿，疝气，失眠，脾胃虚弱，消化不良，肠鸣泄泻，腹胀，下肢痿痹，胫骨痛，过度疲劳，乏力肢软。

【手法】摩，按，揉。

【附注】足三阴经交会穴，可治肝、脾、肾疾病。配合谷、关元治小儿遗尿。配神门，治失眠。多补少泻。

2. 阴陵泉

【位置】胫骨内侧髁下缘凹陷中（图9－102）。

【主治】腿膝痛，风湿痛，小儿麻痹，膝内侧软组织伤，腹胀，水肿，黄疸，小便不利。

【手法】按，揉，拿。

【附注】治膝部伤痛，常配合拿阴陵泉、阳陵泉。

3. 血海

【位置】髌骨内上缘上2寸处（图9－102）。

【主治】月经不调，崩漏，经闭，荨麻疹，膝痛。

【手法】揉，拿。

【附注】伤科取穴治膝周伤痛，如内收肌及缝匠肌损伤，常拿血海、梁丘，配合指针阿是穴。

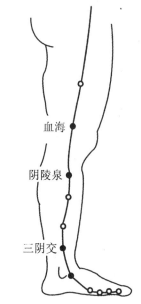

图9－102 足太阴脾经腧穴图

五、手少阴心经

起于心中，出属心系（心与其他脏器连系的部位），下膈络小肠。心系向上的支脉上挟咽，系目系（眼球连系于脑的部位）。心系直行的脉上肺，下出腋下（极泉），循手臂内后侧下行，过肘、腕，出小指内侧末端（少冲），与手太阳小肠经相接。

本经腧穴主治心痛、心悸、心烦等心胸病，失眠、健忘、癫狂等神志病，以及经脉循行部位的伤病。

1. 少海

【位置】屈肘，肘横纹尺侧端与肱骨内上髁连线中点（图9－103）。

【主治】肘关节痛，手臂挛缩，心痛，腋肋痛。

【手法】揉，掐，拿。

【附注】伤科取穴治肘部内侧伤痛及前臂缺血性肌挛缩，常可配合拿少海、曲池，或拿少海、小海。

2. 神门

【位置】腕横纹尺侧端，尺侧腕屈肌腱的尺侧凹陷中（图9－103）。

【主治】心悸，怔忡，失眠，健忘，多梦，胸胁痛。

【手法】按，揉，掐。

【附注】配三阴交治失眠。配心俞、肝俞、胆俞、脾俞治运动员赛前紧张。

六、手太阳小肠经

起于手小指外侧端（少泽），沿手臂后内侧上行，过腕、肘，绕肩胛，交大椎（督脉），入缺盆络心，下过膈

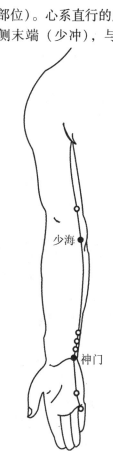

图9－103 手少阴心经腧穴图

至胃，属小肠；缺盆部支脉循颈上面，至目外眦，转入耳中（听宫）；颊部支脉上行目眶下，抵鼻旁，至目内眦（睛明），与足太阳经相接。

本经腧穴主治头颈、面部五官病证，乳痈、乳少、热病、神志病，以及经脉循行部位的伤病。

1．后溪

【位置】握拳，掌横纹尺侧头，赤白肉际间（图9-104）。

【主治】头项强痛，腰脊强痛，急性腰扭伤，肘腕指挛痛，目赤睑肿，咽喉肿痛。

【手法】掐。

【附注】治急性腰扭伤，可重掐后溪，同时配合腰部活动。

2．阳谷

【位置】腕背横纹尺侧端，尺骨茎突前凹陷中（图9-104）。

【主治】头痛，目眩，耳鸣耳聋，癫痫，腕痛。

【手法】掐，拿。

【附注】治腕部伤痛，常配合拿阳谷、阳溪。

3．小海

【位置】屈肘，尺骨鹰嘴与肱骨内上髁之间的凹陷中（图9-104）。

【主治】肘臂疼痛。

【手法】拨，拿。

【附注】治肘部内侧伤痛，常配合拿小海、少海。

4．肩贞

【位置】手下垂，腋后皱襞上1寸处（图9-104）。

【主治】肩关节酸痛，活动不利，耳鸣。

【手法】按，揉，拨。

【附注】治肩周炎，可指针肩贞的同时，活动肩关节。

5．臑俞

【位置】腋后皱襞直上，肩胛冈下缘凹陷中（图9-104）。

【主治】肩臂痛，颈项强痛。

【手法】按，揉，拨。

【附注】治肩部伤痛，常与肩贞穴交替使用。

6．天宗

【位置】肩胛骨冈下窝中央（图9-104）。

【主治】肩胛疼痛，肩部肌肉萎缩，颈椎病，气喘，乳痈。

【手法】按，揉。

【附注】敏感性强，注意手法力量的掌握。

7．秉风

【位置】天宗穴直上，肩胛骨冈上窝中（图9-104）。

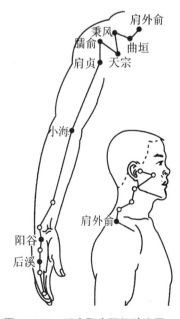

图9-104　手太阳小肠经腧穴图

【主治】肩胛痛，肩臂酸痛。

【手法】按，揉，提弹，捏。

8．曲垣

【位置】肩胛骨冈上窝内侧端，肩胛冈上缘（图9-104）。

【主治】肩胛痛，肩臂酸痛。

【手法】按，揉，拨，推。

9．肩外俞

【位置】第一胸椎棘突下旁开3寸处（图9-104）。

【主治】肩背痛，项强。

【手法】按，揉，提弹，捏。

七、足太阳膀胱经

起于目内眦（睛明），上额交巅顶百会（督脉）；巅顶支脉从巅顶至耳上角；巅顶直行的脉从巅顶入络脑，回出分支下行于项后，循肩胛内侧，挟脊抵腰中，循脊旁肌肉入体腔，络肾属膀胱；腰部的支脉从腰中挟脊过臀，入腘中；项后的支脉从肩胛内缘直下，过臀部环跳（足少阳经），循大腿外侧下行，与上支脉合于腘中，从此下行小腿后，出外踝后，循跖至小趾外侧端（至阴），与足少阴经相接。

本经腧穴主治头项、腰背及下肢部病症，因五脏六腑皆寄于膀胱经，各脏腑俞穴均在膀胱经上，治相关脏腑病症。

1．睛明

【位置】目内眦旁0.1寸处（图9-105）。

【主治】目疾。

【手法】揉，按，捏。

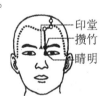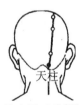

图9-105　足太阳膀胱经腧穴图（头部）

2．攒竹

【位置】眉头凹陷中（图9-105）。

【主治】头痛失眠，目眩，前额痛，目疾。

【手法】按，揉，推。

3．天柱

【位置】入后发际0.5寸，正中线旁开1.3寸，斜方肌外缘凹陷中（图4-105）。

【主治】后头痛，项强，肩背痛，热病，鼻塞，颈椎病。

【手法】按，揉，拿。

4．风门

【位置】第二胸椎棘突下，旁开1.5寸处（图9-106）。

【主治】伤风咳嗽，鼻塞，发热头痛，项强，胸背痛。

【手法】按，揉，推，擦。

5．肺俞

【位置】第三胸椎棘突下，旁开 1.5 寸处（图9－106）。

【主治】咳嗽，气喘，吐血，骨蒸潮热，盗汗，背肌劳损。

【手法】按，揉，推，擦。

6．心俞

【位置】第五胸椎棘突下，旁开 1.5 寸处（图9－106）。

【主治】失眠，心悸，心痛，失眠，健忘，盗汗，梦遗，癫痫。

【手法】按，揉，推，擦。

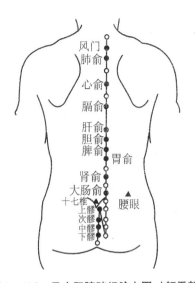

图9－106 足太阳膀胱经腧穴图（躯干部）

7．膈俞

【位置】第七胸椎棘突下，旁开 1.5 寸处（图9－106）。

【主治】呕吐，呃逆，气喘，咳嗽，吐血，胃痛，月经不调，潮热盗汗。

【手法】按，揉，推，擦，拨。

【附注】血会膈俞，治一切血症，另重揉拨膈俞穴有较明显的放松腰段骶棘肌的作用。

8．肝俞

【位置】第九胸椎棘突下，旁开 1.5 寸处（图9－106）。

【主治】胁肋痛，脊背痛，黄疸，吐血，目赤目痛，心烦易怒，失眠多梦，月经不调，贫血，赛前紧张，过度疲劳，高血压。

【手法】按，揉，推，擦，拨。

9．胆俞

【位置】第十胸椎棘突下，旁开 1.5 寸处（图9－106）。

【主治】口苦，胸胁痛，肺痨，潮热。

【手法】按，揉，推，擦，拨。

10．脾俞

【位置】第十一胸椎棘突下，旁开 1.5 寸处（图9－106）。

【主治】胃脘胀痛，消化不良，泄泻，水肿，背痛，过度疲劳，四肢无力，月经不调，贫血，失眠，嗜睡。

【手法】按，揉，推，擦，拨。

11．胃俞

【位置】第十二胸椎棘突下，旁开 1.5 寸处（图9－106）。

【主治】胸胁痛，胃脘痛，腹胀，呕吐，小儿吐乳，消化不良。

【手法】按，揉，推，擦，拨。

12．肾俞

【位置】第二腰椎棘突下，旁开 1.5 寸处（图9－106）。

【主治】肾虚腰痛，遗精，阳痿，月经不调，水肿，耳鸣，耳聋。

【手法】按，揉，推，擦，拨，拿。

【附注】治腰痛的常用要穴。

13. 大肠俞

【位置】第四腰椎棘突下，旁开 1.5 寸处（图 9 - 106）。

【主治】腰腿痛，肠鸣腹泻，便秘，腹胀。

【手法】按，揉，拨，拿。

14. 八髎

【位置】一、二、三、四骶后孔中（图 9 - 106）。

【主治】腰腿痛，泌尿生殖系疾病。

【手法】按，揉，擦。

【附注】从上至下分别称上髎、次髎、中髎、下髎。

15. 承扶

【位置】臀大肌下缘，臀横纹中央（图 9 - 107）。

【主治】腰骶臀部疼痛，坐骨神经痛，坐骨结节滑囊炎，大腿后群肌损伤。

【手法】按，拨。

16. 殷门

【位置】承扶穴下 6 寸，承扶穴与委中穴连线上（图 9 - 107）。

【主治】腰腿痛，坐骨神经痛，大腿后群肌损伤。

【手法】按，揉，拨。

17. 委中

【位置】腘横纹中央（图 9 - 107）。

【主治】腰背痛，下肢痿痹，半身不遂，腹痛，呕吐，泄泻，小便不利，小儿遗尿，腿痛转筋。

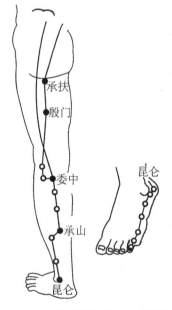

图 9 - 107　足太阳膀胱经腧穴图（下肢部）

【手法】按，掐，揉，拨。

【附注】治腰痛常用穴，有健腰肾、清暑热、泻暑实、利腰膝的作用。

18. 承山

【位置】腓肠肌两肌腹之间凹陷的顶端（图 9 - 107）。

【主治】小腿疼痛，腿痛转筋，便秘，痔疮。

【手法】按，揉。

19. 昆仑

【位置】外踝与跟腱之间的凹陷中（图 9 - 107）。

【主治】头痛，目眩，项背疼痛，腰腿痛，踝关节扭伤，跟痛症，跟腱腱围炎，距腓后韧带伤，跟腱末端病，难产，胞衣不下。

【手法】按，捏，拿。

【附注】治跟腱伤，常配合拿昆仑、太溪。

八、足少阴肾经

起于小趾下，斜向足心（涌泉），出舟骨粗隆下，循内踝后入足跟，循腿后内上行，入脊柱长强（督脉），属肾络膀胱。从肾直行的脉上过膈入肺中，循喉咙挟舌根。肺部支脉从肺出，络心，流注胸中，与手厥阴经相接。

本经腧穴主治月经不调、痛经、癃闭、遗尿、遗精等妇科、前阴病，肾虚、肾不纳气、咳嗽、气喘、咽痛等肾、肺、咽喉病及经脉循行部位的伤病。

1. 涌泉

【位置】足底前 1/3 与后 2/3 交界处，足趾跖屈时呈凹陷（图 9－108）。

【主治】头昏目眩，失眠，偏头痛，失音，咽痛，小儿发热、惊风，便秘，高血压。

【手法】按，揉，擦。

2. 太溪

【位置】内踝与跟腱之间凹陷中（图9－108）。

【主治】咽喉干痛，肾虚齿痛，肾虚腰痛，腿软乏力，耳鸣耳聋，致气喘、失眠，月经不调，遗精，阳痿，踝关节及跟腱伤痛。

【手法】按，捏，拿。

【附注】治踝关节伤痛或跟腱伤，常配合拿太溪与昆仑。

3. 照海

【位置】内踝下缘凹陷中（图9－108）。

【主治】月经不调，带下，子宫脱垂，小便频数，癃闭，便秘，咽喉干痛，失眠，内踝伤痛，肩膝冷痛夜间尤甚者。

【手法】揉，掐。

【附注】有较明显的利尿作用。

4. 复溜

【位置】太溪穴上2寸（图9－108）。

【主治】便秘，水种，腹胀，泄泻，盗汗，胫骨痛。

【手法】按，揉。

【附注】利尿，治肾阳不足之水肿。

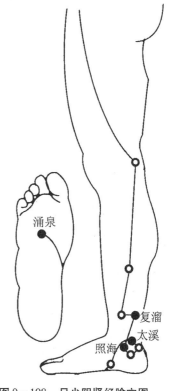

图9－108　足少阴肾经腧穴图

九、手厥阴心包经

起于胸中，出属心包络，下膈，依次联络上中下三焦；胸部支脉横出胁部腋下，循上臂前中，向下行于太阴、少阴之间，过肘、腕，入掌出中指端（中冲）。掌中支脉从劳宫分出至无名指端（关冲），与手少阳经相接。

本经腧穴主治胸痛、胸闷、心悸、呕吐、癫痫等心、胸、胃、神志病以及经脉循行部位的伤病。

1. 曲泽

【位置】肘横纹中，肱二头肌腱尺侧缘（图9-109）。

【主治】上肢酸痛、颤抖，口干，胸痛胃痛，呕吐泄泻。

【手法】按，捏，拿。

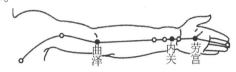

图9-109　手厥阴心包经腧穴图

2. 内关

【位置】腕横纹上2寸，掌长肌腱与桡侧腕屈肌腱之间（图9-109）。

【主治】胃痛，呕吐，心痛，心悸，胸闷，热病，上肢麻痹，中风失神，失眠，眩晕。

【手法】按，揉，掐，拿。

3. 劳宫

【位置】第二、三掌骨之间，正当握拳中指尖下处（图9-109）。

【主治】心痛，心悸，颤抖，呕吐，口疮，口臭。

【手法】掐，揉，按。

十、手少阳三焦经

起于无名指末端（关冲），循第四、五掌骨间过腕背，沿手臂后中上肩，交足少阳后，入缺盆，布胸络心包，下膈，从胸至腹属于上、中、下三焦；胸中支脉从胸上出缺盆，走项，循耳后直上额角，回行面颊至眶下；耳部支脉从耳后入耳中，出走耳前，与前脉交叉于面颊，至目外眦（丝竹空下），与足少阳经相接。

本经腧穴主治头痛、目赤、耳聋、齿痛颊肿、咽痛等头侧、耳、目、咽喉病，胁肋痛等胸胁部病痛，热病以及经脉所经过部位的伤病。

1. 中渚

【位置】握拳，第四、五掌骨小头后缘之间的凹陷中（图9-110）。

【主治】目赤肿痛，耳聋耳鸣，咽喉肿痛，偏头痛，热病，掌指屈伸不利，肘臂痛。

【手法】按，掐。

2. 阳池

【位置】腕背横纹中，指总伸肌腱尺侧缘（图9-110）。

【主治】目赤肿痛，耳鸣耳聋，偏头痛，肩、臂、腕痛，手指屈伸不利。

【手法】按，揉。

3. 外关

【位置】腕背横纹上2寸，尺桡骨之间（图9-110）。

【主治】上肢痹痛，风湿痛，手臂肌肉酸痛，胁肋痛，头痛项强，耳聋耳鸣，颊肿，目赤肿痛，胁肋痛，热病。

【手法】按，揉，掐，拿。

【附注】治手臂、腕部伤痛，常配合拿外关、内关。

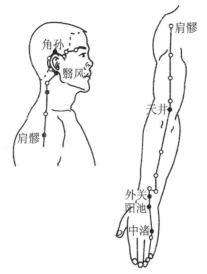

图 9 - 110　手少阳三焦经腧穴图

4．天井

【位置】屈肘，尺骨鹰嘴上 1 寸凹陷中（图 9 - 110）。

【主治】颈项痛，肩臂痛，偏头痛，癫痫，耳聋。

【手法】按，掐。

5．肩髎

【位置】上臂外展，肩峰外后下方凹陷中（图 9 - 110）。

【主治】肩部伤痛。

【手法】按，掐，捏。

6．翳风

【位置】乳突前下方与耳垂后的凹陷中，平耳垂（图 9 - 110）。

【主治】耳疾，面瘫，牙关紧闭，齿痛，颊肿，三叉神经痛。

【手法】按，揉。

7．角孙

【位置】耳尖顶端处的发际（图 9 - 110）。

【主治】颊肿，目疾，齿痛，头痛项强。

【手法】按，拨。

十一、足少阳胆经

起于目外眦（童子髎），上额角，下耳后，循颈行手少阳经前，至肩上交手少阳经后，入缺盆；耳后支脉从耳后入耳中，出走耳前，至目外眦后。目外眦支脉从目外眦分出，下大迎，合于手少阳抵䫏下，下颊车，循颈与前脉合于缺盆，下胸过膈，络肝属胆，循胁肋内出于腹股沟，绕外阴毛际，横入髋（环跳）。缺盆直行的脉下腋，循胸过季胁，与前脉下合于髋，下行腿外侧，过膝踝，循足背直至第四趾外侧端（足窍阴）。足背支脉从足临泣分出循第一、二跖间出于大趾端，出大趾，穿过爪甲，回甲后毫毛部大敦（肝经），与足厥阴肝经相接。

本经腧穴主治目黄、口苦、偏头痛、耳鸣耳聋、胸满胁痛、颈项强痛等头侧、五官、胸胁病，神志病以及经脉循行部位的伤病。

1. 风池

【位置】后发际正中直上 1 寸，胸锁乳突肌和斜方肌之间的凹陷处（图 9 - 111）。

【主治】头痛眩晕，颈项强痛，肩背痛，鼻塞，鼻衄，感冒，中风，热病。

【手法】按，揉，拿。

【附注】常同时拿两侧风池穴。

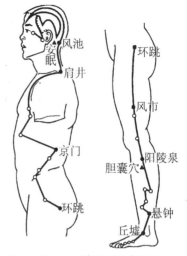

图 9 - 111　足少阳胆经腧穴图

2. 肩井

【位置】大椎穴与肩峰连线的中点（图 9 - 111）。

【主治】头项强痛，肩背痛，手臂上举不能，难产，乳痛，乳汁不下，胸闷。

【手法】按，揉，捏，提弹，拨。

【附注】疏通气血的要穴，各处伤痛推拿治疗后都可指针肩井。

3. 京门

【位置】第十二肋端（图 9 - 111）。

【主治】腹胀，呕吐，泄泻，小便不利，水肿，腰胁痛。

【手法】摩，按，揉。

4. 环跳

【位置】股骨大转子与骶管裂孔连线的外 1/3 与内 2/3 交界处（图 9 - 111）。

【主治】风湿痹痛，坐骨神经痛，腰痛。

【手法】按，揉，拨。

5. 风市

【位置】大腿外侧中间，膝上 7 寸处（图 9 - 111）。

【主治】腰腿酸痛，下肢萎缩，周身瘙痒，脚气。

【手法】按，揉，拨。

6. 阳陵泉

【位置】腓骨小头前下方凹陷中（图 9 - 111）。

【主治】膝关节伤痛，口苦，呕吐，胁肋痛，胆道疾患。

【手法】拨，揉，按。

【附注】筋会阳陵。治膝关节伤痛，常配合拿阳陵泉、阴陵泉。

7. 悬钟（绝骨）

【位置】外踝尖上 3 寸，腓骨后缘（图 9 - 111）。

【主治】咽喉肿痛，项强，下肢痿痹，胸胁胀痛，脚气，痔疮，再生障碍性贫血。

【手法】按，揉。

【附注】髓会绝骨。

8．丘墟

【位置】外踝前下方凹陷中（图9－111）。

【主治】踝关节扭伤，下肢痿痹，胁肋痛。

【手法】掐，按。

十二、足厥阴肝经

起于足大趾毫毛部（大敦），上循足跗，经内踝前1寸上踝，至踝上8寸处交足太阴经之后，上膝循股内入阴毛，绕阴部上抵小腹，挟胃属肝络胆，上贯膈，布胁肋，循喉咙后向上入鼻咽部，连目系，上出于额，会督脉于巅。目系支脉下绕唇内。肝部支脉从肝分出，过膈上注于肺，与手太阴肺经相接。

本经腧穴主治胁肋胀痛、黄疸等肝病，月经不调、带下、崩漏、遗精、遗尿等妇科，前阴病，以及经脉循行部位的伤病。

1．行间

【位置】足背第一、二趾间缝纹端（图9－112）。

【主治】头顶痛，眩晕，目疾，胁痛，遗尿，癃闭，疝气，面瘫，癫痫，跟痛，崩漏，月经不调，痛经，带下，中风。

【手法】按，揉，掐。

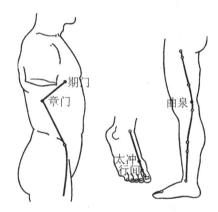

图9－112　足厥阴肝经腧穴图

2．太冲

【位置】足背第一、二跖骨结合部前凹陷中（图9－112）。

【主治】头顶痛，眩晕，高血压，目赤肿痛，胁痛，遗尿，癃闭，崩漏，疝气，月经不调，呕逆，小儿惊风，下肢痿痹。

【手法】按，揉，掐。

3．曲泉

【位置】屈膝，膝内侧横纹头上方凹陷中（图9－112）。

【主治】腹痛，小便不利，遗精，月经不调，痛经，带下，膝痛。

【手法】按，揉，拨。

4．章门

【位置】第十一肋端（图9－112）。

【主治】腹胀，呕吐，泄泻，胸胁痛，胸闷。

【手法】摩，按，揉。

5. 期门

【位置】乳头直下，平第六肋间隙（图9－112）。

【主治】胸胁痛，腹胀，呕吐，乳痈。

【手法】摩，按，揉。

十三、任脉

起于小腹内，下出会阴部，沿腹正中线上行，过咽，分绕口唇，经面入目眶下（承泣）。

本经腧穴主治相应脏腑病症，以及腹、胸、颈、头面的局部病症，部分腧穴有强壮作用。

1. 关元

【位置】脐下3寸处（图9－113）。

【主治】腹痛，遗尿，遗精，阳痿，小便不利，泄泻，脱肛，疝气，月经不调，痛经，带下，不孕，虚劳，哮喘。

【手法】摩，按，揉。

【附注】本穴有强壮作用，为保健要穴，治泌尿生殖系统一切病症。

2. 气海

【位置】脐下1.5寸处（图9－113）。

【主治】小腹痛，泄泻，遗精，遗尿，尿闭，月经不调，闭经，崩漏，水肿，中风脱证，哮喘，虚劳。

【手法】摩，按，揉。

【附注】本穴有强壮作用，为保健要穴，宜补不宜泻。

3. 神阙

【位置】脐中（图9－113）。

【主治】腹痛肠鸣，泄泻不止，脱肛，水肿，虚脱，中风脱证。

【手法】摩，按，揉。

4. 下脘

【位置】脐上2寸处（图9－113）。

【主治】腹痛，腹胀，胃痛，泄泻，呕吐反胃，消化不良，脾胃虚弱。

【手法】摩，按，揉。

5. 中脘

【位置】脐上4寸处（图9－113）。

【主治】胃痛，腹胀，呕吐，泄泻。

【手法】摩，按，揉。

【附注】强健脾胃的保健强壮穴，有明显的促进胃肠蠕动、增强消化功能的作用。

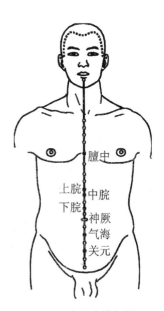

图9－113　任脉腧穴图

6. 上脘

【位置】脐上 5 寸（图 9 - 113）。

【主治】胃痛，呕吐，腹胀，反胃。

【手法】摩，按，揉。

7. 膻中

【位置】前正中线平第四肋间隙处（图 9 - 113）。

【主治】咳嗽，气喘，胸痛，心悸，高血压，心绞痛。

【手法】摩，推，按，揉。

十四、督脉

起于小腹，下出于会阴部（长强），向后上行于脊中，上项后风府，入脑，上巅顶，沿前额下行鼻柱交龈交。

本经腧穴主治相关脏腑疾病，神志病，热病，腰骶、背、头项部病痛，部分腧穴有强壮作用。

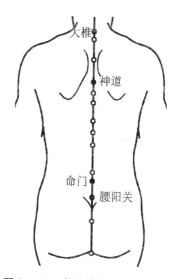

图 9 - 114　督脉腧穴图（背部）

1. 腰阳关

【位置】第四腰椎棘突下（图 9 - 114）。

【主治】腰脊疼痛，月经不调，遗精，阳痿，下肢痿痹。

【手法】擦，推，按，揉。

2. 命门

【位置】第二腰椎棘突下（图 9 - 114）。

【主治】腰脊疼痛，月经不调，带下，阳痿，遗精，遗尿，多尿，泄泻，过度疲劳，贫血。

【手法】擦，推，按，揉。

【附注】强腰健肾的保健强壮穴。

3. 神道

【位置】第五胸椎棘突下（图 9 - 114）。

【主治】心悸，健忘，咳喘，腰脊强痛。

【手法】擦，推，按，揉。

【附注】小儿强壮穴。

4. 大椎

【位置】第七颈椎棘突下（图 9 - 114）。

【主治】热病，头项强痛，失枕，癫痫，咳喘，外感，风疹。

【手法】擦，推，按，揉。

【附注】常与曲池配合泻热。

5. 风府

【位置】后发际正中直上 1 寸处（图 9 - 115）。

【主治】头项强痛，眩晕，头痛，中风不语，咽喉肿痛。

【手法】按，揉。

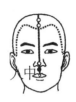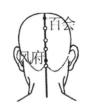

图 9 - 115　督脉腧穴图（头部）

6．百会

【位置】后发际正中直上 7 寸处（图 9 - 115）。

【主治】头痛眩晕，中风不语，痔疮，脱肛，崩漏，衄血，鼻塞，失眠，健忘，昏迷。

【手法】摩，按，揉，点。

【附注】本穴有保健强壮作用。

7．人中（水沟）

【位置】人中沟的上 1/3 与中 1/3 的交界处（图 9 - 115）。

【主治】昏迷，高热抽颤，癫痫，中暑，小儿惊风，面瘫，腰脊强痛。

【手法】掐，按。

【附注】急救要穴。

十五、经外奇穴

1．印堂

【位置】两眉头连线的中点（图 9 - 105）。

【主治】头痛头重，鼻渊，鼻衄，小儿惊风，失眠。

【手法】推，按，捏。

【附注】本穴有醒脑、镇静安神的作用。

2．太阳

【位置】眉梢与目外眦之间向后约 1 寸的凹陷中（图 9 - 101）。

【主治】头痛，感冒，目疾。

【手法】按，揉。

3．安眠

【位置】翳风穴与风池穴连线的中点（图 9 - 111）。

【主治】失眠，眩晕，头痛，心悸。

【手法】按，揉。

4．颈臂

【位置】锁骨内 1/3 与外 2/3 交界处直上 1 寸处（图 9 - 101）。

【主治】手臂麻木，上肢痿痹。

【手法】按，揉。

5．夹脊（华佗夹脊）

【位置】第一胸椎至第五腰椎，各椎体棘突下旁开 0.5 寸。

【主治】脊椎疼痛，腰背劳损，相应脏腑疾患。

【手法】擦，推，按，揉，拨。

【附注】本穴有强壮作用。

6. 腰眼

【位置】第四腰椎棘突下，旁开3~4寸的凹陷中（图9-106）。

【主治】腰痛，月经不调，带下。

【手法】按，揉，拨。

【附注】补虚治腰痛，治损伤、疲劳及肾虚腰痛。

7. 十七椎

【位置】第五腰椎棘突下（图9-106）。

【主治】腰腿痛，月经不调。

【手法】擦，推，按，揉。

8. 落枕穴

【位置】手背第二、三掌骨间，指掌关节后约0.5寸处（图9-100）。

【主治】落枕，手臂痛。

【手法】掐，按。

【附注】治落枕，指针刺激的同时，活动颈部。

9. 腰痛穴

【位置】手背指总伸肌腱的两侧，腕横纹下1寸处，一手两穴（图9-100）。

【主治】急性腰扭伤。

【手法】掐，按。

【附注】指针刺激的同时，活动腰部。

10. 肩内陵（肩前）

【位置】腋前皱襞上1寸处（图9-101）。

【主治】肩臂痛不能举。

【手法】按，揉，拨。

11. 鹤顶

【位置】髌骨上缘正中凹陷处（图9-101）。

【主治】膝痛。

【手法】按，揉，掐。

12. 膝眼

【位置】髌尖两侧凹陷中（图9-101）。

【主治】膝痛，腿脚重痛。

【手法】按，揉，掐。

13. 胆囊穴

【位置】阳陵泉下约2寸处（图9-111）。

【主治】胆道疾患。

【手法】按，揉，掐。

14. 阑尾穴

【位置】足三里下约2寸处（图9-101）。

【主治】急、慢性阑尾炎，消化不良。

【手法】按，揉，掐。

第六节 手法应用

推拿是中国传统医学中独特的治疗疾病的方法之一，它以中医学的气血学说、脏腑学说为理论和基础，以经络学说为指导，根据不同的病情，刚柔相济、轻重相宜，运用多种手法，直接作用于人体各部位、经络穴位等，从而发挥治疗作用。

损伤虽然有轻重、久暂之异，然而肢节之气血、经络证候则是其共同的病机要素。手法的合理应用，既能舒筋活血，消肿止痛，又可调理气血，强壮筋骨，通利关节，使损伤肢体恢复正常功能。

手法在软组织损伤的早期适当运用，能收到舒筋活络、宣通气血、化瘀消肿止痛的功用，能消除肌肉痉挛及复位、续筋的效果；伤筋后期能起到温经通络，宣通气血，剥离粘连，疏通狭窄的功用，能消除肌肉痉挛，恢复肢体功能。

一、正骨手法释义

唐代蔺道人著的《仙授理伤续断秘方》提出拔伸、用力收入骨、捺正等正骨方法。《医宗金鉴·正骨心法要旨》提出摸、接、端、提、按、摩、推、拿八法。后人认为摸、接、端、提法为骨损伤所设，按摩推拿为软组织损伤所设。后世各家论伤科手法，均以此为据。如现代中医的手摸心会、拔伸牵引、旋转屈伸、提按端挤、摇摆触碰、按摩推拿、夹挤分骨、折顶回旋新八法等。

《正骨心法要旨》中，摸是诊察，亦即手摸心会，为正骨之备，非接骨以用。

"接者，谓使已断之骨，合拢一处，复归于旧也。凡骨之跌伤错落，或断而离分，或折而陷下，或碎而散乱，或岐而傍突，相其形势，徐徐接之，使断者复续，陷者复起，碎者复完，突者复平。或用手法，或用器具，或手法、器具分先后而兼用之，是在医者之通达也。"从文中可以看出所谓"接法"只是正骨之意，非具体手法。

"端者，两手或一手擒定应端之处，酌其重轻，或从下往上端，或从外向内托，或直端，斜端也。盖骨离其位，必以手法端之，则不待旷日迟久，而骨缝即合，仍须不偏不倚，庶愈后无长短不齐之患。"从文中分析，端法似乎是针对骨折短缩或分离的具体手法。

"提者，谓下陷之骨，提出如旧也。"后来论"提法"均以此为据。然上文后续"其法非一，有用两手提者，有用绳帛系高处提者，有提后用器具辅之，不致仍陷者，必量所伤之轻重浅深，然后施治。倘重者轻提，则病莫能愈；轻者重提，则旧患虽去，而又增新患矣"。从文中可以看出所谓"提法"就是现在的纵向牵拉之意，而与端法有内容重叠。

综上所述，摸、接、端、提并不是整骨复位的具体手法技术，而只是相对骨折损伤机制的整复机理。

再来分析郑老学生们总结的郑氏11种正骨手法，其实质也并非为某种具体骨损伤类型的对应手法技术，而是整骨复位中的用力技巧，是来源于对各类骨折、脱位损伤机制以及整骨复位经验的机理总结。

为更好地理解与应用郑氏正骨十一法，有必要对其有一个正确认识，应更侧重于从力学方面分析和应用郑氏正骨十一法。

与骨关节纵轴垂直方向用力的手法有捏法、按法、提法、推法。捏之对合，按之单向，推之方向多变。

与骨关节纵轴旋转方向用力的手法有搬法、摇法、推转法。摇之关节以远旋转，推转之骨端旋转操作，搬之关节上下以远的旋转。

与骨关节纵轴方向一致用力的手法有拉法、送法、端法、挂法。拉之双向用力，送之对合方向的单向，端之远离方向的单向（与送相反），挂之综合用力（分离、对位、送入位）。

二、郑氏伤科按摩的特点

按摩手法施治是郑怀贤武医结合的精髓之一，强调放松按摩和经穴按摩的有机结合，重视施治者的手法身形。在按摩操作要求及过程中，不难发现许多武术基本桩法的身影。手法施治，虽终于手，但力源于足，扎根于足，运于身柱，形于手指，力量是基本，但不可用拙力，效出于巧，因此，要求按摩者必须坚持不懈、持之以恒地练习基本功和掌握手法技巧，要求学者加强身体素质的训练和手法技巧的掌握。

1. 强调放松按摩与经穴按摩的有机结合

指针手法虽是小手法，但能舒经活络、疏通凝滞、沟通表里，适应范围较广。治疗伤科疾病，与按摩手法配合，相互为用；作为急救手段，常能收到显著效果。跌打损伤虽伤于外，但伤后必然引起机体内部变化。正如古人所说："肢体损伤于外，则气血伤于内，营已有所不贯，脏腑由之不和。"由此可见，采用指针刺激，循证、循经取穴，在伤科治疗上具有重要作用。在临床应用时，应以手法按摩为主，指针刺激为辅，配合使用，方能收到良好效果。

一般来说，在整个治疗过程中，应先抚摩，使被按摩者感到舒适，并消除肌肉紧张和畏惧情绪。然后，再施以较重的其他手法，以流畅气血，并借此诊查深部组织有无硬块、高凸或疼痛等症候。最后，根据具体伤情配合指针刺激。指针刺激结束后，在指针部位进行搓、揉和摩擦，可缓解对腧穴的强刺激，并使按摩后的舒适感和指针作用时间持续，增大疗效。

2. 手法施用源自体力，出于巧

规范化的技巧动作，才能称为手法。作为手法，不是一般的、简单的随意动作，而是有一定规范和技术要求的技巧动作。推拿治病，主要依靠手法技巧，而不是粗暴的蛮力。严格地说，不讲究技巧的简单动作不能称之为"法"。有些人认为推拿治病只要有力气就行，甚至认为力气越大越好，因此在治疗时动作生硬粗暴，使病人痛苦不堪，这是有害的。明代张介宾就严肃指出："专用刚强手法，极为困人，开人关节，走人之气，莫以为甚，病者开以谓法所当然，即有不堪，勉强忍受，多见强者致弱，弱者不起，非惟不能去病，而适以增害，用者辈者，不可不为知慎。"当然，强调手法技巧并不是说手法操作时不用力，更不是否定力的作用，而是强调力的运用必须与手法技巧结合起来。力量是基础，技巧是关键，两者缺一不可。

手法操作要遵循有力、均匀、柔和、持久、深透的基本要求。所谓"有力"是指运用手法施治时必须具备适度的力量，手法过重往往带来不应有的损伤，过轻则达不到应有的疗效，力量的大小应视病情、病程、操作部位以及患者的体质情况而有所增减。"柔和"

是指手法操作时轻而不浮，重而不滞，用力不可生硬粗暴或用蛮力。"均匀"是指推拿过程中变换动作要自然，操作要有节奏而连续，速度不能时快时慢。"持久"是指手法施治时能持续操作一定的时间。"深透"是指手法作用于体表，应使手法做的功达到深部组织。

3. 重视施治者的手法、身形和步法

手法施治要讲究技巧，而巧力来源于对力学原理的巧妙运用，如旋转力、杠杆力、牵引力、重力、摩擦力、挤压力等。郑氏伤科手法内容丰富，手法随其姿势、体位和施术医师经验的不同而多种多样。按摩不仅仅是手的操作，而更多的是贯注全身之力，汇之于手。手为梢节，其根在体，所以合适的身形是传递力量的重要因素。如在腰背部作顺躯干上下方向的推揉或推压时，不同身形将明显影响手法操作的力量和效果。医者采取垂直面对患者站立时，就只能发挥自己上肢肩以下的动力和能量，如翘臀则只能发挥肘以下的能力。如能将上半身扭转二三十度，朝向手法的主要移动方向，此身形类似八卦掌、太极拳中的"拗跨"身法，则可发力于足，载于体，形于手，不仅增加手法操作的动力，减少手及手臂的用力防止疲劳，还能方便身体的整体移动，有利于手法操作的连续性。

牵拉或活动关节时，最好采用类似于内家拳的三体式站桩法，双脚体重支撑三七分，则不呆不滞，收放自如。

为了正确地掌握和应用郑氏按摩技法，学以致用，必须重视结合现代生物力学的理论与方法，以其分析研究创伤解剖基础、发生机制，分析手法的力学性质和力学原理，则能掌握规律，分析利弊，不断改进、创新。这对提高手法技能有着重要意义。

4. 临证应用突出简便有效，强调实用性、科学性和安全性

简便有效，是实施手法治疗的基础之一。疗效是衡量手法可靠性、实用性的基准，同时也是衡量某人运用伤科手法技术高低的重要准则。

伤科手法在伤科治疗中起着重要作用，推拿手法用力有轻有重，动作有快有慢，根据病情及操作部位等的不同而有所变换。推拿治疗的效果不仅与手法的选择和运用方式的不同有关，而且与被推拿者的病情、个体特征及其机能状态也有关系。对伤情的分析正确与否，所掌握的知识之深浅及手法操作技巧（操作步骤、力度、经验等）直接影响其手法操作的良好表现。

所谓科学性，就是说手法的施用是基于对生理、解剖（创伤解剖）、病理（创伤机制）、力学原理等知识的正确运用及对病情的正确分析。应按各种手法所具有的功能与作用，以生理、解剖、病理为基础，以力学原理为分析依据，进行逐一研究，筛选出符合伤病治疗目的的手法。高水平的伤科手法的科学性，不仅在于能阐明手法原理，而且在手法方案设计上，应包括手法的选用、操作的次序、规程、方位、取经、走穴、时间等具体内容的设计。在操作时应有一定力度，每种手法应环环紧扣，废繁忌尽。这就要求推拿者在医疗的实践中，遵循个别对待、辨证施治的原则，方能获得良好的治疗效果。这样才能做到《医宗金鉴》中所说的那样："一旦临证，机触于外，巧生于内，手随心转，法从手出。"

推拿手法很多，临证施治，手法的选择应根据损伤病变的轻重程度、部位、性质、阶段及患者的健康状况、伤后局部反应进行取舍，而并非千篇一律或用尽所有手法。一般来说，在损伤急性期仅用其中一二种或三四种手法，恢复期用五六种手法。一次治疗使用手法最多者，10种左右就足够了。

手法应用的安全性，也是手法成败的关键之一，同时也是优化和提高手法技能的标准之一。

5. 重视医者练功

要熟练掌握各种手法并能在临床上灵活运用，必须经过系统的手法学习、训练和临床实践，才能获得良好的治疗效果。尤其是手（指）的耐力、持久力，身形步法的协调，发力和用力的收放自如等多方面。

本章第七节将具体介绍郑老数十年来常用的各种按摩基本功的练习方法。

三、郑氏按摩手法的功能分类

手法分类的目的在于指导临床应用，展筋、舒筋和镇痛是传统的手法归类方法（后两者又常合称为理筋）。展筋类手法主要指以活动关节为主的手法，理筋手法则主要指以镇痛或舒缓放松为主的手法。

若按照传统的手法归类方法，可将郑氏十三手法中的摇晃、抖动和按压归入展筋手法类，其余的归入理筋手法类。抚摩、摩擦、提弹、推压、振动、叩击和按压等偏于镇痛；揉、捏、揉捏、搓、摩擦、提弹、推压、振动、按压等侧重于舒缓放松。

正骨手法中的部分手法，如扳、端、推、送、挂等手法也具有展筋类手法的活动关节作用，同时按摩手法中的部分手法具有多重作用，指针手法配合腧穴的功能不仅能减缓疼痛，也有放松肌肉、促进血液循环等多种作用。由于传统的手法分类方法并不能很好地概括郑氏伤科按摩手法的作用及应用特点，因此，根据郑氏伤科按摩手法的作用及其应用，可将其分为肌肉放松按摩手法、点穴按摩手法和活动关节手法三类。以放松肌肉为主的按摩手法有抚摩、揉、捏、揉捏、搓、摩擦、推压、提弹、振动、叩击等；以活动关节为主的手法有摇晃、抖动、按压等按摩手法，以及提、拉、送、端、挂等正骨手法。

肌肉放松按摩手法，通过对肌肉运用揉、揉捏、搓等操作，以缓解肌肉痉挛，促进血液循环，松解肌肉紧张，故多用于由于血液运行不畅、组织代谢差等引起的肌肉伤病和损伤后局部关节外组织的肿胀等。

叩击、推、扳、抖、牵拉、摇晃等活动关节手法，因手法和应用的不同，可起不同的作用，总体而言，有松解粘连、解痉止挛、滑利关节等作用。

点穴按摩手法，或称指针手法类，是一种强刺激性的手法，可刺激局部神经、血管、肌肉的活性，使经脉通畅，放松肌肉，还可通过其机械破坏作用以达消肿祛瘀通滞的作用，故多用于经脉上的经穴点按、肌腱囊肿和止痛解痉方面，但也可由于其刺激性太大而不用于敏感、薄弱处。鉴于损伤之疼痛产生机理，选用具有明显行气活血和镇痛作用的手法进行推拿，使局部气滞血瘀或循经而散，或绕经而行，气血运行正常其痛自减。

四、按摩的辨证施治

在郑氏伤科病证合参、筋骨并重、功能为上、动静结合、中西结合、武医结合等的学术思想指导下，郑氏伤科按摩遵循扶正为根、祛邪为重的总治则。根据伤科按摩主要对象的病机特点，按摩治则多为疏通经络，行气活血，濡润筋骨等。在其指导下，推摩经络，点按腧穴，捏拿经筋，擦搓皮部，摇肢动节等构成常用治法（图9－116）。

郑氏伤科按摩，非常重视手法疗伤的途径对手法选用的指导意义。

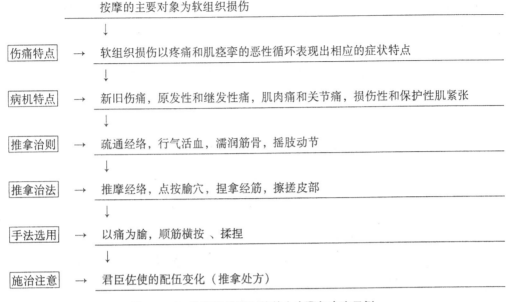

图 9 - 116　伤科按摩辨证的基本步骤与内容示例

1. 病证合参的重点

辨病与辨证相结合，病证合参的重点在辨证方面，也就是要明确损伤的组织结构特点和损伤性质，明确病位、病情和病性。

辨病方面，相对而言，重点在于鉴别诊断，排除按摩治疗后产生不良反应或后果严重的某些疾病和症状，也就是明确按摩的禁忌症，主要有以下几类：恶性或良性肿瘤的病灶区；急性炎症及任何部位的脓肿；各种溃疡性或传染性皮肤病；开放性损伤、新伤骨折脱位、急性软组织损伤初期和风湿性关节炎的急性期（不能推拿患部）；各种传染疾病；妇女月经期腰骶部、腹部，妊娠期或产后未恢复健康者；严重内脏疾病患者；过饥、过饱、过劳或酒醉者；严重的精神病患者。

需要明确的一点是，如果从方法学考查，按摩就是一种机械性力学刺激，是一种物理因素，通过挤压、牵拉以及活动关节等发挥作用。要充分发挥手法的力学作用以直接纠正或改善病人的肌紧张、关节紊乱、肿胀或粘连等组织结构平衡失调及其一系列的并发症或继发症。这是按摩疗伤有时能立竿见影的关键。没有认识到这点，而仅仅只是从促进血液循环、促进淋巴回流、双向调节作用等方面来使用按摩技术，那不是伤科推拿，只是保健按摩。

2. 按摩治疗的基本程序

每次治疗的顺序可分为准备、治疗和结尾三个阶段。准备阶段以大面积肌肉放松按摩，远部选穴等为主，为治疗阶段的手法施治作好铺垫。治疗阶段则以病变为重点区域，针对损伤结构进行手法施治。结尾阶段以舒缓治疗阶段的手法刺激强度，舒通经络为主要任务。整个施治过程中，手法操作应先轻后重，活动范围先小后大，速度先慢后快。

若外伤有骨折筋损，应先整复骨折脱位，而后治疗筋伤。若因扭伤造成关节错缝者，应同时治疗错缝和伤筋。

3. 病之主次与重点施治

选用手法要以主症为主，同时照顾兼症。如肩周炎，除局部疼痛外，兼有肘部及前臂疼痛，治疗重点是在肩部，同时要兼顾肘部及前臂。相对应的腰椎间盘突出症的不同时期，是否以腰部按摩为主的同时，兼顾下肢的问题，则须视具体情况而定。

从操作区域看，则以痛为腧，以近为主，作好重点施术区与次要施术区的选择。手法一般是在病变及疼痛区域进行的，主要痛点往往与损伤的部位一致，但也可能因为经络的传感，气滞血瘀造成邻近或远离伤处的疼痛。

4. 知常达变

根据主要的病因病变与次要的或并发的病因病变灵活选用手法。如关节扭伤造成的韧带撕裂和滑膜嵌顿症状同现，则首先需要解除滑膜嵌顿，一旦复位后，韧带撕裂又转为主要病变。若因缺少活动和体虚，被风寒湿邪侵袭并发痹证，后期痹证可能又成为主症，在这不断变化的证情中，手法也应经常有变，灵活选用。

如肩周炎、腰椎间盘突出症早期都以疼痛为主，但都可能继发明显的肌萎缩。按摩对减缓肌萎缩的程度、促进其恢复有良好作用。在这两种伤病的早期治疗中，虽不作为主症，亦应引起注意，适当处理；在中后期，疼痛程度明显缓解后，肌萎缩则上升为主症，应作为按摩治疗的重点目标对象。

五、按摩处方

按摩治疗前，在辨证基础上，选择有效手法，将之进行有机配合组合，即按摩处方。同药物治疗处方一样，按摩必须有一个正确无误的处方，才能有效地达到治疗目的。处方之前，首先要对患者进行辨证，然后考虑选择哪类手法和哪些具体手法。

1. 手法配伍

选择手法还要考虑其接触面的大小、刺激强度的强弱、持续时间的长短等因素及患者接受治疗时的机能状况。

治疗范围较小、病在里、部位较深或者肌肉丰满的部位可选择接触面小、刺激强度较大而深透的指揉、指压等手法。反之，治疗范围较大、部位较浅或者肌肉较薄弱的部位应选用柔和而深透，刺激强度较小的指腹揉、捏、搓等手法。

长肌肌腹部位的治疗可选用拿法、提法、弹法等。

穴位或压痛点多用按法、掐法、拿法等。

对关节功能受限者则常在其他手法操作之后选用一些活动关节类手法，如摇法、抖法、扳法等。

上述手法选择是一般情况下的要求，在具体运用中往往根据医者的经验以及掌握手法的熟练程度而定。每一次按摩或一个按摩处方选用多少手法，目前尚无统一规定。一般来说，每一个按摩处方由 5 个左右的基本手法组成，然后根据病情及患者治疗时的机能状况再作手法上的加减。

2. 肌肉放松按摩与经穴按摩

通常情况下，以放松按摩为主，经穴按摩为辅。涉及软骨、半月板、滑膜等关节结构损伤以及骨纤维管道及腱围组织的腱损伤，则以指针为主。当以指针为主时，也不能忽视肌肉放松按摩的作用，其能协助指针，减轻损伤的伴发症状及不适。

3. 活动关节类手法的应用

抖动、摇晃、扳、拉、端等活动关节类手法在软组织损伤中的应用一定要清楚为什么用和怎么用的问题，否则只能徒费体力而无效，甚至引起不当的结果。

活动关节类手法可以改善关节功能障碍，但必须明确其适应证为肌性障碍，而非骨性障碍。其他如关节紊乱、损伤或疲劳性的肌张力增高并疼痛、肌筋膜炎、非急性肌肉拉伤等，通过应用活动关节类手法，可纠正关节解剖位置的偏差，拉伸肌肉以松弛肌张力。关节活动对损伤韧带、肌腱的应力重塑机制及软骨的营养机制都有较好的促进作用。

应用活动关节类手法，必须注意安全性，以正常无痛范围的正常生理活动为主；屈伸为主，摇转为辅。并且考虑病势轻重，动静相宜。

活动关节类手法可单独用于按摩结尾阶段，如棒球肘、颈椎相关疾病的按摩治疗。也可综合应用于治疗阶段，如肩周炎、腰伤等的按摩治疗。

4. 施行脊柱扳法的注意事项

因扳脊柱相对特殊，故单列以说明其施用技巧及与其他手法的相互配合。

应用扳法必须有目的的进行，如果是为了纠正关节紊乱，则常为单方向扳动。通过临床检查结合症状表现特点，明确紊乱方向后施用手法。通过手法技巧和体位姿势控制受力节段。

颈椎病与落枕，前者不宜每次治疗都用扳法，后者如有棘突偏歪，不扳则按摩治疗效果差或无效。与颈椎病类似，治疗腰椎间盘突出症，也不是每次手法治疗中都用扳法。腰痛甚于腿痛者，扳法效果明显，而坐骨神经症状明显者，采用扳法则应小心，牵引应是一种更安全有效的方法。一般而言，针对颈椎病、腰椎间盘突出症，不管1周几次手法治疗，扳法宜于1周1~2次。

急性腰椎小关节紊乱或滑膜嵌顿者，多伴有明显的肌肉痉挛，因此在施行扳法前尽量采用放松按摩手法松弛肌张力，则扳法更易成功，成功则病痛大多可立即缓解或消除。

骶髂关节损伤要区别韧带伤与错缝，如无错缝体征，不需要扳法操作，有则必须施行。

从安全性角度讲，定位扳是相对安全的，而斜扳尤其是颈椎的斜扳相对风险较高。从准确性而言，检查定位是应用扳法纠正脊柱小关节紊乱的关键之一，在此基础上，可根据部位选择相应手法。

六、选穴原则

按摩选穴是按摩手法处方的一个组成部分，是以脏腑经络学说为依据，以辨证论治为原则，根据腧穴的作用及特性，结合伤病的部位、病理、病程的不同，以循经取穴为主来选择腧穴进行治疗。选穴的原则分为近部选穴、远部选穴和对症取穴三种。配穴时可以用一种选穴方法，也可以几种选穴方法结合运用，"杂合以治，各得其宜"。

1. 近部选穴

是根据腧穴对所在部位及邻近组织、器官的局部近治作用规律，在病变所在部位的局部和邻近部位选用腧穴的原则。伤科疾病多采用近部选穴。选穴时应注意在受伤局部范围内选穴，多用于软组织陈旧性损伤，局部有结节状，条索状物以及变性改变等，如肱二头肌长头腱鞘炎，选肩喜、肩前；肩袖损伤，选冈下1、冈下2；在伤患部位上下左右的邻近部位选穴，多用于关节肌肉损伤，在其肌腹的上下或起点选穴。如内收肌损伤，选内风市；颈痛不适，选府外、肩三对；小腿三头肌痉挛，选腘舒、腓隆同用；如踝部扭伤，可选用丘墟、昆仑、解溪等穴；跟腱腱围炎，可选跟内、跟外等。

2．远部选穴

是根据经络腧穴的主治功能规律，在远离伤病的部位选用腧穴的原则。十四经腧穴中，尤其是十二经脉在四肢肘膝以下的腧穴，不仅能治局部伤病，而且对本经循行所经过的远部脏腑、组织和器官有远治作用。四总穴歌：头面寻列缺，面口合谷收，肚腹三里留，腰背委中求。其中的四穴运用即是远部选穴的运用。《金针赋》载的"头有病而足取之，左有病而右取之"亦是指运用腧穴的远治作用特点，运用远部选穴治疗。

腰痛，常选委中或腘舒；干性坐骨神经痛，选髂腰。

3．对症取穴

是根据腧穴的特殊治疗作用和腧穴的主治范围，选用对某种伤病有独特治疗作用的腧穴的原则。如腰部软组织急性扭伤可选用位于手背的腰痛穴，热证选曲池、大椎，齿痛选用颊车、合谷等。另外，骨会大抒、筋会阳陵也是常用指针穴位。

临床施治时，既可单独运用一种选穴方法，也可相互配合应用。腰肌劳损可指针腰背部的肾俞、大肠俞（近部选穴），配合刺激委中（远部选穴），按揉手背的腰痛穴（对症取穴）即是三种选穴方法的具体配合应用。

第七节　推拿练功

要熟练掌握各种手法并能在临床上灵活运用，必须经过系统的手法学习、训练和临床实践，才能获得良好的治疗效果。尤其是手（指）的耐力、持久力，身形步法的协调，发力和用力的收放自如等多方面。

按摩医务工作者，必须具有强健的身体和良好的耐力，按摩时才不至于气促喘息、手抖脚软，才能得心应手，达到预期的治疗效果。作为一个按摩医务工作者，必须进行坚持不懈、持久有恒的练功。这是熟悉而牢固地掌握好按摩技术的基本原则。这里将郑老数十年来常用的各种按摩基本功的练习方法介绍如下。

一、全身练习

1．预备姿势

站立，头正直，两眼平视前方，闭唇扣齿，舌舔上颚，用鼻自然呼吸，全身肌肉骨节放松，肩臂自然沉垂，各手指放松伸直，躯干不可偏侧，含胸或挺胸。两足直踏如栽根，平行分开与肩等宽，如此姿势维持 1~2 min，以求精神集中，力量贯注（图9－117）。

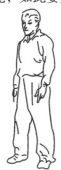

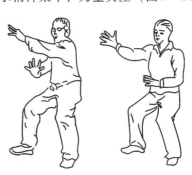

图9－117　预备姿势（《郑怀贤医著集粹》）　　图9－118　马步翻手（《郑怀贤医著集粹》）

2. 马步翻手

由上述姿势转为微屈膝屈髋，呈骑马势站立。上体保持正直，意有顶劲，双手五指分开，虎口圆。两手一前一后，如抱球物，由足跟发力，顺腰肩而促动手，做左右翻手、来回旋转的运动（图9-118）。当手来回旋转时，呼吸随之相适应。此势持续练习2～4 min，以增强全身的耐久力。

3. 马步开合

开始时，呈骑马势站立。两臂屈肘侧平举，手指自然分开，指尖斜向前上方。然后沉肩、垂肘、塌腕，掌心逐渐在胸前相合，与此同时用鼻呼气。待两手接近相合时，则转为两手相离，两臂屈肘外展的扩胸动作，与此同时鼻呼气（图9-119）。如此两臂有节律地反复进行开合练习，保持每分钟8～10次，连续练习2～3 min，在于养成平顺有节律的自然呼吸。

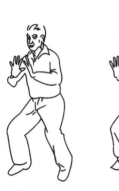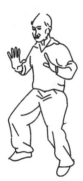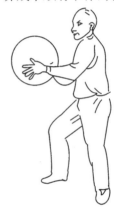

图9-119　马步开合（《郑怀贤医著集粹》）　　图9-120　马步运球（《郑怀贤医著集粹》）

4. 马步运球

做法、姿势说明和作用，与马步翻手相同。不过为了增强练习的效果，两手可抱10 kg左右重的实心球进行翻滚。练习的强度，随各人的体质和训练强度而定，亦可增加或减轻实心球的重量（图9-120）。

5. 马步冲拳

呈骑马势站立，身躯稳定，屈臂垂肘、握拳，贴于体侧，左右交替进行击拳动作（图9-121）。击拳时臂要有冲力，发力于足，由足而腿而腰而肩，再由肩传肘，肘传拳，平行出击。每次练习2～3 min，以锻炼肩臂的力量。

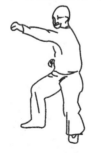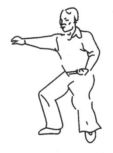

图9-121　马步冲拳（《郑怀贤医著集粹》）

6. 左右翻肩

两足分开，微屈膝半蹲成骑马势。两臂伸直侧平举，掌心向下。以足跟为轴心，用腰带动全身，由骑马势演变为左前方的弓箭步，身体向左前方倾斜。此时重心由中间位移向左足，右手掌心也由下翻转向上，左手也随臂的旋转，使掌心向上。以后代之以左前方的弓箭步，重心转向左足。两手掌心一齐旋转180°，仍然保持掌面向上（图9-122）。如此轮换练习2~3 min，以加强耐久力和训练肩胯的灵活性。

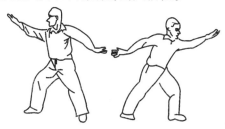

图9-122　左右翻肩（《郑怀贤医著集粹》）

7. 墙上滚球

站于墙前，右足略向前跨出半步成箭步，左腿微屈在后，以足跟蹬地，两手抱重球（10~15 kg）于胸前，在墙上作顺时针或反时针方向的滚动练习2~3 min。技术相当熟练，训练程度高强者，可两手同时各玩一球，目的在于发展力量和稳劲（图9-123）。

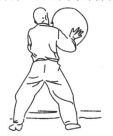

图9-123　墙上滚球（《郑怀贤医著集粹》）

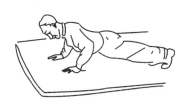

图9-124　全掌俯卧撑（《郑怀贤医著集粹》）

8. 全掌俯卧撑

全掌撑地俯卧作双臂屈伸运动。要求躯体挺直，不塌腰挺腹。当两臂屈曲时，整个躯体下落，当双臂伸直时，则躯体上升。每次练习不少于5次。可根据自己的锻炼水平，逐渐递增。目的在于增强臂力（图9-124）。

二、指力练习

1. 五指俯卧撑

双手五指稍带弧度成爪形，指端着地，躯体挺直，作俯卧撑。开始练习者，训练强度随自己的水平而定。目的在于发展指力和臂力。用五指练熟后，可用三指（拇、食、中指）练习（图9-125）。

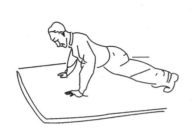

图 9-125　五指俯卧撑（《郑怀贤医著集粹》）

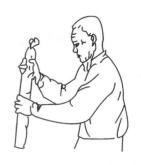

图 9-126　揉捏沙袋（《郑怀贤医著集粹》）

2. 揉捏沙袋

用厚布做成布袋，内装粗沙（注意装沙不能过松过紧）。布袋形状有三种：长条形尺寸为长 33 ~ 50 cm，宽 10 ~ 13 cm；四方形装 1 ~ 2 kg 沙；长方形或椭圆形的装 8 ~ 10 kg 沙。练习时两足分开，膝微屈半蹲。双手以二指（拇指、食指）或三指（拇、食和中指）或五指捏沙袋（充气的球囊亦可），可双手同时进行或单手交替进行，在于练习指力（图9-126）。

3. 抓坛子

准备小型坛子一个，重 2.5 ~ 5 kg。半蹲成骑马势，腕关节垂直，五指成爪形，手紧抓坛口，继而上提至胸前，以后沉肩垂肘，将坛放下。左右手交替抓之。练习重量随各人体质和锻炼程度而定。每天不少于早、晚各一次。抓的次数，可量力而行（图9-127）。

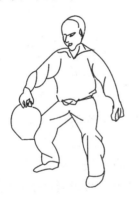

图 9-127　抓坛子练习（《郑怀贤医著集粹》）

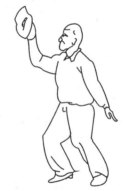

图 9-128　抓沙袋练习（《郑怀贤医著集粹》）

4. 抓沙袋

备 1 ~ 2.5 kg 的沙袋一个。双膝微屈半蹲成骑马势，弯腰用右手捏着沙袋，然后提起向空中抛投，待落下时用左手在空中抓住沙袋，再向空中抛投，又用右手抓着落下的沙袋。待熟练后，可改变各种体位，抓弄沙袋。如右手提沙袋，由右侧绕背后至左侧向前上方抛投，用左手抓着空中落下的沙袋，然后左手将沙袋由左侧绕背后至右侧向前上方抛投，用右手抓着空中落下的沙袋。又可用右手将沙袋从右侧方经过头顶抛向左侧方，用左手接着，继而用左手将沙袋从左侧方经过头顶抛向右侧方，用右手接着。练习重量因人而定，练习次数量力而行（图9-128）。

三、手法练习

1. 掌侧叩击沙包

备沙包3个，置于高低适宜的小桌上。两足分开半蹲成骑马势站立。塌腰，松肩，屈肘，腕关节固定于正常的伸直位，四指并拢，掌心相对。用掌侧叩击沙包，双手有节律地交叉叩击。发力在肩，由肩而肘至手，如此叩击练习 2～4 min（图9－129）。

2. 盖击沙包

备一沙包置于高低适宜的桌上，两足分开半 **图9－129** 蹲成骑马势。塌腰，松肩，肘微屈，腕关节放松，半握拳，掌面向下，腕关节作伸屈运动叩击沙包（图9－130）。

图9－129 掌侧叩击沙包练习（《郑怀贤医著集粹》）

3. 桌面滚球

备实体木球一个，重 5～10 kg，放在高度适宜的桌上。作骑马势或弓箭步站立，用双手滚动桌面上的木球（图9－131）。

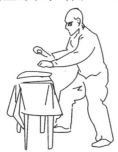

图9－130　盖击沙包练习（《郑怀贤医著集粹》）

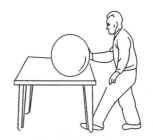

图9－131　桌面滚球练习（《郑怀贤医著集粹》）

本章小结

手法，与伤科用药一样具有鲜明的个性特点，临床应用千变万化。手法的适应面广，疗效显著，但必须在使用前确定治则治法，注重操作过程，以疗效修正，在实践中不断提高和深化。对各类手法要审其义，察其效，方能临证适用无害。

郑氏正骨手法，并非固定的整复骨位的方法，而是一种随机应变的用力技巧。其不仅应用于骨折脱位，也可用于软组织损伤的治疗。

郑氏伤科经验穴在临床上具有实际意义，临床按摩时可酌以配伍。

施用手法，需要辨证论治，辨证为主，病证合参，拟定按摩处方。

（解　勇）

第十章　重视练功疗法

现代所称功能锻炼（functional training）、运动疗法（exercise therapy），即为传统医学所称谓的练功，古称导引。练功为历代医家重视，包括了部分导引的内容，亦是现代康复医学所倡导的。骨、关节损伤后，功能障碍或丧失，通过锻炼有助于损伤的愈合和功能的恢复，骨伤病人的功能锻炼重在受伤肢体的功能恢复、代偿能力的建立。

在郑氏伤科体系中，重视练功包括了医者和患者两方面的练功。强调医者练功，重视基本功的提高和掌握疗伤方法的技巧；患者则重在伤患肢体的功能恢复，强调动静结合。医者练功已在第九章有所介绍，本章主要论述骨伤疾病患者的练功。

郑怀贤的弟子及其学生总结了郑老的练功要旨，求其精髓，以利发扬。练功须法于自然，重视发挥肢体的生理功能，如上肢练功以顺应持物摄拿、下肢练功以培养步履行走为主，并配合全身功能活动，增强全身体质。患者练功，强调早期开展，一般骨折、脱位等损伤经处理后，麻醉复苏即可开始。在整个治疗过程中，练功也应根据损伤性质、恢复程度、个人体质等诸多方面因素渐次进行，逐渐增加活动量和运动幅度。练养结合、动静结合，使损伤愈合和肢体功能恢复同时进行。

第一节　功能锻炼概述

通常，在传统中医伤科各种治疗方法中，功能锻炼与内、外治法并行而单列。在郑氏伤科体系中，功能锻炼纳入内治法范畴。这可从下文中找到证据。

一、功能锻炼的历史轨迹

1. 我国是首先发展运动疗法的国家之一

最早的文字记载见于《内经》。公元前和公元初开始的"导引"、"五禽戏"、气功等流传数千年，至今还在广泛应用。张介宾在《类经》注解中说："导引，谓摇筋骨，动肢节，以行气血也……病在肢节，故用此法。"张隐庵的注解认为："气血之不能疏通者，宜按跷导引。"华佗认为："人体欲得劳动，但不得使极尔，动摇则谷气得消，血脉流通，病不得生，譬犹户枢不朽是也。是以古之仙者，为导引之事，熊经鸱顾，引挽腰体，动诸关节，以求难老。"他根据流水不腐、户枢不蠹的道理，在前人经验的基础上创立了"五禽戏"，后世医家又在实践中不断积累经验，逐步发展成为一种独特的功能锻炼方法。《诸病源候论》中收集了《养生方导引法》中许多导引疗法。《备急千金要方》中载的"天竺国按摩法"，实际上是运用导引与自我按摩相结合的锻炼方法，以求"百病除，行及奔马，补益延年，能食，眼明轻健，不复疲乏"。《仙授理伤续断秘方》也很重视肢体损伤固定后的功能锻炼，把功能锻炼活动作为重要治疗原则，提出："凡曲转，如手腕脚凹手指之类，要转动，要药贴，将绢片包之，后时时运动……或屈或伸，时时为之方可。"在《医说·颠扑打伤》中有一医案，介绍了使用竹管的搓滚舒筋方法治疗膝关节损伤后遗症，不两月，活动功能恢复如常。该书还介绍了脚踏转轴帮助关节功能活动的锻炼方法。以后元代、明代和清代的不少医家对此疗法也都相当重视，如《杂病源流犀烛》及《古今图书集成·脏腑身形及诸疾门》等，在叙述每病方药治法后，往往还附以导引法。综观我国导引之术，除了"外练筋、骨、皮"外，还"内练精、气、神"，讲究"调神、调息、调气，以意领气，以气带行，意带行动，气随意行，意气形统一"的特点。

2. 古希腊人开展运动疗法的历史与我国同样悠久

希波克拉底（Hippocrates）把锻炼作为其医疗著作最常用的术语之一，提出关节制动可导致显著肌肉萎缩和运动障碍，强调运动对防治肌肉废用性萎缩的重要性，强调运动对衰老过程的价值。适度锻炼的价值和运动训练的适应机制在古罗马时期得到认识。疾病急性期的康复运动开始发展，关节炎发作期开始采用被动活动，缓解期注意加强力量训练和体力训练。偏瘫和其他瘫痪的运动锻炼得到强调，外科术后的锻炼开始提倡。

16世纪后，运动疗法开始进入较为系统的阶段。17世纪开始强调锻炼对长寿的作用。医学界认识到对循环最有益的莫过于肌肉运动，肌肉主动收缩运动可以促进血管收缩，改善血液黏稠度。Nicolas强调"在休息的借口下放弃运动是最大的失误，滥用休息比滥用运动更加危险"。外科手术后锻炼和残疾人锻炼开始得到发展。Tissot特别强调瘫痪患者要通过运动锻炼恢复感觉和运动功能，骨折后进行运动以恢复关节和肌肉功能，锻炼可以改善疼痛、促进皮肤溃疡的愈合、提高呼吸功能。19世纪，助力运动、向心性收缩和离心性收缩运动、脊柱矫形运动得到提倡和发展，运动生物力学的概念得到清晰的阐述和发展。William Stokes和Schott兄弟设计了系列心脏康复锻炼程序，偏瘫患者的运动锻炼开始系统化。步态训练的理念得到发展。两次世界大战极大地促进了康复医学的形成和发展，物理治疗成为康复医学的支柱技术。

21世纪，运动疗法将在理论体系上深入发展，揭示运动训练适应性改变的分子生物学基础以及生化和生理基础。基因治疗将为运动训练方法的选择、运动组织的再生和再造提供重要手段。运动生化和生理学的发展将使运动训练过程更加科学化和合理化。神经网络的概念和应用将阐明中枢神经与运动控制之间的内在联系，为运动控制和运动技能发展提供新的途径和手段。材料学、生物力学、电子学、计算机科学、遥感技术、仿生学等高科技领域的发展，都已经并将极大地促进康复生物工程的发展，促进运动疗法进步，开拓运动疗法应用的新领域。

3. 重视练功疗法的郑氏伤科

郑怀贤教授精通形意拳，集武术、气功、骨伤诊疗于一体，在研究和发展武术与伤科医学过程中，不断总结祖国的传统医学与现代临床实践，用毕生的精力和心血创建了郑氏治疗骨伤与功能康复的临床原则与指导理论。他非常重视医患双方的练功，强调医者练功，重视基本功的提高和掌握疗伤方法的技巧；患者则在全身练功的基础上，重视现代康复医学所倡导的伤患肢体的功能恢复，强调动静结合。为使骨伤患者尽快得以正确治疗和机体的功能康复，郑老编著了一整套具有独特风格的功能康复方法和基本理论技术。他在治疗骨伤功能康复的长期临床实践中，根据中医人体经络学说和现代人体生理、解剖原理，创作了《伤科按摩术》等书，为我们治疗骨伤功能康复提供了理论依据和临床指导依据。

在治疗骨伤功能康复的整个过程中，根据人体各部运动功能原理，通过长期的临床实践经验，郑老还创造了一整套符合人体生物力学原理的体疗方法与学术理论。他在《运动医学》一书中指出："骨折一经整复、固定，即应在整个治疗过程中进行功能锻炼活动，实行固定和活动相结合的治疗"，并指出若不进行功能锻炼，"常会导致肌肉萎缩，骨质疏松，关节僵硬，延缓骨折愈合……出现愈合废用性功能障碍"。为此，郑老在骨折与功能康复的早、中、后期，分别拟定了具体的治疗方法和指导理论。他指出，在骨折的初期，断端尚未连续的时候（通常在整复、固定后的一周内），局部应以肌肉主动收缩运动锻炼，肌肉可做静力性收缩，肢体（手指部或脚趾部）做自主活动；在骨折中期，断端已有纤维组织粘连，临床上已基本不痛（约骨折后2~3周内），局部应以伤肢上下关节自主伸屈运动的锻炼为主；骨折后期，断端已有骨性连接，骨折部基本达到临床愈合（约为骨折后4~6周），可拆除固定。伤肢上下关节自主向各方向进行功能锻炼与加强肌肉锻炼为主，逐步开始负重的功能康复锻炼。郑老创编的治疗骨伤功能康复方法，在临床应用中起着十分重要的指导作用，为康复医学研究提供了实践依据。

二、练功疗法的中医认识观

传统练功疗法可以培补元气、平衡阴阳、疏通经络、调和气血、调理脏腑。通过练功，可以使经络得以通畅、气血更加流通、精髓受到濡养。经通脉畅，气机条达，淫邪可祛，瘀滞肿痛得愈；血气精充，则五脏六腑受养，筋节灵动；脏腑得供养，则心平气和，心神内敛，是故扶正以祛邪，调神以养心。也就是说，练功不仅能辅助祛滞通瘀以治标，调理气血脏腑功能以治本，还能调养心神，改善病患者的精神面貌，增强治愈伤损的信心。

需要指出的是，传统的功能锻炼亦是在中医基础理论的指导下进行的。从中医辨证施治角度而言，也有补泻温通之立法不同。力量性训练、强筋壮骨，可补正、治劳损；姿势矫正、柔韧性训练则可疏通经脉、行气血，为通之法，可消滞；动则肢温，故练功总以温补、温通为用。摇筋动节，引伸努力可泻内外实邪，祛邪外达。当然，练功不当，耗损过度，亦能伤正。

传统练功疗法虽种类繁多，各有特色，但是有许多共同特点，即强调松静自然、调神敛意，重视呼吸锻炼，着重一个意念的引导，体现了整体性原则和稳态原则。传统的练功疗法对人体各细胞、器官、系统的生理效应是整体的，是在呼吸、循环、神经、运动系统的综合作用下产生的结果。稳态原则的实质是指维持内环境的稳态，旧平衡的打破和新平衡的建立。通过这些锻炼，可以调节神经、内分泌功能，特别是自主神经的功能，增强人体动作的协调性和平衡能力；调节内分泌中枢，改善靶腺功能，促进机体新陈代谢，提高免疫机能；促进全身血液循环，降低心肌耗氧量，减轻心脏负担，改善心肌供血，提高心输出量，从而增强心脏功能，增加肺活量，增强肺通气和肺换气功能。

三、现代运动疗法作用

现代运动疗法是运动在医学中的应用，是以运动学、生物力学和神经发育学为基础，以改善躯体、生理、心理和精神的功能障碍为主要目标，以作用力和反作用力为主要因子的治疗方法。运动疗法既包括主动躯体活动训练，又涉及被动性躯体活动，还包括平衡与协调功能的训练、神经生理治疗技术等。值得一提的是，神经生理治疗技术与传统练功的"调神敛意"有殊途同归之意。

1. 促进伤部肿胀消退

损伤以后，由于组织出血、体液渗出，故局部发生肿胀。适时练功，能改善伤部血液及淋巴循环，促进瘀血的吸收及肿胀消散。

2. 防治骨质疏松与肌肉萎缩

伤后因暂时固定，肢体活动减少，势必导致骨质脱钙而变得疏松，且肌肉亦将萎缩。练功能促进气血运行，皮肉筋骨得到濡养，能够减轻或减缓骨质疏松和肌肉萎缩的发生速度和程度。需要指出的是，尚没有证据表明运动可以完全避免骨质疏松和肌萎缩的发生。

3. 防治关节粘连、僵硬

因为损伤部位长时间而不恰当的固定或制动，限制了关节活动，肌肉运动不够，静脉和淋巴瘀滞，循环缓慢，组织发生水肿，渗出的浆液纤维蛋白在关节囊皱襞和滑膜反折处以及肌肉之间形成粘连，导致关节僵硬。所以，在骨与关节损伤的治疗中，应强调早期练功，改善循环，从而减少或避免组织粘连致关节僵硬的发生或减轻其程度。

4. 有利于骨折的早期愈合

可以促进局部的血液循环，增强新陈代谢，改善伤部组织的营养状况。恰当的练功还能为骨折部提供有利的应力刺激，以促进骨痂改建，这些均有利于骨折的愈合。当然，对练功是否有利于骨痂的生长和促进软骨痂向硬骨痂的转化，渐进性负重是否加速骨折愈合等方面还需要进一步的实验和临床研究。

5. 有利于尽快恢复功能

损伤组织修复的过程中，练功能使肌肉、骨骼受到有益的锻炼，使病患者的功能得到尽早的恢复。改善肌肉、骨骼、关节、韧带等运动组织的血液循环、代谢和神经控制，促进神经肌肉功能，提高肌力、耐力、心肺功能和平衡功能，减轻异常组织压力或施加必要的治疗压力，改善关节活动度、放松肌肉、纠正躯体畸形和功能障碍等。

第二节 功能锻炼的基本途径

一、功能锻炼的常用方法

为了更好地理解骨伤科病患者的功能锻炼，可以将其分为局部锻炼、全身锻炼和器械锻炼三方面内容。实际上三者应是有机结合的，同样的方法或器械可应用全身或局部，而局部和全身的锻炼又常常同步进行。我们应正确理解三者之间的关系，不能机械地将其对立。

1. 局部锻炼

指导病人主动进行伤肢的活动，使功能尽快的恢复，防止关节僵硬、筋肉萎缩。对骨关节系统而言，最主要和最重要的包括关节活动度（range of motion，ROM）和肌肉力量（muscular strength）训练两方面内容。

由于人体每个关节都有其正常的活动度，各种原因引起的软组织挛缩和关节功能障碍非常多见，因此各种 ROM 练习是练功疗法中应用很广的一类方法。ROM 练习包括主动运动（active movement）、被动运动（passive movement）、关节功能牵引法（passive movement）、器械练习以及关节松动术（mobilization）等。当存在肌腱粘连时，任何被动运动都无助于肌腱向肢体近端滑移，要恢复完全的关节主动活动度，只有肌肉的主动收缩可以起到这一作用。

力量训练方面，目前常用的有等长运动（isometric exercise，IE）、等张运动（isotonic exercise）和等速（或等动）运动（isokinetic exercise），主动和被动运动，助力运动（assistive movement）和抗阻运动（resistive movement）等几类方法，这几种方法都是按照肌肉收缩方式分类。不同形式可以组合变化成适宜于病患者的具体方法，如渐进抗阻训练（progressive resistance exercise，PRE）可采用等张或等长方式等。如对损伤关节而言，为避免全幅度抗阻运动引起关节疼痛，可采用限幅运动、短暂（重复）等长最大收缩等方式。等长阻力训练（isometric resistance exercise，IRE）被认为是增加肌力的最迅速方法。当然，为训练肌肉爆发力、耐力或协调能力，还有许多其他的训练方法。尤其在关节结构损伤后的恢复中，本体训练、协调训练（coordinate exercise）、平衡运动（balance exercise）更为重要。

近年来，从中枢神经系统疾病的治疗中逐渐发展起来的神经生理学疗法开始应用于肌肉、关节等损伤的康复训练中，并取得了较好的实际效果，尤其是本体感觉神经肌肉促进术（proprioceptive neuromuscular facilitation，PNF），对调节肌肉张力和改善关节活动度效果较好，但在国内尚未普遍开展，值得进一步学习和开展相关研究和工作。

2. 全身锻炼

指导病人采取一定的方法进行全身锻炼，可促使气血运行，尽快地恢复整体脏腑功能。全身锻炼不但可以预防、治疗疾病，还能弥补药物与按摩手法之所不及。

太极拳、形意拳、八卦掌、易经筋、五禽戏等传统武术与导引术方法常被直接或部分地应用于康复锻炼中，不仅能起到很好的全身锻炼作用，其中的如太极拳的云手动作还可作为膝、肩部伤病的局部锻炼方法之一，八卦掌中的部分内容也可拆分或整体用于腰部的锻炼。

3. 器械锻炼

借助器械的重量、弹簧、杠杆作用、惯性力量、机械动力作为运动的阻力或助力，或凭借器械的依托来加强运动的强度，增强肌力，扩大运动幅度或发展动作的协调性的一类运动称为器械运动（apparatus exercise）。使用器械可使体操动作多样化，提高病人的情绪。器械运动广泛应用于外伤或手术后肌肉萎缩、关节功能障碍等。

指导病人利用一定的器械进行锻炼，以加强伤肢筋肉的力量。《医说》中除介绍了用竹管练习膝关节的功能外，还介绍了脚踏转轴锻炼下肢关节的方法。现代训练四肢关节、肌肉的器械锻炼方法除基本的体操器械外，还包括各种钟摆式、滑轮式及弹簧式器械，目的在于增大关节活动范围，增强肌肉力量，如各种吊环、转轮、抗阻练习用器械（重力杆、重力鞋、重力绑带）、等动练习器、划船器、固定自行车等。其他的有常用于关节损伤或手术后的连续被动运动（continuous passive motion，CPM）装置、各型等速肌力测试训练仪等。

水中运动也逐渐开始在国内开展，流体水的顺应性很好，尤其适应关节损伤，有利于进行关节功能的安全训练，可选择人工水池或自然水场。健身充气球也是现代运动疗法中常用的，适用于腰腹及下肢的康复训练。

二、基本原则要求

（1）动静结合、筋骨并重、内外同治是开展功能锻炼的基本指导思想。

（2）关节活动度和肌肉力量，前者总是被要求最先恢复的，后者必须包括肌肉力量和耐力。

（3）所有损伤都必须恢复本体感觉、肌肉运动觉和神经肌肉调节。

（4）练功应定量，就是指适当的运动量，包括运动强度、密度和时间安排。

（5）功能恢复，更重要的目的在于恢复生活和工作能力。在单一损伤结构基本功能恢复后，必须逐渐转向肢体整体功能的恢复。换句话说，也就是在功能锻炼的后半程，应结合日常生活能力（activities of daily living，ADL）、作业疗法（occupation therapy，OT）和专业技能（specific functional skills）开展功能锻炼。后者对专业或职业运动员而言更显重要，有利于其早日恢复训练和比赛。

（6）个别对待。因每个人的年龄、性别、病情、功能情况、职业性质、工作及休息条件、运动兴趣、锻炼基础、体质强弱及精神状态各异，因此制定病患者的练功应区别对待，因人而异。必须以方法服从病人，不是病人服从方法。

（7）循序渐进，运动量和强度的提高，都需要有适应过程，应允许适应时间。35 岁以上的人，每增加 10 岁，其力量降低 10%，适应时间要延长 40%。

（8）锻炼应注意节奏，使后一次练习在前一次练习引起的超量恢复阶段内进行。持之以恒，形式多样，有利于病患者坚持。

三、不同部位的练功目标

1. 上肢

上肢的主要功能表现在手的使用，腕、肘、肩的功能都可理解为支撑和辅助发挥手的功能，以顺应持物摄拿。也就是说，上肢各关节的复杂连接、各肌群的力量与拮抗、灵敏与高度协调以及整个上肢的长度都是为了使最末端的手得以充分发挥其功能。上肢骨折、脱位后功能锻炼的主要目的是恢复上肢关节的活动范围，增强肌力和使手功能得到正常发挥，从而重新获得日常生活与工作能力。

重视肩外展外旋、屈肘、前臂旋转、拇指外展、对掌和掌指关节的活动幅度，同时不要忽略相应的肌力练习。在指导病人时要反复强调，突出重点，避免患者集中注意于伸肘而忽视屈肘，重视指间关节屈曲而忽视掌指关节运动幅度，只注意拇指的屈伸而忽视对掌功能的锻炼。

2. 下肢

下肢的主要功能是负重和步行，要求充分的稳定和平衡。维持下肢姿态的肌群应作为练功的重点对象，包括小腿三头肌、股四头肌和臀大肌，以培养步履行走为主。

下肢损伤后，多固定于膝关节接近伸直的位置，以利步行。由于膝关节经固定后常挛缩于接近伸直位，同时也由于生活与劳动中常要求能充分下蹲，因此，在功能锻炼时，病患者往往重视膝关节屈曲活动练习，而忽视伸膝活动范围的练习，更容易忽视伸膝肌力的练习。其结果就是伸膝力弱，致膝关节不稳，不但增加步行困难，而且容易引起膝关节骨关节炎改变。

3. 脊柱

脊柱是人体的主要支柱，是负重、运动和缓冲对脑、脊髓和脊柱本身的震荡以及平衡身体的主要结构。除骨骼外，有强大的肌群和韧带维持脊柱的稳定性，保证脊柱有良好的灵活性和柔韧性。脊柱是多关节的运动器官，它有多个轴位的活动功能和比较大的活动幅度。创伤和废用致脊柱周围肌肉萎缩，使脊柱的稳定性减弱，容易遭受继发损伤。脊柱周围肌群的耐力减退，容易引起劳损。同时，关节、韧带和软组织也会因创伤、废用而挛缩、粘连，使脊柱僵硬、缓冲能力降低，容易受振动而再受损伤。有时因骨折复位不全或因其他伤病而使脊柱负重力线改变，以致肌群负荷失去生理平衡，也容易引起新的损伤。上述种种情况是导致脊柱骨折后或各种外伤发生慢性腰痛的主要因素。

康复治疗中的主动功能锻炼是防治这类后遗症的重要措施。此外，还可以预防和消除长期卧床对机体的不良影响。

由于人体在生活和劳动时，常需要持续维持躯干于一定体位姿势，要求背肌持续保持一定张力，故要重视增加背肌耐力训练。因为腹肌与背肌协同维持脊柱的稳定，所以不能忽视腹肌训练。

四、安全注意

（1）锻炼应在医务人员的指导下进行，同时充分发挥患者的主观能动性。运动员的锻炼应和教练沟通，尽可能结合运动专项练习进行。

（2）锻炼时应思想集中，全神贯注，贯彻局部与全身兼顾、动与静相结合的原则。要以主动活动为主，被动活动为辅，以健肢带动患肢，防止因锻炼而加重损伤。必要时应用器械锻炼配合。

（3）练功活动要早。在伤肢和全身状况允许的情况下，功能锻炼应从整复固定后开始，贯穿全部治疗过程，但必须循序渐进，由少到多，逐渐加大，动作由简到繁。练功时，不应引起疼痛，切忌任何粗暴的被动活动。练功时可能产生轻微疼痛，停止活动后，疼痛随即消失。如运动后疼痛不减，甚至出现肿胀，表示活动过多，应调整活动量。

（4）锻炼要根据受伤的性质、程度、部位、病程以及骨折、脱位整复后的稳定程度，来决定练功方法。

（5）功能锻炼必须以保持骨折对位，促进骨折愈合为前提，必须以恢复和增强肢体固有生理功能为中心。应避免不利于骨折愈合和重复受伤机制的动作，防止造成骨折再移位，如前臂双骨折整复后，早期不宜作旋转动作。同时在有效固定下，尽可能的作合理的练功活动，把对骨折治疗有力的因素发挥出来，使骨折愈合与功能恢复齐头并进。

（6）对于软组织损伤的康复早期使用保护支持带或弹性绷带、贴扎技术、夹板或矫形器，有利于早期活动和康复训练，防止再次损伤。充分理解局部制动与动静结合的原则。限制致伤动作，纠正不良姿势。制动固定以利于局部休息，避免刺激损伤区及牵拉未愈合牢固的组织；另一方面，须防治组织粘连及疤痕形成。在软组织损伤的康复中，既要避免损伤组织过早的承受不适当的应力负荷、妨碍其愈合或转变为难治的慢性损伤，又要使患肢保持及时、适度而必要的活动。

第三节　骨折的功能康复

根据骨折的愈合过程，将骨折的康复分为两个阶段。第一阶段与骨折愈合的第 1、2 阶段对应，局部肢体在外固定或连续牵引中，进行一期康复；在骨折愈合的第 3 阶段，外固定已去除，进行二期康复治疗。在不同阶段，为了达到促进愈合，防治局部功能障碍及全身性并发症，保持及增进全身健康的目的，应采用不同的方法。

一、常用基本方法

1. 姿势性体位治疗

在创伤早期应抬高患肢，有利于静脉血、淋巴液的回流，促进消肿；将关节尽可能固定于功能位，未固定的关节亦经常放置于功能位，这是防止关节畸形挛缩的重要措施。

2. 主动运动、被动运动及连续被动运动

主动运动、被动运动和连续被动运动都可以活动关节，有利于防止或减轻关节粘连，有利于关节软骨的营养交换。

3. 作业治疗及理疗

作业治疗包括手部各种操作、日常生活活动训练、步行功能训练及平衡、协调功能训练，根据需要进行。

理疗在骨折康复中使用较多，如各种电刺激、离子透入、热疗辅助工具的使用等，及时合理应用物理治疗，不仅可以与练功相辅相成，而且可以缓解或减轻练功引起的不良反应，如充血、肿胀等。必须注意，在肢体存在金属内固定物或其他金属异物时，应禁忌高频电疗。

4. 全身保健措施

下肢或脊柱骨折患者存在持续卧床时，有引起全身性并发症的危险，尤其老年患者发生率更高，严重者可以致命，故必须注意防范。应尽快制定恢复活动的日程，尽可能使病患者早期起床，早期负重，必要时使用轮椅、倾斜床作过渡，借助步行器、双拐作患侧下肢不负重、部分负重的站立行走。必须卧床时，应切实执行预防肺炎、压疮及下肢静脉血栓形成的各项护理措施，并进行床上保健操。

床上保健操不分创伤的具体部位，但需按伤后病程及患者体力情况分组，可以在病房内集体进行。可依照呼吸练习、四肢远端肌群与小关节运动——呼吸练习、四肢简单运动和轻度的腹背肌练习——四肢与躯干复合运动和抗阻运动的渐进性分组进行保健操练习。床上保健操每天进行 1～2 次。做操时损伤局部保持静止，并应不引起伤区疼痛为宜。

二、骨折的一期康复

在骨折的愈合过程中，早期开始的康复治疗对预防功能障碍有重要意义。倘若忽略或重视不够，待骨折愈合、外固定拆除后，再对萎缩僵硬患肢进行康复治疗，往往事倍功半，增加患者痛苦和额外经济负担。

1. 制动和固定对骨折局部和机体的不利影响

制动和固定对骨折和机体的不利影响主要表现为患肢失用性改变和并发症两方面。患肢失用性改变，主要包括失用性肌萎缩，关节囊、关节韧带和疏松结缔组织纤维化及瘢痕粘连致关节活动范围障碍，患肢骨缺乏应力作用，导致骨质疏松、骨强度降低，而影响骨痂形成，延缓骨折愈合，这是再次骨折的基础。

严重骨折需要长期卧床休息时，可导致体力下降、压疮、心肺功能降低，易形成血栓或发生栓塞、肺炎或肺不张，这些并发症在年老体衰者更易发生，甚至可因心肺并发症而致患者死亡，故必须提高警惕。

早期的康复治疗具有预防和减缓上述不利影响的作用。

2. 方法

骨折妥善复位、固定后，即应进行有关康复治疗。重点在于姿势体位、关节活动度练习、肌力训练三方面的局部锻炼。

姿势体位治疗。在创伤早期应抬高患肢，有利于静脉血、淋巴液的回流，促进消肿；将关节尽可能固定于功能位，未固定的关节亦经常放置于功能位，这是防止关节畸形挛缩的重要措施。

关节活动度练习。伤肢近端与远端未固定关节的主动、被动和助力运动等，对防止肌萎缩、减少粘连、保持关节活动度有益。尽可能进行各个方向的全幅度运动，一天数次，以保持各关节活动度，防止其挛缩。尽可能进行主动运动和抗阻运动，以防止肌萎缩以及活跃患肢血液循环。有困难时，可进行助力或被动运动。在上肢应特别注意肩外展及外旋，掌指关节屈曲及拇指外展；在下肢应则注意踝背屈运动。中老年人关节挛缩倾向很大，更应特别注意。

累及关节面的骨折，关节内外的粘连必然较重，功能恢复可能显著差于关节外骨折，为减轻遗留关节功能障碍的程度，可考虑采用无负重的主动运动或持续性被动关节运动。有人主张在整复固定、疼痛缓解后即应开始损伤关节的被动活动（弹性固定下），于固定2~3周后，应每天取下外固定物，作受累关节的主动运动6~10次，逐渐辅加助力运动，以恢复关节活动度，每天进行1~2次，运动后再予以固定。如有可靠的内固定，术后2~3 d开始CPM治疗，可获良好效果。

肌力训练。固定部位的肌肉有节奏的等长收缩，宜从轻度收缩开始，保持适当强度，以免影响骨折愈合，导致骨不连。在复位稳定1~2 d后、局部疼痛减轻时，即应开始被固定区域肌肉的等长收缩练习，且应从轻度收缩开始。无痛时可逐渐增加用力程度，每次收缩持续6~10 s，间隙20~30 s，重复10次为1组，每天进行4~6组。开始时，可嘱患者在健侧试行练习，以体验肌肉收缩情况。

3. 注意事项

及时合理应用物理治疗，配合有益的健身运动或床上健身操，可以促进骨折愈合，防止局部或全身性并发症的发生。可用红外线或各种透热疗法，促进消肿，用断续直流电或中频电刺激预防肌萎缩；用直流电钙离子导入治疗骨迟缓愈合或不愈合。

上肢骨折如全身情况许可，原则上不应卧床；下肢骨折时必须卧床休息，但应尽量缩短卧床时间。卧床期间应加强护理，并实施床上保健操，以防止全身性并发症的发生。

三、骨折的二期康复

此期骨折已基本愈合，康复治疗目的和重点是促进肢体运动功能恢复，若基本运动功能恢复不全，影响日常生活活动能力时需进行 ADL 训练和步行功能训练。二期的康复治疗的方法、康复重点及注意事项如下。

1. 重点

针对一期可能存留的功能障碍，需及时加以消除，使肢体功能尽快恢复。骨折二期康复通常需要解决的基本问题是肌萎缩、组织粘连、挛缩和关节活动障碍。为此需要进行主动及被动的牵伸运动，并配合应用其他物理治疗。

2. 关节活动度练习

恢复伤区关节活动度常是患者的第一个要求。轻度的关节活动度障碍，经过主动、助力及被动运动练习，可以逐步消除。存在较严重的关节挛缩粘连时，作关节功能牵引，关节活动度练习前作适当的热疗可增强练习的效果。治疗中宜经常作关节活动度检查，以观察疗效。对于基本的康复治疗已无法取得进展，患肢功能无法满足日常生活及工作需要时，则应考虑施行关节松动术或手术治疗。

3. 肌力练习

骨折时，如不伴有周围神经损伤或特别严重的肌损伤，伤区肌力常在 3 级以上，则肌力练习应以抗阻练习为主，可以按渐进抗阻练习的原则作等长、等张练习或等速练习。等张、等速练习的运动幅度随关节活动度的恢复而加大。肌力练习应在无痛或微痛的运动范围内进行，并引起肌肉的适度疲劳。若关节内有损伤或其他原因所致运动达一定幅度时有疼痛，则应减小运动幅度。受累的肌肉，应按关节运动方向依次进行练习，在达到肌力与健侧相等或相差小于10%为止。肌力的恢复为运动功能的恢复准备了必要条件，同时亦可恢复关节的稳定性，防止继发退行性骨关节病变，这对下肢负重关节尤为重要。

4. 平衡及协调功能练习

应逐步增加动作的复杂性、精确性，速度的练习与恢复静态、动态平衡及防止倾倒的练习。下肢骨折，如肌力及平衡协调功能恢复不佳，可引起踝关节扭伤或跌倒，成为再次骨折和引发其他损伤的重要原因，其对老年人威胁更大，需特别注意。

5. 其他

基本运动功能恢复不全，影响日常生活活动能力者，则需进行 ADL 训练和步行功能训练。一些运动员有时需要采用专门的康复治疗技术，以适应专项运动训练要求。

第四节　软组织损伤的康复

一、肩部损伤

肩关节是人体活动的最大关节。肩带由肩、肩锁、胸锁、肩胛—胸壁和喙肩韧带五个关节组成。肩带肌丰富，肩带的各方向运动（上提、下降、外旋、内旋、外展和内收）和肩关节的运动（前屈、后伸、外展、内收、外旋和内旋）均由主要肌群和辅助肌群协调完成。肩部运动是诸关节和有关肌群的复杂的协调运动，肩部的任何一个关节和任何一块较大的肌损伤，均将不同程度的影响肩部运动。

肩部的损伤中以骨折（锁骨骨折等）、脱位（肩关节前脱位、肩习惯性脱位、肩锁关节脱位等）、肌腱炎和腱鞘炎（肩袖损伤、肱二头肌长头肌腱鞘炎等）、肩周炎和神经损伤（如肩胛上神经、胸长神经）等最为多见。肩部损伤的基本临床表现是：肩痛和肩关节活动障碍，可伴有肌痉挛或肌萎缩。

肩部损伤后的康复训练以恢复肩关节功能为核心，同时还要注意肩部有关肌群的力量训练，以维持和改善肩关节的关节活动范围，加强和巩固肩关节的稳定性，两方面的运动训练具有相互促进作用。主要康复训练的要点如下。

1. 肩关节 ROM 练习

运动在肩活动范围内，从不同的角度完成相关动作。常用方法与技术有如下内容。

徒手肩部活动：屈曲、内收、外展、内旋、外旋；一侧上肢放到肩部、颈部和对侧肩的运动练习；手指爬墙练习。

捏球练习：练习者手捏皮球或健身器，从外旋、外展位开始，逐渐移到内旋、内收位，并在不同角度进行等长练习。

科特曼（Codman）钟摆运动的主要技术要领：①钟摆运动——弯腰，上肢尽量放松、下垂进行钟摆运动，可作顺时针及逆时针的划拳运动，可逐渐增加钟摆活动范围和增加所划圈的直径；②水平位运动——俯卧，上肢伸直作内收、外展、屈曲和下降运动；③牵伸运动——仰卧，上肢伸直缓慢向上牵伸，并在最大牵伸位维持 2 ~ 3 s。

Kerlan 练习法的主要技术要领：①Codman 钟摆运动，顺时针和逆时针进行划圈运动；②肩部前屈、后伸和耸肩运动。

2. 肩部肌群的力量训练

橡皮管练习：坐位或弯腰下牵拉固定于墙上的橡皮管，作屈曲、伸展、内收、外展、内旋、外旋。

墙上拉力器练习：作肩和上肢的屈曲、伸展、向下拉、内收、外展。

哑铃练习：手持哑铃，作肩内旋、耸肩练习，弯腰后上肢向外伸展，俯卧位作屈曲练习等。

等张练习：在 Universal、Nautilus 等的等张练习器上进行肩部各方向的关节运动。

上述四方面是最常用的肩部各方向力量锻炼方法，对肩部骨折后遗关节功能障碍、关节结构损伤的恢复都有一定促进作用。

另一方面，从肌肉训练学角度而言，这些方法的训练负荷或效应更多地集中在三角肌、背阔肌、胸大肌、肱二头肌、肱三头肌、斜方肌等大肌肉群上面，而肩部肌肉最易劳损的旋转袖没有得到负荷刺激，也就没有训练效应。不仅在临床上，除肱二头肌长头腱外，其余上述大肌群几乎没有损伤发生，而且从锻炼实际效果来看，这些方法对复发性肩关节前脱位有帮助，对肩周炎患者的后期恢复有帮助，但不是肌肉力量训练本身发挥了作用，而更多的是运动过程的促血液循环的效应；对肩袖损伤患者而言，反而有加重伤痛的作用，因为肩周大肌群体积和重量增长的同时也增加了冈上肌的起动负荷和旋转袖的前负荷。

从肌肉损伤角度而言，这些锻炼也就只是"锻炼"，而不是"练功疗法"。肌肉力量训练必须有针对性的强化训练，并安排好力量和耐力训练的负荷量和组次。

冈上肌力训练，可采用姿势性渐进抗阻等长训练。前臂和肩关节尽量旋前、内旋，斜外方 35° ~ 45° 上举外展，略屈肘（类似于用双手背环抱大树），在这种姿势下加载向下的负荷于肘或腕部，此时冈上肌负荷最大。根据伤痛情况，斜外展和上举的角度可变，但不宜超过90°，超过则冈上肌受挤压风险加大。

冈下肌、小圆肌等旋转肩关节的小肌肉力量的基本前提就是维持盂肱关节固定不动情况下的肱骨旋转活动，可以得到训练负荷。旋转袖最好采用小负荷多组次的力量训练方法，以增强其耐力。如利用皮筋练习，可以采用站立位，胸前平肩直肘后拉成肩外展和屈肘各90°（保持同一水平面），然后改为外旋肱骨呈屈肘90°向上（保持肩肘同一垂直面）。适度负荷，连续12~16次1组，间隙性连续3~4组。

二、肘、腕部损伤

肘部软组织损伤包括内侧副韧带损伤、肱骨内上髁炎、肱骨外上髁炎及肘关节创伤性滑囊炎等，其中以肱骨外上髁炎（又称网球肘）及内上髁炎最多见。损伤早期，应局部固定制动，避免前臂活动引起疼痛加重，如患侧腕部用力、前臂旋转动作等，此后则应加强前臂伸展运动的主动练习和被动练习，如患侧上肢屈腕、伸肘，前臂旋前、旋后练习及前臂肌群的肌力训练。可配合其他物理治疗，如超短波或微波疗法、超声波疗法、直流电碘离子导入疗法等，剧烈疼痛者可采用局部封闭治疗。通常，肱骨外上髁炎是一种自限性疾病，保守治疗常能奏效，手术治疗极少。

前臂伸肌群和屈肌群的力量训练对巩固和增强肘部伤病的理疗效果及减少复发率都有重要作用。和肩袖肌一样，训练同样以耐力训练为主，但必须明确告诉病患者，前臂力量的训练是通过腕、手指活动达到目的，而不是屈伸肘关节。这一点，部分临床医生也会犯错。还必须注意的是深浅肌群的共同训练，前者重在手指的抗阻屈伸，后者主要为腕的屈伸动作。传统武术中的捻转悬吊重物的木棍的方法可完成上述训练内容和目标，尤其在现代运动训练和康复锻炼中仍经常使用。

腕管综合征是腕部软组织损伤中最常见、症状较严重的一种，是由于正中神经在腕部受压而引起其支配区域疼痛和麻木的综合征。发病初期或症状轻者，应注意休息，避免引起疼痛加重的活动。严重者更应局部固定、制动。疼痛症状缓解后的康复训练以腕部的主动运动和被动运动为主。

腕三角软骨盘破裂或尺桡下关节韧带部分断裂等引起的发作性腕痛，握拳俯卧撑可能有一定帮助，也许是通过增加肌和肌腱的静息张力以控制腕关节，同时握拳锻炼避免了腕背伸用力引起的腕痛。

三、腰背部损伤

腰背部损伤多见于腰背部肌筋膜炎、腰椎间盘突出症、腰椎椎板骨折、椎体骨骺炎、急性腰扭伤等，常累及腰部肌、肌腱、韧带、腱止结构、筋膜及腰骶关节等。当急性期过去后，为了达到尽快恢复和预防再损伤的目的，需进行腰背部的康复训练。腰背部的康复训练具有增强背肌、腹肌和骨盆肌的力量，改善下腰部和躯干部柔韧性的作用。腰背部的康复训练以进行无痛性腰、腹肌练习，牵伸腰背部筋膜及改善腰椎活动度练习为主。

1. 腰背肌力练习

腰背肌力练习取俯卧位，作过度背伸动作，助手扶住双小腿，两手抱头进行背伸练习，也就是俗称的两头翘或鸭儿浮水。有腰骶关节劳损或滑椎症病患者不适宜采用这种方法，可改用仰卧位屈膝挺腹等长训练，可加负荷于腹部，保持躯干和大腿呈直线以下。如有可能，利用腰背肌训练架进行角度性背肌静力或负荷训练，也能避免腰过伸带来的不良后果，还能开展渐进抗阻训练。

2. 腹肌力量训练

通常利用如仰卧起坐、半坐位腹肌练习等进行腹肌力量训练。腹肌力量训练不应忽视腹侧的肌力训练，这对球类运动员尤其重要。

要根据病情，决定腹肌训练中是否需要避免腰大肌的训练，后者可采用腰大肌位的腹肌训练，基本方法就是采用限制性仰卧起坐，保持屈髋屈膝下肢不动，动作时腰不离底面，只活动胸椎以上部位，则能使腰大肌不参与运动。对滑椎症、坐骨神经症状明显的椎间盘突出症病患者就不应进行腰大肌力量训练，而只适宜开展单纯的腹肌练习。

老年人力量素质下降，通常不采用负荷训练，作为腰背部伤损的康复训练，可采用完全的日常活动方法。向前爬行和行走主要是躯体屈肌群发挥作用，向后退行爬动和倒退走主要是躯体伸肌群发挥作用，可利用这种生理机制指导老年人的躯干肌训练。

3. 骨盆肌活动

骨盆部肌力练习应区别活动髋关节的臀肌群和骨盆内在肌的活动。臀肌群为大肌群，练习方法以抗阻后摆、外摆、内收和外展髋关节为主。骨盆内在肌通常采用屈髋屈膝仰卧位进行无负荷的骨盆前后倾动作，也可以在站位进行。

4. 腰背部柔韧性练习

腰背部柔韧性练习通常采用坐位或站位的体前屈曲练习方法。这些方法适宜不同年龄段的患者。

取仰卧位，两上肢伸直，两下肢及臀部抬起，向头部屈曲和伸直，以背部支撑维持 20～30 s，以肩部支撑，两下肢伸直，维持 20～30 s。该法适宜于脊柱柔韧性较好的中青年以下的患者。

也可以采用仰卧位屈膝使臀部抬离床面或两手抱膝向后滚动的方法进行腰背部柔韧性练习。该法适宜于柔韧性已经下降的中老年人。

必须注意一点，所有的屈曲活动中，尽量弯曲脊柱，才能使腰背肌受到牵拉，否则更多的牵伸力都集中到腿后侧。要点就是如果以头带动躯体活动，头应尽量向胸口或膝上卷曲，不要强迫膝关节伸直；如果是以腿带动躯体活动，就必须使骨盆离开支撑面。

5. 腰大肌牵伸练习

许多慢性下腰痛与腰大肌张力较高有直接或间接的关系，因此，腰大肌的牵伸练习对一些慢性下腰痛具有直接的治疗性作用。仰卧床旁，一侧屈膝并被予以控制，另一侧下肢床旁自然落下并予以向下按压膝上部以牵伸腰大肌（类似于骨盆检查法的床边试验）。也可以采用俯卧位后上拉大腿进行。PNF 方法也非常适宜用于腰大肌放松，主要是通过髂骨及骨盆的抗阻活动和放松来完成的。

6. 与年龄相适宜的腰背锻炼方法选择

选择腰背部的练功锻炼方法必须考虑年龄因素，不同年龄阶段的腰背痛发生有其身体素质的基础因素。作为内治法的功能锻炼必须切合身体素质的年龄变化特点，才能达到"扶助正气"或"祛邪外达"的作用。

生长发育期青少年儿童出现腰背痛的原因多数是过早从事技术要求较高的专项运动，而该阶段其身体的发育具有肌肉系统生长慢于骨骼生长的特点，肌肉力量较小又接受快速运动和专项训练两方面所引起的局部肌应力增加，导致肌紧张与疼痛的恶性循环。对处于生长发育期青少年的腰背痛的最基础方法就是柔韧性训练，拉伸肌肉以缓解高肌张力性疼痛。

对青壮年人的慢性腰背痛而言，也不是腰背肌力的绝对力量下降，而更多的是肌肉耐力、抗疲劳能力不足以支撑其现在所从事的工作及生活方式。采用等长收缩练习（静力练习），有助于控制因姿势性疲劳引起的腰背痛。

从康复锻炼角度而言，慢性老年性腰背痛的最直接根结也在肌肉的伸展性下降和不足上，可认为"骨萎筋缩"是其基础病机。即使考虑老年人力量下降也会引起腰背痛，但许多的研究提示，负荷训练对老年人肌力的改善效果很微弱。"宁长一分筋，不长一分肉"的意义对老年人更重要，柔韧性训练比力量训练更能达到锻炼效果。当然在方法设计上，也要考虑力量训练的因素，但基本是徒手无负荷的。如果有骨质疏松者，应小心编排动作，注意安全性。因为胸腰椎易出现骨质疏松性压缩骨折，而弯腰俯头活动易导致骨折，因此，相对安全的方法是指导其采用仰卧位的以下肢髋、膝活动为主的方法。

四、膝关节损伤

膝关节损伤很多见，常见的急性损伤有膝关节侧副韧带损伤（内、外），交叉韧带损伤（前、后）和半月板损伤，三种损伤有时同时发生，也被称为膝关节损伤三联症。常见的慢性损伤有髌骨软骨病、脂肪垫损伤及膝关节创伤性滑膜炎等。这些损伤主要影响膝关节的稳定性和膝部运动动作的完成。若不及时修复，不稳定的膝关节容易产生新的损伤，并引发肌萎缩和退行性关节病变。

膝关节损伤后的康复训练应以加强关节稳定性，促进关节运动为治疗重点，通常其运动康复可分为下肢固定期和功能恢复期两个阶段。不同伤病、不同阶段的运动康复内容和方法区别很大；不同医生、理疗师和患者的个人偏好也有很大差异。

1. 下肢固定期

损伤后早期宜先采用局部冰敷、制动、固定及抬高患肢等一般治疗处理。此后，应根据病变部位及损伤特点尽早开始功能练习。

股四头肌最大等长收缩练习：每次收缩持续 5 ~ 10 s，鼓励患者每小时至少做 20 次。但对于前交叉韧带损伤或再造术后的患者，6 ~ 12 周内不应作此练习，以免肌收缩造成前交叉韧带的紧张和胫骨前移而影响自身修复。

腘绳肌的等长练习：膝稍屈曲，足跟向后移动（轻度抗阻），作等长收缩 4 ~ 5 s。

直腿抬高加抗阻练习：早期可进行直腿抬高运动，下肢上抬的角度及维持时间可逐渐增加，能力许可，可增加抗阻练习，这对训练股四头肌肌力有益。

为减少固定带来的不利影响，其他临近关节也应进行有关康复训练，这对膝关节的功能恢复有益。足踝部练习：足趾屈伸运动，牵伸跟腱，用橡皮管作足踝内翻、外翻、背屈和跖屈练习。髋关节练习：屈曲、内收、外展、后伸练习，练习时，可给予适当阻力。

2. 功能恢复期

通常都认为此期的康复重点是肌力训练和 ROM 训练。

在固定解除早期，膝关节仍不够稳定，活动范围仍较为局限。此时康复治疗主要包括：除继续进行前期的各种康复训练外，应增加屈膝、屈髋的各项练习，同时可局部热敷或中药热敷；此外，肌力训练强度宜逐渐加大，逐渐增加关节活动范围，进一步增加抗阻阻力，进行复合功能训练，如骑自行车练习等。当膝活动范围显著改善，无关节疼痛后，则应进一步增加康复训练的量与难度，进行膝关节屈曲和伸展练习、环转训练、蹲起训练以及步态训练等，并选择等速训练仪，帮助膝关节功能恢复。

其他：内侧副韧带完全断裂后，最好的办法是通过手术修复，术后以长腿石膏管型或夹板固定6~8周。固定期间进行股四头肌静力收缩练习，拆除外固定后继续进行 ROM 和肌力练习。对不能自愈的破裂的半月板，宜及时手术行碎片摘除，避免发生损伤性关节炎。术后次日，即进行运动康复治疗，可配合理疗等。无论手术与否，康复训练都能帮助减缓废用性及关节源性肌萎缩，争取肌力的充分恢复。脂肪垫损伤保守治疗无效，可考虑手术治疗，术后应加强膝关节功能练习。术后的康复训练原则与方法可参见上述相关内容。

3. 肌张力的调整

和下腰痛与腰大肌的关系一样，许多膝关节损伤疼痛伴随肌力下降、肌肉萎缩的同时，都有股四头肌张力的异常，如非急性外伤性半月板源性膝完全伸直受限者，多能发现股直肌或股外侧股张力相对增高；胫骨粗隆骨骺炎明显疼痛者也有同样的现象。调整与平衡股四头肌张力有助于缓解膝痛症状或使其消除。

最有效的方法是 PNF 方法，其次是静力牵拉。PNF 方法的基本程序是短时快速抗阻收缩患侧股四头肌—快速抗阻收缩同侧拮抗肌—快速抗阻收缩对侧拮抗肌。股四头肌静力牵拉则一般按运动训练学的方法要求进行，一次牵拉最好维持 30 s，间隙 30 s，重复最少 2 次；期间加入对侧股四头肌的牵拉以促进伤侧的放松。

除了股四头肌外，阔筋膜张力和髂胫束、肌薄肌、腓肠肌的张力变化都会影响膝关节，根据临床检查，也可以参照调整股四头肌张力的方法进行调整。

五、小腿、踝部和足部损伤

1. 趾长肌腱断裂

小腿损伤时常见趾长肌腱断裂和跟腱断裂。趾长肌腱断裂时，保守治疗的原则是防止粘连。趾长肌腱位于小腿后部腓肠肌和比目鱼肌之间，如果伤后将踝部跖屈固定，易使趾长肌腱与邻近组织发生粘连，常组成足跟不能着地的"点足"。预防这种粘连的最好方法是受伤后要平卧床上，足下垫枕，将踝关节置于背屈90°的位置上。这种姿势可使断裂两端的肌腱拉开，48 h 后就可下地行走和进行康复训练，此时疼痛并非为康复训练的禁忌症。

2. 跟腱劳损

跟腱劳损包括跟腱腱围炎和跟腱末端病，两者互为因果。多因跑跳过多导致局部劳损致伤，损伤后跟腱疼痛、局部压痛，尤其在跑跳时更明显。

轻度跟腱损伤的治疗原则是局部制动休息，可积极进行物理治疗和功能锻炼，以改善症状，促进功能恢复。其方法为穿高跟鞋，或使用粘膏支持带将踝关节保持在稍跖屈的位置，辅以物理治疗（如蜡疗、超声波疗法及局部按摩）；症状较重者，亦可行跟腱周围局部封闭治疗。在进行上述治疗的同时，也应加强踝关节的功能练习，重视运动中的保护。

最重要的途径是避开起止点的限幅主动运动，一方面能维持运动能力，另一方面不至于加重对损伤部的牵拉刺激，如应用粘膏支持带，控制跑步中重心、步幅、起跳时的预蹲深度等。全脚掌着力的慢跑能对腱围炎起松解粘连的良性刺激。

3. 跟腱断裂术后

跟腱全断裂的保守疗法是采用石膏将踝自然跖屈位固定 8 周，再垫高后跟，练习走路 4 周，然后进行系统的康复训练。康复训练方法和踝及足部损伤后的康复训练相同。保守治疗无效，以手术缝合断裂跟腱为宜。

术后的康复训练分固定期、功能锻炼期和运动能力恢复期。

固定期：术后开始至术后 5 周，此期康复训练主要以全身锻炼、股四头肌等长练习为主。

功能锻炼期：术后 6～12 周，练习踝关节伸屈运动，防止术后粘连和功能障碍，并加强小腿肌力练习。其他康复治疗有：提足跟和小范围站起与蹲下练习，膝、踝关节的全关节范围的运动训练，术后 2 个半月到 3 个月可开始慢跑。

运动能力恢复期：术后 14～16 周开始训练。术后 3 个半月至 4 个月开始部分专项训练，如垫上运动、原地小翻、中速跑等。

4. 踝关节韧带损伤

踝关节扭伤是足踝部软组织常见的运动损伤之一，以外侧副韧带损伤（内翻扭伤）多见。

通常单纯的踝关节韧带损伤，在损伤后的第 2～3 d 就应该转入康复训练阶段，经 1～2 周康复，多数能恢复原有工作能力。

肿痛明显者，尤其应开始功能恢复训练，仍以 ROM 为最先启动程序，自主无负重活动、牵伸技术、肌力恢复训练、渐进的跑步程序是基本的常规训练。肿痛明显减轻后，需要加入平衡训练和本体感训练，这对恢复踝关节的灵活运动能力和防止再次受伤非常重要。可变条件的单腿支撑平衡训练是最简单有效的平衡和本体训练方法之一。

部分复发性踝关节扭伤病患者，常能发现踝内外翻肌力和肌张力的失衡，因此腓骨长短肌、跟腱和胫前后肌的牵伸技术、力量训练方法也常在踝关节损伤康复训练后程得到重视和应用。

相对而言，从预防损伤再次发生的角度出发，增强腓骨长短肌和胫前肌力量和反应速度有利于增强踝关节的稳定性和抗扭力。某些运动项目已经开展了国际性的专项步法训练推广活动，试图减少踝扭伤这类下肢肌肉、关节的急慢性损伤，以更好地保护运动员。由于运动中扭伤踝关节的类似事件仍不能避免，因此，运动防护保护可能更有实际意义，专项运动鞋、踝部束套（护踝）或粘膏支持带应视为运动员踝部安全的基本装备。即使这样，踝关节仍是最常见的关节扭伤部位。

本章小结

骨伤科病人的功能锻炼，重在受伤肢体的功能恢复、代偿能力的建立，为历代医家重视，也是现代康复医学所倡导的。在实际操作中，有些问题值得重视：传统方法的优势被忽略，过度地依赖现代康复仪器，甚至滥用；试图使用器械代替全部的徒手训练；夹板外固定期间的练功活动未予重视；运动创伤的康复训练（以及带伤训练），与国外运动医学发达国家相比，尚有较大差距，尤其是结合专项运动员的科学训练指导性较差。

（胡毓诗　解　勇）

第十一章　骨折与脱位的治疗

骨的连续性或完整性遭到破坏即称为骨折。从致伤因素来看，可分为高能量损伤和低能量损伤。高能量损伤系指因自然灾害、严重车祸、战争中的高能量冲击性损伤等引起的骨折；低能量损伤则如日常生活中常见的扭闪、跌扑等损伤引起的骨折。对前者而言，常需要多专科的综合抢救和手术施治，而对后者而言，因损伤能量较小，多数为单纯的闭合性骨折，传统的非手术治疗手段仍具有现实意义和作用。本章主要回顾性地阐述郑氏伤科对急性闭合性骨折与脱位的非手术治疗，同时也包括了中西医结合治疗骨折的相关内容。

第一节　骨折愈合

一、骨组织解剖生理特点

骨骼是人体的支架，是一种非常坚硬的结缔组织，骨基质中含有大量无机钙盐。80%的主要骨盐成分是磷酸钙，其他还有 10% 的碳酸钙、2% 的柠檬酸钙及 2% 的磷酸二氢钠。这些成分以结晶的羟磷灰石和无固定形状的胶体磷酸钙的形式分布于有机质中，骨中的羟磷灰石结晶呈柱状或针状，本身容易破碎。骨骼中胶原纤维的抗压性和弹性都较差。由于羟基磷灰石结晶按骨胶原纤维长轴排列，并在胶原纤维表面聚积成层，这样两者的结合，就使骨组织具有坚强的结构并获得坚硬的机械性和一定的韧性。骨胶原纤维和骨钙盐的比例随年龄的增长而变化。儿童时期大约各占一半；成年人有机骨基质约占 1/3，无机骨基质约占 2/3；老年人有机骨基质更加减少，无机骨基质相对增加，总量也是减少的，结果使得骨的脆性增加、强度减低。

骨骼尚未成熟的儿童，其骨骺板抗张力的能力常比肌肉、肌腱差，所以在成人引起肌肉拉伤的机制，在儿童则表现为牵拉骨骺的撕脱性骨折。这种撕脱可以出现在继发性骨骺出现之前。常见的部位是骨盆与股骨近侧段、肱骨内上髁等。典型的例如缝匠肌、股直肌、臀肌、髂腰肌、内收长肌与腘绳肌的起止部的撕脱性骨折。

二、骨折愈合方式

骨具有较强的自我修复能力，多数情况下骨折部都能通过炎症反应、修复和塑型等连续的愈合过程，被新骨完全替代，恢复骨的原有结构和功能。

与皮肤、肌肉等其他组织的修复过程不一样的是骨折愈合后不会遗留瘢痕，但骨折愈合是一个复杂的过程，受损伤程度、局部血液供应、力学环境等多种因素的影响，不同治疗方法和不同部位的骨折愈合过程各有特点。

1. 骨折的自然愈合过程

在局部制动、无内固定、骨折端较稳定的情况下，骨折愈合表现为一种自然发展过程。一个单纯性、闭合性、无感染的骨折愈合过程大致一般需先经过纤维软骨阶段，最后才被骨完全替代，所以也被认为是一种间接愈合，或称"二期愈合"。通常称谓的骨折愈合的三个阶段即是指这种自然愈合过程，三个阶段的描述是为了叙述而人为划分的，实际上各阶段的发展过程相互连接。

第一阶段为损伤期，又称血肿形成期。此阶段的特征除骨本身，包括骨断裂形成断端、骨内外膜撕裂、骨髓腔开放等损伤外，还通常伴有周围组织的血管损伤出血和血肿、细胞死亡和损伤性炎症。随着白细胞进入清除坏死组织和细胞碎片，以及血肿的逐步清除、机化，新生血管增殖、扩张和长入逐步机化的血肿内，原始间充质细胞增殖，肉芽组织形成。与此同时，血小板衍化生长因子（PDGF）、转化生长因子 β 系列（TGF－β）、血管内皮细胞生长因子（VEGF）等细胞因子通过血小板、崩解组织、血管周围细胞释放，启动修复活动。此阶段历时 24～48 h，损伤性炎症反应逐步减轻，修复活动逐渐增强。

第二阶段为修复期，又称骨痂形成期。这个过程包括了骨痂和原位骨的形成两个过程。来自骨髓、骨外膜、骨内膜、血管内皮细胞、血管周围细胞等处的原始间充质细胞增殖，分化出参与骨痂形成的细胞。最早分化形成的是成纤维细胞，随后向成骨细胞分化与增殖，并构建骨痂。骨痂内含有Ⅲ型胶原纤维、软骨岛，这时称软骨痂。随着血管芽的侵入，破骨细胞降解软骨基质，成骨细胞进入并分泌Ⅰ型胶原等骨基质蛋白，基本是修复阶段后期，称为硬骨痂。位于骨折外周的称为外骨痂，它主要起加固作用；位于骨折断端之间和骨髓腔内的称为内骨痂，它主要参与骨折修复。与此同时，骨内膜及骨外膜的成骨细胞增生，开始有新骨形成，称为原位骨形成，不需要经过软骨阶段。原位骨和硬骨痂最后经过矿化形成编织骨，骨折端之间形成完全的骨性连接。

骨折部位的稳定程度可能决定软骨痂形成的多少。在非制动和非坚强固定的骨折愈合过程中软骨成分多，而在绝对固定的骨折愈合过程中几乎看不到软骨成分。非坚强固定包括钢丝环扎及张力带固定、髓内钉、外固定及一些没能取得绝对固定的接骨板与螺钉。

第三阶段为改建期，又称骨痂塑形期。本阶段涉及破骨细胞吸收和成骨细胞的新骨基质形成，两者相互联系，但不是发生在同一部位。由骨痂形成的新生骨组织，大多数是骨松质，必须经过骨的改建方可使外部形态和内部结构与原来的骨一致，以恢复其原有功能。在此阶段，骨痂的骨小梁先被破骨细胞重吸收，而成骨细胞成骨形成新的骨单位（即哈佛氏系统），并使之沿应力方向和要求不断改建，编织骨中不需要的过多的骨膜下骨痂（主要是外骨痂部分）被吸收，需要的部分得到加强，最终被新形成的板层骨取代，髓腔再通，骨的原有结构和功能恢复。

2. 直接愈合

在完全解剖复位和绝对固定的条件下，骨折端之间发生直接愈合，又称"一期愈合"。X 线摄片上表现为没有外骨痂形成，骨折线逐渐消失。直接愈合的条件是早期 AO 所强调的骨折端的"密切接触"和"绝对稳定"。由于实际上骨折界面间几乎不可能达到如此完美的接触，总有一些部位未完全对合，导致接触面或可能是接触点间存在显微镜下的微小腔隙，因此，在组织学上又可将直接愈合分为间隙愈合和接触愈合两种。

在小于 1 mm 的"稳定"间隙内，损伤后不久即有血管及原始间充质细胞长入，几天内成骨细胞分化增殖，在骨折端表面沉积类骨质；在 150～200 μm 的较小间隙内，直接形成板层骨；较大的间隙内则先形成编织骨，最后才被板层骨完全取代；板层骨通过塑形最终改建成正常骨组织，这个过程称为间隙愈合。在骨折端紧密接触的部分，骨重建单位可直接跨越骨折线，无内、外骨痂形成，称为接触愈合。

实际上在加压接骨板等绝对固定下间隙和接触同时存在，而间隙面积大于接触部位，间隙愈合构成了直接愈合的主要形式。

三、影响骨折愈合的因素

骨组织再生能力强，骨折后只要局部无感染、对位好、血液供应好、机体营养状况较佳，一般愈合良好。全身因素和骨折处的局部因素对骨折愈合的快慢与质量有很重要的影响。全身因素包括年龄、营养状况、内分泌等，局部因素主要涉及骨折的类型、固定技术、骨折处骨膜的保留程度、局部血供和力学环境等方面。

1. 年龄

因儿童骨膜较厚、强韧且血管丰富，故少年儿童发生骨折时，骨膜可能并未完全断裂，如常见的儿童尺桡骨青枝骨折和胫骨青枝骨折，都是一种骨膜下骨折。因骨折处骨膜仍保持完好，故骨折处可无明显畸形，这时有可能被家长或医生漏诊，继发移位畸形。就骨折治疗而言，儿童骨膜强韧的特点一方面可帮助骨折的固定，防止骨折断端的相互移位，但另一方面，如膜断片嵌入骨折断端之间，则妨碍骨折复位以及骨折愈合的过程。处于生长发育期的骨膜血液循环丰富，使骨折局部生长刺激激素及相关生长因子浓度相对较高，骨折愈合通常很快。

老年性骨质疏松性骨折的固定与愈合比青年和成年人困难。由于骨结构稀疏、骨的力学特性下降，故目前常用的手术固定器材一般都不适用。用可塑型或可注射性骨替代性材料加强骨的力学强度已经开始进入临床。需要注意的是，从临床病例的观察来看，替代增充可能恢复了骨形态的完整，但并不一定就能恢复患者丧失的功能和减轻疼痛问题。这一点需要开展相关的回顾和讨论，以找出原因，也许是早日负重对具有骨替代材料部位的骨的影响。对此类研究目前仍是一个空白。

2. 骨折部的血液供应及骨膜的保留程度

骨折部位的血供和骨膜状态直接关系到骨折愈合的进程。在治疗骨折时应防止任何对局部血供的进一步破坏。使用低接触接骨板，有利于术后板下骨血供的重建。血供在骨生长过程中起两方面的重要作用，营养供应和提供能分化为成骨细胞的干细胞。因为骨折后被破坏血管的重建需要几周时间，而骨痂形成先于新血管长入，因此早期骨痂的营养取决于残存血管的延伸。参与骨折修复的细胞部分来源于骨膜等处，骨折治疗时骨膜的广泛剥离会延缓骨折愈合的进程。

3. 骨折移位与对合

因为未移位的骨折，新血管的来源可能是髓腔，而在移位骨折，营养骨痂的新血管大部分来源于周围软组织内的脉管系统，因此骨折时周围肌肉的失血管化是骨折延迟愈合的一个重要诱因。

4. 固定方式的牵张和压应力

在"稳定"的间隙内发生直接愈合，而在非坚强固定的条件下，骨折间隙内存在"显微失稳"，即骨折端之间有细微的活动存在，由此可以诱导骨的吸收，加宽骨折间隙。这种加宽了的间隙主要通过间接愈合的方式取得骨性连接。

骨折端的过分牵张可影响骨折愈合。估计骨折间隙大于 0.5 cm 时，骨折愈合时间要延迟到 12～18 月，因为此时骨痂须跨接较大的间隙。此时骨折的愈合需要骨膜相对完整、骨端血供良好、牵拉的力量必须连续稳定，其他方向的力必须控制，骨折愈合方式为膜内骨化，参与骨折愈合的细胞来自骨外膜、骨内膜等处。

适当的挤压应力，可促进骨的生长，而过分的压力则会引起小梁骨显微骨折、局部缺血、骨吸收，甚至骨坏死。有效的挤压可提供骨折端充分的稳定性，而取得这样的稳定至少需要 $7.0 \times 10^6 \sim 1.2 \times 10^7$ Pa 的压力。骨折端的稳定防止了断端间的活动，压缩还有利于减少骨折间隙，这些都有利于骨折愈合。

6. 感染

感染所致的组织破坏和长期充血可造成骨折端和软组织坏死以及骨吸收，骨折愈合的正常程序被干扰和延长，严重时骨折愈合停止。这还会引起骨髓炎并可能形成死骨和窦道。

7. 其他医源性因素

其他医源性因素有如粗暴的反复整复、过度牵引、切开复位时作过于广泛的剥离、固定不可靠、术后锻炼不得法等。

8. 促进骨折愈合的研究

夹板和石膏固定处理闭合性骨折是传统有效的方法，尤其多用于生长发育期的青少年。其优点是无需施加外科手术，缺点主要是固定时间长，对移位骨折的固定有时有技术上的困难。内固定法，如用钢针、钢板或髓内钉等能有效固定断裂性骨折，术后短时间内即可使患肢负重，加速骨折愈合。相对外固定方法，内固定术会造成骨折部内环境的破坏和干扰，尤其骨膜及骨皮质外血供会遭遇破坏。目前通过对固定器械和手术途径的优化，希望尽量减少其干扰。

由于制动或废用能在短期内加速骨质丢失，减缓术后的修复速度，延长康复时间，因此在坚强固定下，应尽早活动。除改良骨折固定方法和理疗外，目前已经有大量应用生物因素的实验研究，如骨形成蛋白（bone morphogenetic proteins，BMPs）等骨的生长因子（growth factors）的局部早期使用、生长激素等全身性生物疗法，局部性生物物理的方法包括传统的按摩术、低强度超声波和电磁场方法等。应用中药加速骨折愈合是我国传统医学的特色和优势，也开展了许多相关实验研究和临床研究，但在方法论方面有待进一步改进。与此同时，如何在配合新的骨折固定方法、生物疗法和理疗的同时，使骨折病人术后通过患肢的渐进性负重，加速骨折愈合的实验和临床研究等尚需要进一步加强。

四、骨折延迟愈合、不愈合和畸形愈合

骨折愈合是一个复杂的过程，受损伤程度、局部血液供应、力学环境等多种因素的影响。有许多因素可单独或综合的导致骨折的延迟愈合、不愈合或畸形愈合。

1. 延迟愈合

延迟愈合是指骨折在预期的时间内没有完全愈合。这时，骨折间隙内主要充满着肉芽组织或不成熟的骨组织，如后继治疗恰当，骨折仍可能愈合。

2. 不愈合

不愈合是指骨折在预期的时间内没有愈合，骨折处的细胞活动及愈合进程已完全停

止，骨折间隙内为致密纤维组织。除非采取干预措施，否则骨折处将无法连接。骨折不愈合后会有假关节形成，表现为髓腔封闭，骨折断端上形成软骨表面，周围包以纤维囊，并有滑膜衬里，假关节腔内含有类似于滑膜关节内的液体，不连接处有异常活动，邻近关节则可能僵直。对成人的长骨干骨折，至少在损伤后6个月才能作出不愈合的诊断。

3. 畸形愈合

畸形愈合是指骨折在异常解剖位置愈合，会伴有肢体缩短或延长、成角、旋转畸形和功能障碍。邻近和远离骨折处的关节均可能受影响，如前臂骨折后旋前旋后受限，两下肢不等长后继发骨盆倾斜、脊柱侧凸等。治疗失误，如复位不准确或制动不充分造成整复后骨折再移位，会导致骨折畸形愈合。其他原因包括骨和软组织严重损伤、生长期儿童骨骺损伤造成伤肢生长过度、不足或畸形生长等。

第二节　骨折治疗

急性外伤性骨折与脱位，是中医骨伤科以及运动创伤中常见的一类损伤，与软组织损伤相比较而言，引起骨折脱位的暴力因素可能更强，恢复时间可能更长，对生活工作的影响可能更大。治疗中需要强调以最小的干扰，在最短的时间内，达到最好的效果，最大限度地恢复其功能。

一、指导思想

中医伤科治疗骨折，必须根据中医理论，辨证施治，始终要把全身与局部、骨折与筋伤、固定与练功、主动与被动、病员与医生等方面辩证地统一起来。如果形而上学地机械施治，顾此失彼，则效果不佳，甚至造成恶果。筋骨并重、动静结合、内外兼顾、医患合作是骨折治疗的四项基本原则。

AO四项新原则与上述四项基本原则是一致的。AO四项新原则为：（1）骨折的复位和固定以恢复正常的解剖关系；（2）根据骨折及损伤的个人差异，采用固定或夹板来稳定；（3）通过轻柔的手法和恰当的复位技术来维持骨和软组织的血供；（4）局部和全身应进行早期和安全的活动。

需要强调的是，治疗骨折必须从全身出发，在照顾全身的前提下，重视局部的治疗。人体是一个有机的整体，一脉不和，周身不遂，某部骨折，必然损伤筋脉，累及气血，影响全身。在骨折早期会有体温增高、食欲不佳、睡觉不好、便秘尿黄等全身症状，化验检查发现内分泌和代谢有变化。炎症期以后，又会出现骨质疏松、筋肉萎软、关节屈伸不利，下肢骨折可因久卧而伤气，体质下降，会发生继发症。如果这些病症及时治愈，体质强壮，对骨折愈合和功能恢复极为有利。在采用每一疗法时，必须从这个总原则出发。至于严重骨折，如放开性骨折、合并内脏损伤者和体弱患者，更应首先从全身着手，先救生命，后处理骨折。

骨折治疗的基本方法为整复、固定、练功与内外用药。早期明确诊断，准确轻巧的复位，牢靠的固定，正确的功能锻炼，有利于骨折后早期愈合。

二、早期整复

对于骨折、脱位的整复，强调一个"早"字，只要患者全身和局部情况允许，就应尽早复位。因为伤后立即复位，局部的瘀肿较轻，筋肉尚未明显拘挛，复位容易达到解剖对位，减轻伤势，促进其愈合。尽早一次整复成功，对骨折愈合和功能恢复极为有利。全身和局部条件要是不允许，如肿胀痉挛甚重，骨折重叠较多者，则应积极进行全身和局部的处理，宜先内服外敷活血化瘀的中药，将伤肢包扎固定在托板上并予抬高，待肿胀减轻后再整复。一旦条件成熟，则即予复位，以尽早对骨折、脱位进行修复。

整复前必须做好思想、物质、人力、技术等方面的准备，以免临阵忙乱。要解除病人的思想顾虑和紧张情绪，使其与医生主动配合。参加整复的人员要有高度的责任心并集体研究病情，拟订整复法则，决定人员分工，备妥药物用具。有条件者，在麻醉下整复更易成功。

复位时，术者要仔细摸诊，结合 X 射线检查结果，摸准移位的骨折端，做到心中有数。施法时要胆大心细，手准法巧，达到"机触于外，巧生于内，手随心转，法从手出"。若助手得力，配合巧妙，常能一次整复成功。至于具体手法可参阅本书正骨手法及《运动骨创伤学》（四川科学技术出版社，2010 年版）。

骨折的整复目的，在于恢复其功能。骨折复位标准能达到解剖复位最为理想，至少应完成功能复位。

三、夹缚固定

在骨折已复位的前提下，夹缚固定可谓手法的继续或替代方法。夹缚固定正确，既可保持已经整复的骨位，又可矫正残余移位，弥补手法之不足。夹缚固定不正确，可使整复成果前功尽弃，甚至造成伤肢残疾。夹缚固定必须使用正确，在反复实践中，不断加深体验，才能提高疗效。夹缚固定的方法依部位不同而异。四肢长骨的固定方法基本相同，其包扎的步骤为：内绷带—棉垫（或棉垫加压板）—夹板—绑带—托板（或支架）—外绷带。

对骨折未移位或属稳定型者的步骤为：外敷药—内绷带—夹板—绑带—托板—外绷带。

外敷药要注意平整均匀，厚薄适宜。内绷带要松紧适宜。棉垫可不用胶布粘贴，纸垫易滑动，必须用胶布将它粘贴在内绷带上。绑带三条，分别绑在夹板两端及中段，接近骨折端的一条稍紧点，其余两条稍松点。外绷带包扎的范围可大可小，超关节固定时宜大，不超关节固定时宜小。如股骨上段骨折，固定超膝不超踝，外绷带包至踝关节上部；如股骨下段骨折，要超膝超踝固定，外绷带包至足部，防止踝关节伸屈导致骨折远端向后移位。

最后，将伤肢固定在治疗位。所谓治疗位，就是将伤肢固定在与受伤部位相反的姿位。如肱骨颈骨折内收型的治疗位是外展位，外展型的治疗位是内收位，踝部骨折外旋型的治疗位是轻度内翻内旋位等。

上述固定维持到断端有纤维性骨痂或少量原始骨痂时为止。以后，随着骨折逐渐愈合，固定也逐步简化，先解除超关节固定的那部分外绷带，然后去托板，到临床愈合时解除固定。

从临床思维角度出发，需要明确两点：（1）夹缚固定是整复手法的延续，固定器械或固定方式、夹板或钢板只是其中的一种方式和材料而已。选用的原则目前尚有争议，具体使用何种方式方法则与医生的医疗思想、临床经验有密切关系。（2）针对适应证，作出正确的选择，不仅是骨科医生临床技能的体现，还对于骨折、脱位等损伤的愈合、肢体功能的恢复等有直接影响。

四、观察与护理

（1）整复后，抬高伤肢以利消肿，保持伤肢的治疗位，防止断端再移位。

（2）整复后 1～3 d 内注意观察伤肢的血液循环情况，如观察肢体远端有无发凉、发绀、麻木、剧痛和动脉搏动是否变弱或消失等。若血运不良，应及时放松绑带或重新包扎，以免发生缺血性挛缩等并发症。

需要特别指出，凡新伤立刻就诊、肿胀尚未出现，凡骨折整复较难、手法用力较大，凡陈旧骨折解脱畸形连接再复位，肿胀一定会增大，虽然在固定时包扎是适度的，但因肿胀增大也可能变得十分紧缩。对这类患者必须十分注意，术后两天内要经常观察，发现包扎过紧，需要全部解开，重新包扎固定。若系门诊病人，要向患者或其家属交代清楚，发现问题及时复诊。

（3）外敷药时，夏季隔二天，冬季隔三天换一次药，如患者感到敷药处发痒发热，多属发生皮炎，应停止敷药，并用冰黄散撒于敷药处。

（4）如果患者感到局部很胀痛，且肢端较为肿胀，可能有血泡或水泡发生，应解开包扎，在无菌条件下抽出泡液，盖以消毒纱布，再妥善扎固。

（5）若患者反映棉垫处或骨位表浅处疼痛，多系该处发生压伤，应及时改变棉垫厚度或位置，或在骨骼隆起处的周围垫棉花，避免骨隆起处再受压，以防演变为压迫性溃疡。

（6）复位三四天后，肿胀逐渐消退，包扎相应变松，棉垫夹板可能滑动，应及时进行调整。

（7）定期检查骨位，复位后半月内，每三四天 X 线检查 1 次；骨折稳定后可 2 周检查 1 次，直至骨折愈合。若骨位保持未变，且伤部无不适之感，则不需解开包扎，只调理绑带松紧度即可。若复发移位，应根据移位程度，立即决定是否再行整复。

（8）下肢骨折病人，卧床较久，要预防发生褥疮；股骨骨折患者可因解便而影响骨位，护理应当小心。

（9）有计划地指导伤员进行练功活动，凡影响骨位的禁忌动作，应向患者强调说明。

（10）观察有无全身性并发症的征兆，以利早期发现和治疗。

五、练功与按摩

骨折病人的练功和按摩，必须循序渐进，因人而异，因伤制宜；在骨折愈合过程的不同时期，安排恰当有效的练功动作按摩手法，才有利于骨折愈合和功能恢复。如果粗心盲动，反而有害无益。

1. 骨折早期

从整复到断端纤维性连接，约在整复后 1～2 周内。由于这时期局部肿胀、疼痛，血肿逐渐吸收，并开始机化，断端不稳定，纤维连接脆弱易破，折端容易再错位。故本期应以固定为主，伤部肌肉作轻度收缩活动，伤部近侧关节暂不活动，远侧关节可以适当伸屈活动，而伤肢以外的肢体应积极活动。例如，左侧股骨骨折，可作左腿股四头肌收缩活动，髋、膝关节固定不动，踝、趾关节作伸屈活动，右腿练习伸屈和举腿，上肢可选择广播操的上肢动作进行活动，作深呼吸运动等。

在伤部上下关节部搽药酒以抚摩、揉、捏等手法进行力量较轻的按摩，促进肿胀消退，防止关节发生粘连。

2. 骨折中期

自纤维性连接至接近临床愈合，在整复后 3～6 周。这时，局部肿痛消失，有的出现肌肉萎缩，断端已经稳定。练功时，在早期动作的基础上，强度逐渐加大；逐渐开始骨折肢体两端关节伸屈活动。下肢骨折可扶拐行走，起初不宜承重，逐步过渡到轻微负重。在伤部及附近关节部搽药酒作按摩，用搬法对伤部附近关节作适度的被动活动，以促进血液循环，舒筋解挛，松解粘连，通利关节。

早期和中期的按摩最好由医生亲自操作或在医生指导下进行，必须根据骨折愈合程度来选择按摩手法，决定按摩强度。

3. 骨折后期

骨折后期是临床愈合期，相当于复位后 7～12 周。这时，断端已经很稳定，一般不易错位。鼓励患者加强各种功能锻炼，做一切力所能及的轻工作，直到骨性愈合和功能恢复为止。

按摩重点是伤部上下关节，按摩幅度、强度宜大；手法除中期用的手法以外，再增加摇晃、搓　法、提弹、指针刺激关节周围的有关穴位，以消散疤痕，松解粘连，活动关节，增强肌力。

具体按摩手法及康复操作，参见有关章节的按摩和练功。

六、内外用药

早期以活血化瘀、消肿止痛为主，以促进骨折周围血液循环、扩张血管、加速血肿的机化。中后期以补宜肝肾，继筋接骨为主，以促进成骨细胞的生成及转化，通过改善血运和改善供氧量，影响成骨细胞。

国内骨伤科及海外华人群居住区大量的骨伤方剂的应用现已超过 3 000 种，这些方剂广为民间所接受。通过对不同方剂抽样观察动物实验发现，外用方剂治疗骨折均有一共同特点，即早期促进骨折周围血液循环、扩张血管、加速血肿的机化。中期可将各种方剂分为两大类：①温和型。此种剂型挥发性及渗透性均较弱，作用起效慢，但持续时间较长，对皮肤刺激性小。②强力型。此类剂型挥发性及渗透性均较高，起效快，患者感觉强烈但持续时间短，对皮肤刺激性较大。

1. 早期

治以消肿止痛、活血化瘀为主，以行气通经、开胃健脾为辅。内服三七散、铁弹丸或七厘散，消化不良服保胃散，大便不通服导益散。外敷一号新伤药加减，局部发热者加大黄、地骨皮，瘀血严重者加桃仁、赤芍，剧烈疼痛者加乳香、没药。

2. 中期

治以活血生新、续筋接骨。一般内服一号接骨丸或二号接骨丸，骨痂生长缓慢时服双龙接骨丸。外敷接骨药加减，愈合较慢者加首乌、蟹粉。

3. 后期

治以补气益血、强筋壮骨。一般内服正骨紫金丹，强筋丸或虎潜丸。体虚者改服人参紫金丹，外贴活络膏。伤肢有坠积性肿胀者，以当归泽兰熏洗药煎水熏洗。关节僵硬、伸屈不利者，用桃仁散瘀熏洗剂煎水熏洗。

第三节 脱位治疗

对脱位治疗应尽早复位，保护是必要的。酌情决定是否手术修复韧带。韧带愈合不少于6周，6周以后韧带也没达到正常的，仍需要适度保护。

由于脱位是韧带严重损伤的后果，所以复位后的治疗与韧带损伤相似，主要注意韧带的正常愈合。不论是采用手术修复，还是保守治疗，目的是一致的。

忽视伤肢必要的保护与制动，常是导致关节脱位疗效差和造成习惯性脱位的主要原因之一。即使是较好的治疗与制动，韧带的愈合至少需6周，所以在这段时间里损伤关节应持续保护或制动。

常见的肩关节脱位后，制动至疼痛明显减轻时，通常是伤后1~4周，应开始康复训练。恢复不伴疼痛的正常活动度，但要注意避免肩关节处于发生脱位的位置达6周；加强肩袖和肩胛胸部的肌肉力量。45岁以上的病人应进行能忍受的最大限度活动肩关节，以尽快恢复，因为此年龄段的肩关节僵硬发生率高而复发率低。

一、整复

关节脱位后，应尽早施行手法复位，才有利于恢复活动功能。凡新鲜脱位，均应急诊复位，不可延误。如脱位时间拖长，则关节囊内外血肿机化，疤痕组织填充于关节腔内，关节邻近的组织粘连，关节周围的肌肉、肌腱、韧带发生挛缩，造成复位困难，甚至使复位失败，也可由此引起关节僵硬等不良后果。

复位必须采用合理的方法。复位前必须详细考虑脱位的方向、程度及其并发症等，然后确定采用哪类复位手法和操作程序。手法要轻柔、准确，切忌鲁莽猛烈用力，否则，会加重损伤。

在手法复位过程中，如遇困难，应考虑是否有障碍物存在。例如，髋关节新鲜脱位，股骨头偶有可能像纽扣眼一样地被套在髋股韧带中，使复位困难。有此障碍时，要切开复位，但是极少数。总之，在复位过程中遇到困难时，要深思熟虑，然后采取行动，切不可贸然行事，以免增加伤员痛苦。

关节复位后，合并发生的软组织损伤并未恢复。这时，关节的骨性关节虽已经恢复正常，但维持这种骨性关节，使关节具有活动功能的肌肉、肌腱、韧带与关节囊等软组织尚待修复，需要一定的时间。复位后的关节必须给以正确的固定，以免再次脱位和日后发生习惯性脱位等不良后果。一般情况下，需固定二三周。

根据辨证施治的原则，应用中药内外兼治，一般分为前期（肿胀期）和后期（肿胀消退后至恢复正常）。前期采用活血散瘀药，后期采用舒筋活络药，有关节僵硬者可加熏洗法。

二、按摩

凡关节新近脱位，先宜作表面按摩，轻微按摩，用以缓解疼痛，松弛肌肉，以便手法复位。在固定期，按摩也以散瘀手法为主，如捏、推压等手法。解除固定后，主要致力于恢复关节功能，应逐渐加强抖动、摇晃等活动关节手法。

三、功能锻炼

经复位固定后，一切未固定的关节都应该即刻开始主动锻炼。受伤关节邻近的肌肉也要作主动的收缩（不去除固定），以增进局部血液循环，促进软组织修复，防止肌肉萎缩、骨质疏松、关节僵硬等并发症。解除固定后，受伤的关节应积极进行功能锻炼，逐渐恢复其原有的活动功能。锻炼时应避免粗暴的活动，以免引起再次损伤。

本章小结

治疗骨折，必须根据中医理论，辨证施治，始终要把全身与局部、骨折与筋伤、固定与练功、主动与被动、病员与医生等方面辩证地统一起来。

治疗骨折必须强调从全身出发，在照顾全身的前提下，重视局部的治疗。

（解　勇）

第十二章　软组织损伤的辨证施治

软组织损伤的治疗，中医伤科有很多手段和方法。正确的辨证和恰当的选择施治，多能取得明显的疗效。某些临床医生所具有的独特治疗方法，更多地在于因人、因时、因地的综合应用，但其基本前提仍是中医的辨证论治思想。相对骨组织损伤而言，软组织损伤的诊治中面临着更多的繁杂病因与病机的变化及更多的可选择性治法。一个临床伤科工作者，必须善于对自己所熟悉的治法方略建立起辨证论治的随机应变对策，以证检方，而非以法对病。通过自我临床经验的总结和提升及对前人经验的归纳都是一种有效的快速学习和掌握的途径。

第一节　辨证施治基础

传统伤科疾病治疗中，对部分医者而言，辨证论治似乎特指中药配伍应用，而少关注针灸选穴、按摩手法的扶正祛邪与虚实等问题，尤其在证之标本缓急与新旧伤的问题处置上表现突出。郑氏伤科提倡伤病辨证论治的立法组方，乃为广义的"最适宜病人的病情、能取利最佳疗效的方法"，而非单纯的中药方剂。软组织损伤的治疗，同样要遵循伤科辨证的基本思想。

把握跌打损伤的外不过局部伤损、内不过气血脏腑功能紊乱以及气血运行不畅、瘀血积滞等两方面总病机特点；辨病因、辨病位、辨病势、辨病机和辨治法方药，病证合参。这些是软组织损伤辨证论治思想的重点。

一、病证合参

病证合参，也就是指辨病与辨证相结合的原则，其核心是辨病机论治。

1. 抓住损伤的总病机特点，辨证与辨病相结合

软组织损伤的施治，都是根据骨、软骨、肌肉、肌腱、韧带、关节囊、筋膜等具体组织损伤及与损伤局部的临床症状结合，并考虑患者全身证候辨证施治。在明确诊断（辨病）的基础上，根据具体病人的具体病机特点（辨证）拟定治疗方法，才能切合辨证论治的精髓。

急性损伤的基本病机特点是筋、肉、皮、脉的各种伤损导致局部"气伤痛，形伤肿"。急则治其标，以局部外治为主，辨证以行气止痛、退热消肿。

陈旧性损伤的病机特点常可表现为机体功能的虚弱与局部邪实相搏而显现各种痹证。损伤局部修复和功能恢复缓慢，是机体气血、津液、肝肾不足的表现；而局部伤损痛、肿等之邪实导致病程迁延日久，症状犹存；气血亏虚，卫外不固，与局部邪实相搏产生各种痹证（后遗功能障碍）。简言之，陈旧性损伤的病机特点可概括为整体虚证与局部实证混杂。与此相左，劳损病证则以全身及伤部虚损证候为主。同样，慢性下腰痛患者，应分辨陈旧性损伤或是劳损，采用不同的治则治法。

2. 辨证与辨病相结合，知常达变

明确伤病的损伤机制、发展规律和特点，抓住主要矛盾，顺应轻重缓急，判断预后，防止病情加重，促进损伤恢复。如膝、踝关节扭伤后的局部皮温升高，辨证损伤发热与瘀血发热的不同预后结果，前者为常见的损伤性炎症反应，可通过急救医学的 RICE 原则（冷敷、加压、包扎、固定）处理，后者应重视感染的风险。

3. 不拘泥于损伤分期论治

疾病的发生发展是一个延续的过程，损伤分期是人为划分的，本身并没有什么明显的界限，但可能出现一些提示性标志变化，如关节扭伤早期的红肿热痛的程度变化。同样，治疗阶段的划分，也更多基于理论研究和语言描述的需要而划分，在实际临床活动中，并不清晰可分，而是模糊的、混合的和渐变的。结合患者实际，综合分析，不拘泥于日期和治法所限，灵活应用。郑氏治疗软组织损伤和骨伤疾患，虽有分期论治，但并不千篇一律地分为早、中、晚三期。

二、筋骨并重

不论病因如何，非特异性软组织损伤的病机特点涉及筋、肉、骨三方面，而疼痛与功能障碍是软组织损伤最突出的两个症状，常常是病人主诉的重要内容。解决疼痛与功障就是筋骨并重思想在软组织损伤治疗中的主要针对面。

肌肉组织的动力学稳定作用、韧带等的静力学稳定作用和关节的解剖结构力学性质共同构成肢体及脊柱动作的生物力学基础，其在运动系统的损伤中占有举足轻重的作用。"筋挛节痛，不可以行"（《素问·长刺节论》），这既说明了软组织异常导致关节疼痛，也提示在关节伤痛中软组织的重要影响性。

如第五章所述，强大的肩关节周围肌群可减少复发性肩关节脱位患者的发病；平衡的股四头肌力可保障髌股关节的正常活动轨迹而改善或减轻髌骨软骨病的症状；有力的腹肌可控制或改善无神经症状的滑椎症患者腰痛程度，而错误地锻炼腰大肌可诱发腰痛或加重滑椎程度。

不仅是在急慢性关节损伤中要重视筋骨关系，在慢性肌肉痛症中，也可以充分利用"筋骨互用"的关系（可参见第五章），发挥"骨正筋顺"的作用。可通过调节肌肉用力时的关节位置以减轻或控制肌肉疼痛，如网球肘患者必须提重物时，可改为前臂旋后位、直腕，以前臂屈肌群支撑重物；肩袖伤痛者应避免抬肘超肩活动。可通过松动关节调节肌肉紧张以缓解疼痛，如腰肌痛伴多裂肌痉挛者可左右方向侧扳相应腰椎，可解痉。

三、标本兼治

标本，是指疾病的主次本末和病情轻重缓急的情况。

治病必求其本，这是中医辨证施治的基本原则，治病只有从疾病的本质入手才能从根本上将病治愈。在临床上应善于透过疾病的表面现象，抓住疾病的根本所在，对症下药，以求从根本上将病治愈。在某些情况下，病证较急，给患者带来的痛苦很大，这时就应该贯彻"急则治其标"的原则，先治其标，后治其本。

病有标本缓急，所以治疗也有先后之别，若标本并重，则应标本兼顾，标本同治。在临床上常常采用标本同治的方法。例如腰椎后关节错缝，在治疗时先用理筋手法使腰背部肌肉放松，痉挛得以缓解，然后用整复手法，纠正腰椎后关节的错缝，使病人迅速恢复正常。

四、内外兼顾

局部损伤常与气血脏腑功能紊乱互为因果，或先后或同时出现（详见第五章）。处理局部病变损伤的同时，强调全身气血阴阳的调整，并应辨证地处理好主次，有所侧重，全面兼顾。

另一方面，立足于内治与外治的统一施治观。内治与外治都是施治途径之一，都可以外理气血经络，内调脏腑功能。在方法学上，手法治疗、内外用药与功能锻炼并重，形成功效和优势互补。在临证应用时，则必须辨证以用，才能充分发挥互补优势和协同功效。

五、辨治法方药

本书第七章首先讨论了"辨治法方药"的基本内容，在此结合软组织损伤治疗的具体内容进一步分析。目前在临床上开展的软组织损伤治疗方法很多，通常可以分为手法、固定、药物、针灸、理疗和练功疗法等几类。

需要指出的是，手法不单指传统按摩手法，还包括了应用范围扩展至四肢关节的整脊手法、关节松动术与按摩术，这三者是近20年来康复医学领域治疗运动器官疾患的三大基本操作技术。郑氏伤科按摩术的内容至少在临床应用方面，已经有部分医生整合、融入了整脊疗法和关节松动术的部分内容，扩展和丰富了郑氏伤科按摩术的内容，根据操作对象和目标的不同，辨证选用按摩手法、关节推拿手法、整脊手法。

固定方法也开始在软组织损伤的治疗中常规使用，但必须根据病性及患者的生活工作情况，选择完全制动或部分限制、硬性固定或弹性制动、限时使用或择时应用、肢体制动或单关节固定。如腕三角软盘损伤引起的下尺桡关节旋后痛伴轻微障碍，新鲜损伤者可采用姿势性弹性单环向尺骨头制动7~10 d，多数可愈，但对陈旧性下尺桡关节松弛或三角软骨盘破裂无效。

其他如药物或练功疗法的辨证论治内容已在相关章节详述。

除上述治法应用时的辨证论治，另一个更重要的方面就在于综合应用多种治疗手段时的辨证思考，君臣佐使的药物配方原则可作为一个很好的模式。RICE原则是急性软组织损伤的基本操作常规，但在应用时同样需要辨证选用，才能更好发挥其作用，而避免误用。关节扭伤肿胀已经明显形成，此时仍强迫进行加压包扎于事无补，徒增皮肤水泡与压迫性溃疡风险。此时，应重冷敷止痛（非冰敷）与外用中药消肿，辅助以抬高患肢。肿胀未起时，大范围的加压包扎，冰敷以收缩血管，控制或避免肿胀。

第二节　慢性下腰痛的辨证施治

下腰部是指以腰骶关节为中心的解剖段。狭义的指 L_4 至骶骨这一范围。广义的应包括 $L_2 \sim L_3$ 以下至双侧骶髂关节及其邻近组织。下腰痛泛指此区域内各种原因引起的疼痛。

一、病机

引起慢性下腰痛的原因很复杂，包括因先天性畸形所致的下腰痛（脊椎裂、椎体畸形、先天性、发育性椎管狭窄症等）、退变性下腰痛疾患（腰椎肥大性脊椎炎、腰椎间盘突出症、继发性腰椎管狭窄症、腰椎滑脱症等）、慢性腰肌劳损、脊柱病变（强直性脊椎炎、肿瘤等）以及其他原因（如妇女妊娠期及哺乳期、姿势性脊柱侧弯）等。这里所指的下腰痛主要是指退变性、慢性劳损等非特异性下腰部慢性疼痛。

患者常见于体力劳动者或长期坐位工作缺乏锻炼者，有的有一次或多次腰部急性损伤史，有的伴有下腰部风寒史，下腰部疼痛为其主要症状，有的伴有一侧或双侧下肢疼痛，多为持续性胀痛和钝痛，严重者呈刀割样痛，遇凉加重，遇热缓解，劳累后加重，休息后缓解。腰部活动受限，病程较长，一般在三月以上。临床体征有一侧或双侧竖脊肌和腰骶部广泛压痛，影像学检查有腰椎先天性疾患、退行性变、腰椎间盘突出或椎管狭窄等表现。

二、基本治疗手段

1. 按摩疗法

常规操作方法是，从背部至臀部先作大面积抚摩，再由上而下在脊柱两旁作推、揉、按压、搓、滚等手法，力量由轻到重，再用双拇指指针刺激阿是穴、腰眼、肾俞、八髎、环跳、委中、昆仑等穴；以掌根按揉椎旁，并从上而下用手掌施行擦法，直到皮肤发热；还可在压痛点和硬结处用拇指作弹拨等强刺激。为松解肌肉痉挛，可作以下手法：以双手或单手拇指指腹或掌根沿髂骨上沿作由内向外、由上到下的推法，力量宜重；然后，根据病情，作侧卧斜扳法或屈腿屈腰法扳腰，俯卧位旋转法或坐位旋腰法；最后以抚摩结束。

2. 牵引疗法

牵引可消除肌肉痉挛和局部组织的粘连，还可促使病变椎间盘与周围组织的解剖关系微调。目前多用器械牵引，可选牵引力量的波形变化和体位变化。

3. 针灸及拔罐

选用阿是、肾俞、大肠俞、环跳、委中、飞扬、夹脊、昆仑等穴位，阿是穴使用快针，其余宜平补平泻，也可使用电针，留针 15～20 min，在腰臀部穴位针后宜加艾灸或拔罐等治疗。面积大者，拔罐可采用走罐，用舒活酒作介质，以闪火法在痛点定罐后，再上下走动火罐数次再抽罐，反复 5～10 次，再定罐 5～10 min。

4. 中药治疗

证属筋脉不舒者，法宜活血行气、舒筋活络为主，选用强筋丸、三七散或舒筋活血汤加川芎、穿山甲等。

兼风寒湿外感腰痛，宜活血通络、祛风散寒、除湿为主。风甚者用独活寄生汤加减；寒重者用麻桂温经汤加减；湿重者用术桂散加减。

肝肾虚弱，治宜补益肝肾、强筋壮骨为主。兼阳虚证候者：选用右归丸、玉带丸等；兼阴虚证候者：选用六味地黄丸、左归丸、虎潜丸等。兼骨质增生者：可配服抗骨质增生丸。

外贴活络膏、熊油虎骨膏等；外用2号加3号熏洗药熏洗。

5. 注射疗法

可痛点注射复方当归注射液或维生素 B_{12}，通常每穴 0.2 ~ 0.3 mL。痛点封闭，可选用强的松龙、曲安奈德或得宝松。

6. 功能锻炼

加强腰、腹肌肌力和伸展性的锻炼，对增强肌肉弹性和耐力，提高脊柱的稳定性、灵活性，松解局部组织的粘连有益。

三、辨证施治

1. 辨病位

必须明确病损发生在椎管内还是椎管外，是肌肉力学因素还是脊椎关节因素。

如果是来源椎管内的神经激惹症状，需明确是狭窄因素还是炎性粘连因素。前者，不管是理论推测或是临床实际，通常各种理疗无明显效果，只有以腰腹肌肌力训练为主，配合柔韧性训练的方法能有缓解。后者，松解粘连是治疗原则，最有效的方法就是带动脊椎活动的冲击性手法和按摩方法，因此，以推、推揉、推压、牵抖等手法为主，配合肌肉放松按摩是最主要的治疗手段，辅助以牵引、内外用药，病情稳定后，加以腰背肌力为主的巩固措施。

如果是肌肉力学因素为主，则参见下段"辨虚实"内容予以辨证施治。

如病在脊椎关节，则应明辨小关节骨刺作痛或关节紊乱。前者多有因外伤急性加重的病史，自觉痛点深但明确，并与压痛点相一致。辨证为局部经气郁结作痛，治以通经行气止痛为则，以针泻阿是穴为主法，配合快针同侧束骨（或至阴）、后溪，辅助以局部肌肉的轻按摩以缓解疼痛性肌紧张，内服行气通经的三七散或当归散。

关节紊乱者以骨错缝视之，治当整骨复位，以整脊手法或关节松动技术为主，手法前后予以肌肉放松按摩，术后指导患者的腰腹肌的方向性被动牵伸或自主牵伸训练。根据患者病情和体质选择一次性整复或分次进行。教导病患者注意生活中的姿势安全。

2. 辨虚实

在第七章第二节的"伤科病机特点"内容中，提出了辨证要重视伤科的机转变化，要区别陈旧性损伤和慢性劳损，虽然临床表现大体相似，常用"久伤多瘀"、"久伤多虚"、"久伤多寒"等总结其共同的临床表现特点。

青壮年的下腰痛，常冠之以腰肌劳损或腰肌筋膜炎，并认为两者只是同一种病症的不同提法。虽然没有人明确论述两概念的最初出处，但腰肌劳损与腰肌筋膜炎正是最好的代表同病异症的表现之一。两者并不是同一病症的不同提法，而应该是同病异症的总结。腰肌劳损，以肌肉虚劳为主，或兼气血虚损、肝肾亏虚、脉道空虚，而使筋脉、骨节失气血濡养，表现为形体虚损，酸胀痛，无力感或易疲劳，但多无明确的或固定的压痛点。腰肌筋膜炎，总以局部瘀滞不通、寒湿阻滞、气血凝结等局部实证为主，因局部邪实结聚故多有明确的压痛点，如第3腰椎横突、髂后上棘、腰椎棘突旁深部硬结（实为多裂肌痉挛）；或杂以气血损耗、脏虚腑弱、筋未坚固等虚证，而出现腰肌疲弱易累的症状，与腰肌劳损相似。

明确两者的证候特点及区别，治疗就可采用针对性治疗或锻炼指导，方能收良效。

腰肌筋膜炎治当通瘀消滞、攻补兼施。针对局部邪实，可选择针泻阿是穴、重手法刺激痛点以破坏局部病灶之邪实；同样原则，也可以采用水针疗法痛点注射。辅助泻邪的方法也可以通过练功锻炼来进行，但要注意，不是单纯练力量，而更多更主要的是进行柔韧性的拉伸训练，以舒通筋经，消瘀行滞；力量性训练作为辅助练习，强筋肉以扶正。顽固性第3腰椎横突末端病可予复方当归注射液痛点配合穴位注射。

腰肌劳损者，肌肉虚弱无力，治以补益为本，故肌肉力量性锻炼为其基本之道，以治本；予针刺、按摩等治标，穴位选用经络腧穴为主，按摩以肌肉放松性按摩为主。

3. 病因辨证

在前述辨病位与辨虚实中都提到了腰肌劳损的问题，对此应予病因辨证论治，找寻肌肉疲劳的始发点，就可能找到终止病痛的对策。大体可区分为脊柱失稳和姿势性两种，如是脊柱的关节紊乱，手法纠正就是最根本的方法，如是滑椎症、腰椎不稳等，强壮腹肌和护具是控制和缓解疼痛的关键。姿势性疲劳就只有两个相关的因素——腰肌力量不足以满足姿势性活动的要求，尤其是肌耐力，有趣的是专业运动员和普通人群的腰肌劳损都是肌肉缺乏训练的结果，唯一的不同就是运动员的专项性肌力要求更高而已。肌力训练尤其是耐力训练是治疗的关键，是治本之法。必须根据姿势疲劳的具体情况制定具体方法，经常坐位工作或站位工作的腰肌锻炼方式显然不同。其他的按摩、针灸、内外用药等都是辅助性对症治疗手段。

4. 辨内外寒湿与外治祛邪

外邪客留，病在表或客于腠理经脉之间，邪实阻于肌表或经络，气血运行不畅则痛，因此，外感邪实为因，脉滞经阻为果，以宣邪外达为治则，解表行气，通经散寒，避邪为基本治法，采用擦、拍等按摩手法，火罐等具体外治法即可。另外，可配合局部热疗，如红外线、TDP等照射。注意汗出避风，勿坐卧湿地等。

内邪留驻，病在经络不通，气血郁滞，淫溢脉外，而为寒为湿，寒性收引，肌瘈而脉络更阻，则脉滞经阻为病因，内生寒湿为果，以疏通活络为治则，行气通经，温通经脉等为基本治法，用推经运穴等指针按摩为主，配合肌肉放松按摩，配合以舒活酒外擦，内服以行气通经的三七散、当归散或通利止痛汤。肝肾亏虚而寒湿甚者可服强筋丸或抗骨质增生丸。

5. 辨治法

前文多处论及了按摩的辨证施治。总结而言，下腰痛的按摩必须区别关节手法与其他手法，前者应视病情轻重缓急以及患者年龄慎重斟酌，而且不是每次治疗程序中都需要。肌肉按摩在不同的病位、病因和病性情况下，在整个治疗程序中所占的地位是不同的。同样的，其他各种治疗手段都根据病机特点进行相宜组合，充分发挥相互间的协同作用。

第三节　退行性膝关节炎的辨证施治

退行性膝关节炎，又称老年性关节炎、变形性关节炎、肥大性关节炎、增生性关节炎和骨关节炎等，是中年以后常见的慢性疾病，年龄越大发病率越高。退行性变和劳损是其主要原因，属祖国医学骨痹范畴。一般认为，老年人数十年的活动，关节过劳耗损是主要病因。

一、病机

中医认为是年老、体衰、气血虚损、筋失濡养、风寒湿外邪侵袭膝部，经脉拘挛所致。气血虚损、血不荣筋为内因，风寒湿外邪侵袭为外因。

早期症状为腰部酸痛，运动不灵活，晨起时疼痛，活动后好转，劳累后又加重，气候突变时疼痛加剧。严重者休息时也有疼痛，被动活动关节时则疼痛加重，关节活动时可有粗糙的摩擦音，关节间隙有压痛。如关节内有较大的游离骨片，则可出现绞锁症状。后期关节活动受限。X 射线检查可见关节边缘变得尖锐或有骨刺，关节间隙变窄，软骨下骨质变硬、骨质疏松或有囊腔。晚期可见关节面不平、变形或有关节鼠。

二、基本治法

该病患者需积极进行自我保护，避免参加剧烈活动，尽量避免深蹲，避免风寒湿邪侵袭，冷痛严重者需戴护膝。

1. 中药治疗

外贴一号活络膏，或外敷当归、黄芪、鸡血藤、紫河车、儿茶、丹参、土鳖、续断、骨碎补、白芨等；关节冷痛者，加关桂、丁香、陈艾、木香、牛膝等；关节酸胀者，加秦艽、藁本、五加皮、川芎等；关节功能障碍者，可用三号熏洗药熏洗。

内服抗骨质增生丸、劳损丸，或金匮肾气丸、健步虎潜丸。痛显时合三七散同服。

2. 按摩治疗

从小腿上 1/3 至大腿下 1/3 对前后肌群揉、揉捏、搓 5 分钟；待肌肉放松后作以下手法：①理筋，用一手拇指和食指在髌腱两侧推压，膝关节屈曲时由上向下推，伸直时由下向上推，同时嘱患者作膝关节屈伸运动数次；②按揉，两指尖（拇示指）按揉两侧膝眼及髌腱部位 3 ~ 5 min；③刮法，髌周指压痛明显者，在髌骨的周缘用指作刮法和掐法 2 ~ 3 min，以病人能耐受为限度，取足三里、血海、阴陵泉等指针，最后再揉，抚摩大、小腿可结束。整个按摩时间 15 ~ 20 min。

3. 理疗

超短波、蜡疗、TDP 有一定效果。

髌骨浸汁（红花 30 g，生草乌 30 g，归尾 30 g，桃仁 30 g，生川乌 30 g，自然铜 30 g，马钱子 30 g，生姜 5 片，甘草 30 g，药酒等量浸泡 1 周后滤药酒备用）。

加二甲基亚砜及 1% 利多卡因混合液直流电正负极导入，有较好疗效。

4. 针灸

阿是穴快针，阴陵泉、阳陵泉、足三里、血海、梁丘等留针或电针 15 min，取对侧曲池留针配合患膝不负重运动 10 ~ 15 min。

5. 功能练习

跟臀练习法：在晨起或临睡前练习跪坐，上身直立，臀部尽量向下坐，使跟臀接触，或在俯卧位，双手向后拉伸足跟，也尽量使跟臀接触，以增加膝关节的屈膝范围。

伸膝绷劲练习法：在站立位作膝腿伸直，身前屈弯腰，双手尽量摸足尖，反复活动以增加膝关节伸直范围。

站桩法：膝关节屈曲 70°～80°，作马步桩 3～15 min，膝关节有酸胀、发热感觉为宜。如半蹲困难者可用浅蹲。

6. 西药治疗

氨基葡萄糖：口服氨基葡萄糖 2 粒，每天 3 次。4～12 周为一疗程，每年治疗 2～3 次即可达到很好的治疗效果。

玻璃酸钠关节腔内注射。每周 1 次，连续 3～5 次。

7. 手术治疗

采用非手术疗法无效的严重患者，如症状逐渐加重或有游离体及交锁等症状者可考虑手术治疗。

三、辨病位的辨证施治

从康复医学角度而言，退行性膝关节炎的康复重在预防病情加重的二级康复预防，以及对症治疗。

由于关节软骨退变所诱发的膝关节结构炎性疼痛不与软骨退变呈正比，因此辨病位论治的标本兼治应作为老年性膝痛的基本指导思想，尤其在应用外治法和选择功能锻炼的主要方向时，更应如此。

通过仔细问诊以及局部查体，而不是单纯地阅片分析，以明确致痛的主要结构，如半月板、滑膜与脂肪垫、关节囊与韧带、髌股关节。

半月板与髌股关节面，可选择局部温针为主的综合理疗，配合内外用药，外用药以酒剂、膏贴为主。半月板位置的痛点局限表浅者，微波理疗效果显著。有角度控制的静力马步半蹲是最基本和安全的功能锻炼内容，也可采用针对应穴配合上台阶训练。无效可予以玻璃酸钠腔内注射。

如果有暂时性的膝伸屈卡压或受限，可通过调整股四头肌、股薄肌和腓肠肌的张力以改善半月板、髌骨的活动。也可指导病人的柔韧性训练，而不是力量训练。

其余的滑膜、韧带等炎性疼痛者，以外敷中药散剂为主要治疗手段，调散剂湿敷消炎效果更好。配合股四头肌的放松按摩，冷热交替敷以改善膝周血循环。针泻阿是穴，有关节积液者，量少可针阴阳陵、血海和梁丘穴，多者，宜抽出积液。此时不宜进行功能锻炼，因其可加重炎症反应程度。

若正虚邪实，风寒湿久居不去，留着膝节，则外治不宜祛散，非药不效。退行性膝关节炎患者常需配合内服中药。治宜补肝肾与祛风寒湿并重，郑老的抗骨质增生丸是其代表，目前的市售成药中尚无此类方剂，都是单纯的补肝肾或祛风寒湿。

第四节 急性韧带损伤的综合治疗程序

关节韧带损伤是运动锻炼以及日常生活中常见的急性损伤，如早期处理不当，可能会推迟恢复活动能力的时间，也可能遗留或轻或重的后遗症，如关节松弛、本体感下降、肌力失衡等可引起复发性或反复性关节扭伤，严重的后遗症包括持续一段时间的粘连性关节功能障碍、创伤性关节炎或过早开始的退行性骨关节炎。

下面以常见的踝关节和膝关节急性侧副韧带扭伤为例，讲述综合治疗方法。踝关节以通常的治法分类分述各种治法的应用；膝关节以病程阶段分述不同病情状况下的治法选择和应用。

一、急性踝关节韧带扭伤

踝关节韧带损伤在日常生活和体育运动中非常多见，发病率在各关节韧带损伤中占首位。

发生此伤的原因常常是由于道路或场地不平，碰撞或因跳起落地时失去平衡，使踝关节过度旋前或旋后造成踝关节韧带损伤。

其损伤机理包括踝的旋后损伤（踝外侧韧带损伤）和踝的旋前损伤（三角韧带损伤），其中旋后损伤远远多于踝的旋前损伤。

临床表现有明显踝足突然旋后或旋前扭伤史。损伤后踝关节外侧或内侧疼痛，走路和活动关节时最明显。踝关节外侧或内侧出现迅速的局部肿胀，并逐渐波及踝关节前部。可出现皮下瘀斑，以伤后 2~3 d 最明显。

检查可见局部有明显压痛。距腓前韧带伤，压痛点在外踝前下方；跟腓韧带伤，压痛点在外踝尖偏后下约 1 cm 处；三角韧带损伤，压痛点在内踝前下方或内踝尖下方。踝旋后试验和旋前试验阳性，距小腿（踝）关节前抽屉试验可检查韧带是否断裂。X 射线摄片检查可排除骨折。

按治法分类的综合治疗程序如下。

1. 急救

受伤后立即采用 RICE 急救原则处理。以粘膏支持带或绷带、弹力绷带固定，减少血肿形成。

2. 药物治疗

初期，外敷新伤药，内服元胡伤痛宁。

中期，外敷旧伤药，内服强筋丸。

后期，外敷续断、土鳖、血竭、地龙、木瓜、合欢皮、关桂、紫荆皮；若局部发硬者，加生南星、生半夏、血余炭。内服秦艽、当归、赤芍、首乌、牛膝、乳香、骨碎补、续断、松节、通草，水煎，分 3 次服。

3. 关节穿刺

如部分断裂，踝关节腔已有明显积血，应行关节穿刺，将积血抽出。同时，注入 1% 的玻璃酸钠 2 mL，以消除创伤性炎症，并保护关节软骨。穿刺后应加压包扎。

4. 手法治疗

损伤当时可应用以下理筋手法加以治疗：一手固定小腿下端，另一手掌心托住足跟，拇指和食指分别捏住跟腱下端两侧，两手作对抗牵引的同时捏住跟腱两侧的拇指和食指用力向下推挤；然后，外侧副韧带损伤者在被动背伸踝关节的同时，一手拇指从外踝下相当于距腓前韧带起点处向下挤压；内侧副韧带损伤者在跖屈的同时一手拇指从三角韧带止点处由下往上推挤。

12 h 以后可应用以下手法加以治疗：①用拇指按、掐绝骨穴，持续 1 min，使其得气而感酸胀沉重；②轻抚摩、轻推法由踝的远端向近端按摩，以达到活血祛瘀的作用；③在肿胀、瘀血部位用连续密集的指切挤推手法，自肿胀瘀血的远端挤向近端，并挤过踝部的小腿十字韧带和小腿横韧带。指切从肿胀的中线开始，经过第一次指切，沿着中线形成一条凹陷的浅沟，把肿胀瘀血分割成左右两半。然后再从浅沟两侧逐次指切，切到整个肿胀的边缘为止。经过1次指切，肿胀瘀血则明显消退，如消退不理想，可重复指切1次。指切时患者有疼痛感，应嘱其配合。按摩完后，加压固定。④3~4d后，肿已消退，则改用在足踝部及小腿应用抚摩、揉、揉捏、摇晃等手法，再加指针足三里、解溪、昆仑、太溪等穴。

3. 针灸

急性期：外踝取阿是、内庭；内踝取阿是、太冲，快针。然后取对应穴留针配合患部运动，15 min。一日一次，治疗3~6次。

慢性期：阿是穴温针或灸，对应穴留针加患部运动，15 min。间日一次，治疗3~6次。

4. 伤后训练（运动员）

急性期应抬高患肢，固定休息。肿痛减后，即应在粘膏支持带或弹力绷带固定下着地行走或扶拐行走。1~2周后可进行肌肉力量练习。外侧副韧带损伤时应着重腓骨肌练习，内侧副韧带损伤时着重胫骨后肌的练习。

可根据具体情况选用外翻肌力练习、内翻肌力练习、背伸肌力练习、跖屈肌力练习等。开始练习时负重1 kg，每个动作需维持5 s后放松。10个动作为1组，每次2组，每天2~3次。以后逐渐过渡到负重5 kg，每次5组，每天3次。

5. 韧带完全断裂

踝关节韧带完全断裂一般勿需手术治疗，伤后用铁丝托板固定踝关节。旋后位受伤将足固定在旋前位；旋前位受伤，将足固定在旋后位。3~4周后解除固定，配合中药内服、熏洗和按摩等治疗，并加强功能锻炼。必要时才需手术修补韧带。

6. 预防

训练或比赛前作好充分的准备活动，搞好场地设施，培养和提高自我保护能力，提高足踝部的肌肉力量和踝关节的稳定性、协调性。对易伤者，训练和比赛是应戴保护支持带。

二、青壮年急性膝关节侧副韧带损伤

膝关节侧副韧带损伤包括内侧副韧带损伤和外侧副韧带损伤，是常见的运动损伤。好发于足球、篮球、排球、手球、跳高、体操等运动项目，也见于青壮年体力劳动者和中学生体育课（如女子跳箱）等。

其发病原因主要为膝关节在半屈位时，过度内收或外展所致。根据损伤程度，可分为捩伤、部分撕裂和完全断裂。临床表现为疼痛、肿胀、皮下瘀斑、关节积液或积血、功能障碍，甚至关节失稳等。膝关节内、外翻分离试验阳性；应力下摄片或MRI可帮助确诊。

以运动员为例，提供按病程变化的综合治疗程序如下。

1. 急性检查，伤后即刻处理

韧带轻度拉伤，无明显松动，无其他损伤。

针泻阿是穴不留针、条口透承山，强刺激半分钟。

快速的黏膏支持带保持，冰按摩2 min，继续比赛。

比赛结束，冰敷 10 min。

2．不完全制动休息 24 h

睡前服安定 5 ~ 10 mg

一号新伤药外敷，重用二黄，加三棱、莪术、红花，芙蓉叶外包。

恒温 18 ℃冷敷，再间断加压 8 h（睡觉时）。

3．48 h 后

屈曲 20° ~ 60°的限幅主、被动运动，不抗阻，每次 5 min，每天 6 次，运动前后各 5 min 冷敷。

外用药同前，以蜂蜜调敷。

经穴按摩配合针刺，阿是、阴陵泉、三阴交，避免刺入关节囊。

4．处理关节积液

一号新伤药加减，去羌活、减大黄、加大剂黄芪，入栀子、木香、土茯苓、牛膝。

间日以新鲜土豆捣泥外敷。

血海、梁丘、阴陵泉、阳陵泉留针 30 ~ 60 min，1 次/d。

若针、药效差，则抽液推药（曲安奈德或倍他米松，1 mL，不加局麻药）。

5．3 ~ 4 d 后，开始功能恢复

积液量少，3 d 后即可开始激进的渐进性功能康复训练，若量大或考虑安全性，最迟在 5 ~ 7 d 后开始。以功能训练为主，其他手段为辅。

第 1 d，直立步行。配合对应穴，针对侧尺泽，10 ~ 30 min/次，2 次/d，可延续 1 ~ 2 d。

第 5 ~ 7 d，屈膝 20° ~ 60°的负重静蹲，20 kg。

抗阻活动，CYBEX 等速训练仪或上下台阶，要求膝关节屈度超过 90°。

2 周内，支持带保护下快走、慢跑、直线变速跑、变向跑。

2 周后，黏膏支持保护下，恢复训练

1 月内，减少支持保护强度至无。

6．后遗症处理

主要是慢性滑膜炎、韧带松弛的处理（略）。

本章小结

软组织损伤的治疗不是各种治疗方法的简单连接，达到治疗效果的途径也不是尽可能多地采用可用的一切手段和方法。

不论病因如何，非特异性软组织损伤的病机特点涉及筋、肉、骨三方面。疼痛与功能障碍是软组织损伤治疗中面临的最大问题，筋骨并重的思想有利于开发临床治疗的思路。

辨证论治的基础在于把握伤损者的病机变化，病证合参，辨病因、辨病位、辨病势、辨病机和辨治法方药。

治法的应用及相互配合，必须在治则治法的指导下开展，才能取得满意效果。

（解　勇　何春江）

后　记

　　郑氏伤科是祖国医学的产物，由于历史条件的限制，科学技术水平的制约，在诊断、治疗方法及措施等方面都有一定的局限性。

　　郑氏伤科体系的形成有着历史的契机和一个必不可少的发展过程。1957年以前，郑怀贤的骨伤科技术仅仅是一种很有发展和开发价值的个人经验或曰一技之长，如果没有体育医院和运动保健系的开办，也就只有名医郑怀贤，而不会有今之郑氏伤科。这并不是说只是历史的偶然而成，如果没有郑怀贤精湛的医术，如何能引起贺龙元帅的重视？由此可见，郑氏伤科体系的创立与形成有着历史的必然性。在随后几十年里，郑老及其学生、弟子作了大量的工作，使得郑氏伤科脉络渐显，条理渐清。前人所铺设的道路需要后来者继续拓宽和延伸，后学者责任重大。

　　随着生活水平的提高，患者对骨折损伤的治疗要求更为精细，给医学提出了更高的要求。在新的形势下，后学者必须要和现代医学新成果相结合，以适应多变的病情和患者的要求，将郑氏伤科发扬光大。

　　历经数千年的传统不能在我们手中消失掉，传统医学中的许多东西通过创新、转化，应该是可以融入当代医学的。如何对待传统，如何面对中西医的冲突，做到既面向现代化，又保持传统的延续性，是中医伤科复兴的关键。

　　本书的完成，是继整理并出版《郑怀贤医著集粹》后，所做的又一件有益的事，冀求对郑氏伤科的发扬光大有所裨益。在成稿过程中，得到了冉德洲教授和陈耀福教授两位前辈的谆谆教诲，没有二老的支持和帮助，难以完成此项工作。

　　书稿交付出版社，也就可以暂时轻松一下，但能得到读者怎样的评价呢？想到此，心中仍是忐忑不安。

　　衷心感谢所有对本书的出版提供帮助和支持的人。

解勇代表所有作者敬上

2007年底

参考文献

[1] 冉德洲. 郑怀贤医著集粹 [M]. 成都：四川大学出版社，1997.

[2] 王庆宪. 中医思维学 [M]. 重庆：重庆出版社，1990.

[3] 萧德馨. 中医方法论 [M]. 重庆：重庆出版社，1992.

[4] 祝世讷. 中医系统论 [M]. 重庆：重庆出版社，1990.

[5] 邱仁宗，等编译. 医学的思维和方法（国外医学哲学论文选）[M]. 北京：人民卫生出版社，1985.

[6] 胡月樵，李宜谋. 中华医道·骨伤专辑 [M]. 北京：中国中医药出版社，1995.

[7] 尚天裕. 世界中医骨伤优秀文集 [M]. 北京：中国中医药出版社，1998.

[8] 孙禄堂. 孙禄堂武学录 [M]. 北京：人民体育出版社，2001.

[9] 太极拳全书 [M]. 北京：人民体育出版社，1988.

[10] 季绍良，成肇智. 中医诊断学 [M]. 北京：人民卫生出版社，2002.

[11] 李德新. 中医基础理论 [M]. 2版. 北京：人民卫生出版社，2006.

[12] 孙树椿，孙之镐. 中医筋伤学 [M]. 第2版. 北京：人民卫生出版社，2001.

[13] 陈文彬. 诊断学 [M]. 5版. 北京：人民卫生出版社，2002.

[14] 李强. 循证医学 [M]. 北京：科学出版社，2001.

[15] 梁岷，解勇. 伤科推拿学 [M]. 成都：四川科学技术出版社，2001.

[16] 卡纳尔. 坎贝尔骨科手术学 [M]. 9版. 卢世壁译. 济南：山东科学技术出版社，2001.

[17] 曲绵域. 实用运动医学 [M]. 北京：北京科学技术出版社，1996.

[18] 陈中伟. 运动医学 [M]. 上海：上海科学技术出版社，1996.

[19] 李宗述. 体育康复学 [M]. 成都：四川教育出版社，1995.

[20] 苏玉新. 苏氏正骨 [M]. 北京：中国医药科技出版社，1993.

[21] 沈志祥. 运动与康复 [M]. 北京：北京大学医学出版社，2008.

[22] 励建安. 运动疗法的历史与未来 [M]. 中国体育科学学会.

[23] 邱丕相. 中国传统体育养生学 [M]. 北京：人民体育出版社，2007.

[24] 吴诚德，乐秀珍. 练功与养生 [M]. 北京：人民体育出版社，1982.

[25] 丁继华，单文钵. 中医骨伤历代医粹 [M]. 北京：人民卫生出版社，1991.

[26] 曲绵域. 运动员外伤性关节不稳症 [M]. 2002年全国运动队队医培训班讲义（北京），2002.

[27] 顾云伍，韩慧，尚天裕. 中西医结合治疗骨折新概念 [J]. 中国骨伤，2001，14（1）：3-4.

[28] 刘亚，马焕芝，陈淑琴，等. 下腰痛与椎旁肌纤维类型特点的相关性研究 [J]. 中华医学杂志，2001，81（17）：1078.

[29] John Downes. The Integrated Performance Potential Model [C]. 2007年四川省医学会第九次物理医学与康复学术会议论文汇编（成都），2007.